U0301258

［美国］丹妮尔·奥弗里 著
Danielle Ofri

俞敏 译

当医疗出错时

一位医生的痛与思

When We Do Harm

A Doctor Confronts Medical Error

译林出版社

图书在版编目（CIP）数据

　　当医疗出错时：一位医生的痛与思 ／（美）丹妮尔·奥弗里(Danielle Ofri)著；俞敏译.
—南京：译林出版社，2023.2
　　（医学人文丛书）
　　书名原文：When We Do Harm: A Doctor Confronts Medical Error
　　ISBN 978-7-5447-9478-7

　　Ⅰ.①当… Ⅱ.①丹… ②俞… Ⅲ.①医患关系－普及读物 ②医疗事故－预防－普及读物
Ⅳ.①R197.323.4–49 ②R417–49

中国版本图书馆 CIP 数据核字（2022）第 199646 号

When We Do Harm: A Doctor Confronts Medical Error
Copyright © 2020 by Danielle Ofri
Published by arrangement with Beacon Press
Chinese edition published by arrangement with Beacon Press via Chinese Connection Agency
Simplified Chinese edition copyright © 2023 by Yilin Press, Ltd
All rights reserved.

著作权合同登记号　图字：10–2022–14号

当医疗出错时：一位医生的痛与思　　　[美国] 丹妮尔·奥弗里／著　俞敏／译

策　　划	黄　洁	
责任编辑	潘梦琦	
装帧设计	周伟伟	
校　　对	王　敏	
责任印制	单　莉	

原文出版	Beacon Press, 2021
出版发行	译林出版社
地　　址	南京市湖南路 1 号 A 楼
邮　　箱	yilin@yilin.com
网　　址	www.yilin.com
市场热线	025–86633278
排　　版	南京展望文化发展有限公司
印　　刷	徐州绪权印刷有限公司
开　　本	880 毫米 ×1168 毫米　1/32
印　　张	13.5
插　　页	4
版　　次	2023 年 2 月第 1 版
印　　次	2023 年 2 月第 1 次印刷
书　　号	ISBN 978-7-5447-9478-7
定　　价	78.00 元

主编序
生命、医学和人文故事

在我们能看到的所有现象中，生命现象是最神奇的。

伟大的美国物理学家理查德·费曼在他的畅销书《费曼物理学讲义》的开篇指出："如果某种大灾难摧毁了所有的科学知识，我们只有一句话可以传给下一个（智慧）物种，那么用最少的词汇来表达最多信息的陈述是什么？我相信这应该是原子假设，即万物都是由原子构成的。这些微小的粒子一刻不停地运动着，在彼此分离时相互吸引，但被挤压在一起时又会相互排斥。只要略加思考和想象，你就可以从那句话中得到关于这个世界的大量信息。"

"一切生命世界的行为都可以被理解为原子的颤动和扭动。"

一堆杂乱无章的原子在一定物理规则之下排列组合，变成了性质各异的分子，这是生命的物质基础，我们所了解的所有生命，都是建立在这个物质基础之上的；一堆性质各异的分子在一定物理规则之下排列组合，又变成可以从外界获取能量，从而完成自我复制的细胞，这是生命的原始状态。我们所知道的所有生命，都是从一个细胞开始的；一堆完全相同的细胞，在外界能量驱动下不断复制的过程中出现了几个随机的错误，生成了性质各异的新细胞，这是生物世界多样性的基础，我们所看到的各种美丽的生命形式，竟然都源于这些"不经意的复制错误"……

细胞的协同形成了器官，器官的协同塑造了小草和大树，塑造了小狗和大象，也塑造了你和我。

下一次，当你看到一棵枝叶被压弯的小草，奋力托起一滴露珠，在阳光里闪烁着晶莹；当你看到一株挺直了躯干的大树，轻松抖落一身雪花，在乌云下舞动着狂野；你是否会想：若干年前，我们都曾是一堆杂乱无章的原子？

下一次，当你看到一条摇头摆尾的小狗，当你看到一头步履沉重的大象，你是否会想：曾经有一天，我们都只是一个尚未分裂的卵细胞？

科学把我们带到了生命的源头。

费曼教授在谈及生命现象时还指出："我相信，（艺术家）看到的美丽对我和其他人来说也都是可以看到的，尽管我可能不如他在审美上那么精致……我也可以欣赏花朵的美丽，但我对花的了解比他所看到的外观要多。我可以想象其中的细胞和内部的复杂机制。我的意思是，（花朵）并不只在宏观的尺度上很美，在微观的尺度上，它们的内部结构和进化过程也很有美感……科学知识只会增加花朵的美感和神秘感，人们对花朵更加兴趣盎然、惊叹不已。"

将在10个月后长成你的那个受精卵细胞开始分裂了。

在第7周时，当超声波的探头第一次"听"到你的心跳，你的整个"躯体"才一颗蓝莓那么点大！

到了第9周，你长到了一颗樱桃的大小。你已经不再是胚胎，而是已发展为胎儿，虽然消化道和生殖器官已形成，但即使是最有经验的技术员，要辨出你是男孩还是女孩尚为时过早。

第15周到了，你仍旧只有一个苹果的大小，但你的大脑已经开始尝试控制你的肌肉。你能够活动肢体，甚至可以翻跟斗，吮吸大拇指的"坏习惯"也有可能已经形成了，但是你妈妈还不知道，也管不到你。

在第23周时，你猛增到一个木瓜的大小。这时你的听力已经相当发达，开始能识别妈妈的声音，以免日后一"出门"就认错了人。至于爸爸的声音嘛，没那么重要，再等一个月（第27周）吧。

第32周到了，你差不多是一颗大白菜的尺寸。这时你的味蕾已基本长成，你会在吞咽羊水的时候知道妈妈今天是不是吃了大蒜。你没有选择，只能习惯于妈妈常吃的食物，日后挑食也不完全是你的责任哦。

终于到第39周，你已经长到了一个西瓜的大小，感到了周围空间的狭小，稍稍展臂和伸腿都会引来妈妈的注意和安抚。于是你们俩默默地"商量"：时机成熟的话就到外面的世界去（来）看看吧。

从第一声响亮的啼哭开始，你踏上人生的旅途，义无反顾地一路走去。虽然欢笑多于苦恼，但是每个人都会生病，这是生命的一部分。

没有人能真正记住第一次生病吃药的感受：妈妈说你很乖，不哭也不闹；爸爸却说你一口全吐了出来，弄脏了他的衣裤。也没人能真正回忆起第一次看病打针的情形：妈妈说你很勇敢，还冲着打针的护士阿姨笑呢；爸爸却说你哭得那个惨啊，两块冰激凌才止住。

因为每个人迟早都会生病，所以我们有了医药学，一门专门研究疾病与治疗的学问。千百年来，医药学的精英们一直在探究生命的奥秘、疾病与健康的奥秘。在 21 世纪的今天，我们对于生命、疾病和健康的认知达到了不可思议的深度和广度。

1981 年 4 月 26 日，在迈克尔·哈里森医生的主持下，美国加利福尼亚大学旧金山分校医院进行了世界上首例成功的人类开放式胎儿手术。接受手术的孕妇腹中的胎儿患有先天性的尿路阻塞，出现了肾积水，这很可能导致胎儿在出生之前就肾脏坏死，危及生命。为了抢救胎儿的生命，做手术的医生给胎儿做了膀胱造口术，在胎儿的膀胱中放置了一根临时性的导管让尿液正常释放。胎儿出生之后，医生又进行了尿路再造手术，彻底解决了这个婴儿的遗传缺陷。

也许你开始想象，手术时这个胎儿才多大？他能感觉到疼痛吗？做这个手术的医生必须何等精准？也许你还会想：这种先天性的遗传缺陷是如何发现的？是哪一种先进的诊断技术隔着肚皮还有如此高的可信度，可以让接诊的医生如此精准地知道是胎儿的尿路出现了阻塞？

每年在美国出生的约 400 万婴儿中，约有 12 万（约占3%）患有某种先天性缺陷，其中一部分可以在出生后得到成功治疗。随着胎儿影像学和各种无创产前检查技术在过去几十年中取得突破性进展，我们对胎儿发育的了解也有很大程度的提高，越来越多的诊断工具使我们能够更精确地识别胎儿发育过程中出现的病情及其恶化的程度和速度，同时辅助我们开发新的医疗技术来帮助子宫内的胎儿早日康复。

如今，胎儿治疗被公认为儿科医学中最有前途的领域之一，而产前手术正成为越来越多具有先天缺陷的婴儿的一种治疗方案。在婴儿出生之前我们就可以相当准确地了解其发育和成长，及时发现可能出现的病变并实施治疗，这是所有家长的祈盼，也是几代医生的夙愿。

2012 年 4 月 17 日，年仅 7 岁的美国女孩艾米丽成为第一个接受"融合抗原受体疗法"（Chimeric Antigen Receptor Therapy，简称 CAR-T 疗法）治疗的儿科患者。在其后的几个星期里，费城儿童医院的医生从艾米丽的血液中提取她的免疫 T 细胞，将其在体外培养，然后用最先进的生物工程技术对这些免疫 T 细胞进行了化学修饰，使得这些免疫 T 细胞能有效识别正在艾米丽体内野蛮生长的癌细胞。体外实验成功之后，这些修饰后的

（融合抗原受体）免疫 T 细胞被重新植入艾米丽的血液中，再次与癌细胞决一死战。

从 5 岁开始，勇敢的艾米丽与一种最常见的儿童癌症——急性淋巴细胞白血病——顽强地抗争了两年，她的医生穷尽了当时已有的一切治疗方法，在短暂的疗效之后，癌细胞总是一次又一次卷土重来，侵蚀着她越来越虚弱的生命。这一次会有不同的结果吗？修饰后的免疫 T 细胞移植后，剧烈的免疫反应开始了，昏迷中的艾米丽在生与死的边缘足足挣扎了两个星期。她战胜了死神，苏醒过来，随后的测试震惊了所有人：癌细胞不见了，而那些修饰后的 T 细胞仍然在那里，准备清除任何试图卷土重来的癌细胞。

在许多人的眼里，这样的描述似乎只应该出现在科幻作品而不是科普作品中。如今，随着基因编辑技术的突飞猛进，我们的医疗技术已经精准到了患者免疫细胞表面标记分子的水平，大概不能更精准了。当然这只是开始，在分子水平和细胞水平上，我们对疾病和健康的了解才刚刚揭开了一角，还有许许多多的未知等着我们去深入探索。

如果说产前手术与 CAR-T 疗法代表了医药学发展的深度，那么全球基础公共卫生系统的建设和疫病防控则体现了医药学涉及的广度。例如，天花病毒被牛痘疫苗彻底灭绝，引起河盲症的盘尾丝虫已经在伊维菌素的围剿下成为濒危物种……

2019 年 6 月 18 日，世界卫生组织在官方网站以"从 3 000 万到零：中国创造了无疟疾的未来"为题发文，高度赞扬中国人民在消除疟疾上所取得的成就：自 2016 年 8 月以来，中国尚未发生任何疟疾本地病例。

在 20 世纪 40 年代，中国每年有大约 3 000 万例疟疾，其中有 30 万人死亡。1955 年，中国卫生部制定了《国家疟疾防控规划》，各社区团结一致，改善灌溉条件，减少蚊子滋生地，喷洒杀虫剂并推广使用蚊帐。地方卫生组织建立了防控体系，以尽早发现病例并及时制止疫情的蔓延。到 1990 年底，全国疟疾病例总数下降到 12 万左右，疟疾相关的死亡人数减少了 95%。从 2003 年开始，在全球抗击艾滋病、结核病和疟疾基金的支持下，中国卫生部门加强了培训和灭蚊措施，人员配备、实验室设备、药品等方面都有改善。在其后 10 年间，全球基金提供了总计超过 1 亿美元的支持，帮助中国的 762 个县终结了疟疾，使每年的疟疾病例数减少到不足 5 000 例。

2010 年，中国提出了一个宏大的计划：在 2020 年之前消除疟疾，这是对 2000 年世界卫生组织《千年发展目标》中的疟疾目标的回应。为了达到这一目标，中国实施了一种高效的监测策略，在病例传播之前迅速发现并制止疟疾，它被称为"1-3-7"策略：在 1 天内必须报告任何疟疾病例；到第 3 天结束时，县疾控中心将确认并调查该病例，确定是否存在传播风险；到第 7 天结束时，县疾控中心将采取措施确保不再传播，包括对发现疟疾病例的社区成员进行检测。

在 2016 年上半年，全国范围内仅报告了 3 例本土疟疾病例，在 2017 年、2018 年和 2019 年均未发现本土病例，实现了 3 年无病例、彻底消灭疟疾的预定目标。

　　这是一项很了不起的成就，但是我们离高枕无忧的日子还差得很远。随着全球人口持续增长，全球化经济持续发展，对抗传染性疾病的基础公共卫生建设正面临着新的挑战。2020年，新型冠状病毒引发全球疫情，很及时地给我们敲响了警钟。截至近日，全球被感染人数已经超过 250 万，死亡人数也超过 20 万，同时还造成了全球性的经济停摆，各种次生危机与相关的生命和财产损失也将是前所未有的。

　　有各国政府的高度关注和积极行动，有众多民间组织的志愿加入，有医药界的全力救治和疫苗及药物研发，人类终将凭借集体智慧战胜疫情。但是我们必须警钟长鸣，进行更多的战略投资和储备，健全及时的多重预警系统，才有能力应对各种可能的全球性健康威胁；我们必须携起手来，实现公共卫生资源与信息的共享，因为疫病是我们共同的敌人。

　　我们走在人生旅途上，有着各自不同的节奏、色彩和旋律，但是我们每个人的结局没有丝毫悬念，哪怕百转千回，必定殊途同归。

　　英国著名生物学家、教育家理查德·道金斯在他的畅销书《解析彩虹：科学、虚妄和对奇观的嗜好》中写道："我们都将死去，因为我们都是幸运儿。绝大多数人永远也不会死，因为他们根本就没有出生。那些本来可以成为你我，但实际上永远看不到这一天的人，加起来比阿拉伯的沙粒数目还要多。那些未出生的灵魂中肯定有比约翰·济慈更伟大的诗人，比艾萨克·牛顿更伟大的科学家。我们可以肯定这一点，因为我们的DNA可能造出的人数要远远超过实际出生的人数。在这种令人感到渺小的赔率中，却是你和我，本着我们的平常心，来到了这里。我们这些赢得了出生彩票而享有特权的少数人，怎么还能因为我们都要不可避免地回到出生前的状态而发牢骚？绝大多数人根本就没有这个机会！"

与生的权利一同降临你我的，是死的归宿。

普利策奖获奖作品《拒绝死亡》（*The Denial of Death*）的作者厄内斯特·贝克尔指出：死亡的威胁始终困扰着我们，但同时也激励着我们。贝克尔认为，我们有许多行为都源于对死亡的恐惧，都是为了减轻我们对即将不复存在的恐惧而进行的无谓努力。在这种恐惧心理的影响下，我们很难以一种平常心去面对死亡，以及死亡带给我们的悲伤。

2017年4月20日，在生命的最后一个早晨，87岁的查理·埃默里克和88岁的弗朗西·埃默里克紧紧地手牵着手，这对住在美国俄勒冈州波特兰市的老夫妇已经结婚66年了。

查理退休前曾经是一位受人尊敬的五官科医生，在2012年被诊断出患有前列腺癌症和帕金森病。在与多种疾病的抗争中，查理的健康状况愈来愈糟糕，生活质量每况愈下。他夫人弗朗西曾在查理工作过的一家印度医院负责营销和公共关系工作，晚年后一直被心脏病和癌症严重困扰，健康状况极不稳定。

2017年初，查理感觉到终点正在临近，得知自己可能只剩下6个月的时间了，便跟弗朗西开始认真地讨论他们人生的最后选项：在何时何地以何种方式有尊严地死去？埃默里克夫妇仔细研究了俄勒冈州《尊严死亡法》的规定，该法律要求两名以上不同的医生进行检查，确定生存期6个月或更短的预后，并多次确认意图以及患者自行摄入致死性药物的能力，整个程序不得少于15天。非营利机构俄勒冈生命终选（End of Life Choices Oregon）的资深专家为埃默里克夫妇提供了专业的咨询，解答了他们和亲属的各种相关问题。

埃默里克夫妇做出了他们自己的选择。

在那个最后的早晨，查理和弗朗西坐在轮椅里来到大厅，与家人告别，然后紧紧地手牵着手，在处方药物的辅助下一起平静地离开了这个令人留恋的世界，他们的遗体捐赠给了科学研究。

女儿和女婿在二老的许可下记录了他们的谈话和准备工作，直到最后时刻，记录下他俩最终抉择的背景以及坚定的信念。这本来只是为家人留作纪念的，但最终埃默里克夫妇同意将这些影像记录剪辑成短片《生与死：一个爱情故事》，公之于众。"他们没有遗憾，没有未了的心愿。感觉这就是他们的时刻，知道他们能永远在一起真是太重要了。"女儿如是说。

自俄勒冈州1997年成为美国第一个将医学辅助死亡合法化的州以来，已经有1 000多名临终的患者在那里完成了医学辅助死亡。从许多方面看，医学辅助死亡仍旧极具争议，但关于死亡的选择和讨论是十分有必要的。

如今在发达国家里，绝大多数人死于繁忙的医院或养老院中，通常是在医生和护理人员的陪伴下。殡仪馆迅速移走死者并进行最后的护理和化妆，几天后在殡仪馆或教堂举行短暂的仪式，随后下葬或火化，一切就结束了。

我们能做得更好吗？如果可能的话，每个人是不是都应该在何时何地死亡方面有所选择？这不再是科学问题，而是人文的问题。

我们讲述生命的故事，在任何一个尺度上它们都是如此神奇美妙。我们讲述医学的故事，从防疫到治疗，它们都是如此鼓舞人心。我们讲述来自生命和医学前沿的人文故事：有急救病房的生死时速，也有重症监护室的悲欢离合；有法医显微镜下的蛛丝马迹，也有微生物世界里的隐秘凶手；有离奇死亡的扑朔迷离，也有临终关怀的爱与尊严……

译林出版社的"医学人文丛书"讲述的就是这样一些扣人心弦的故事。

医学人文丛书主编

梁贵柏

2020 年 4 月于美国新泽西

本书中几个简短的章节最初发表于《新英格兰医学杂志》《纽约时报》《页岩》《柳叶刀》。

献给纳瓦、诺亚和阿里尔

把医院的首要要求阐述为"不伤害病人"，似乎是奇怪的原则。

　　然而，制定这一原则是很有必要的。

　　　　　　　　　　——弗洛伦斯·南丁格尔，1863 年

目录

第一章　巨型飞机的坠毁

"这是**真的吗**？"我在灯塔出版社的编辑发邮件给我，表
示怀疑。那是 2016 年一个春日下午，她在邮件里附上了一篇
来自《英国医学杂志》(*British Medical Journal*，简称 *BMJ*) 的文
章，这篇文章激起了主流媒体的巨大关注（尽管它在学术界引
发了可观的批评）。¹ 这篇文章推断说，医疗过失[1]是美国的第
三大死因。

我踌躇不决，不知如何回答她的问题，不只是因为我还没
来得及读那些医学杂志——它们不依不饶地在我的诊所、信
箱、电子邮件收件箱，哦，好吧，甚至在我的卫生间里堆了
起来。

我踌躇不决，因为我确实没法回答她的问题。第三大死
因？**真的吗**？医疗过失真的击败了乳腺癌、中风、阿尔茨海默

---

[1] 医疗过失，英文为 medical errors，errors 在本书中视情况译作"过失"、
"错误"、"失误"、"过错"或"差错"，在词义上对此不做区分。——译
注（本书页下注除特别注明外，均为译者所加。）

病、意外事故、糖尿病和肺炎吗？

在贝尔维尤医院，美国最大型、最繁忙的医院之一，我作为内科医生已执业 25 年。我自认为，我看到的应是当前医学的一个合乎情理的横截面。我的绝大多数病人[2]患有来自 21 世纪"发达"社会的疾病——肥胖、糖尿病、心脏病、高血压和癌症。

如果医疗过失是第三大死因，那么我应该总能遇到它，对吧？我应该会从亲朋好友那里听说这样的事情。如果医疗过失是仅次于心脏病和癌症的致命疾病，那么它应该是我日常医疗经历的一部分。

但并非如此。

或者说，起码感觉上不是这样。

我当然目睹过医疗过失，我肯定也经历过医疗过失。我在医院走廊上听到过令人不寒而栗的传闻，我也在媒体上读到过触目惊心、令人心碎的故事。然而，这些事迹都像例外——罕见而恐怖。在我的临床实践中，医疗过失造成的死亡根本不像充血性心力衰竭、肺癌或肺气肿那样频繁出现。

然而，医疗过失的数据滚滚而来。从 1999 年美国医学研究院第一份报告[2]估计的医疗过失每年导致 44 000—98 000 例死亡，到《英国医学杂志》这篇分析提出的每年导致超过 25

[2] 病人，英文为 patient，在本书中视情况译作"病人"或"患者"，在词义上对两者不做区分。

万例死亡——医疗过失近乎突发公共卫生事件。即便这些数字并不完全准确（这些论文使用的方法论已受到质疑），研究人员也一致认为，医疗过失的数量一点也不少。

是这些数据错了，还是我错了？

是我——以及大多数医务人员——根本没看到医疗过失之猖獗吗？是我们心怀偏见，不肯接受现实？我们这些临床医生正在以前所未有的速度杀死我们的病人，但不知何故，对此漫不经心，丝毫没有察觉？如果确实如此，或许我们应该去除我们共同的带状疱疹[3]，这样我们的病人就可以免受伤害。我们可以在门口贴一张纸条："吃藜麦和豆子。爬楼梯。远离医疗保健系统。"

虽然"第三大死因"的说法很可能是夸大其词，但已公布的医疗过失的统计数据与普通临床医生的经历大相径庭。普通患者也是一样，他们的经历也不同于统计数据，只是层面不同。

作为执业医生，偶尔作为病人，我感到我必须把这件事情搞清楚。我的经历与已公布数据所做的推测似乎有天壤之别。我们中有人说错了，我的目标就是找到错的究竟是谁。

要是把过去两百年的医学史拍成一部故事片，那它将是

---

[3] 带状疱疹在此为隐喻，意思是说，如果医疗过失是由医生这方造成的，那么医生应当去掉他们身上会伤害病人的那个部分，以使病人免受伤害。

一部惊心动魄的冒险史诗。身穿白大褂的英雄们挥舞着听诊器和吸量管，用其医疗砍刀一举斩下疾病的头颅。屏幕上，卫生设备、抗菌术和麻醉会从天而降，将 19 世纪的疾病夷为平地。20 世纪初，疫苗和抗生素会像手榴弹一样爆炸——将平民大众从传染大盗的手中拯救出来。我们为之欢欣鼓舞的超级英雄会大摇大摆地进入 20 世纪下半叶，旋即用 360 度的柔术——化疗、透析、抗精神病药物、输血、避孕、CT 扫描仪、心导管插入术、重症监护室、他汀类药物、降压药、艾滋病治疗——进行攻击，杀死房间里的每条龙，而几乎从不回头看一眼。这部电影会是一条逐步战胜疾病的笔直大道，在你还没来得及把手伸到油乎乎的爆米花桶底，抓到未爆开的玉米粒之前，人均预期寿命几乎翻了一番。

不可思议的成功一直是医学界的主旋律。理由很充分！把曾经整齐划一的杀手变成过眼烟云是一项了不起的成就，不该被视为理所当然。但是，这个持续不断胜利的主题并没有为谈论医疗过失和治疗的不良结果留下太多空间。医疗过失和治疗的不良后果充其量只是我们的英雄昂首阔步前进时那令人厌烦的绊脚石。

医学并不是不检查错误。一个世纪以来，并发症与死亡病例讨论会（Morbidity and mortality conferences，被亲切地称为 M&M 会议）一直是医学的一部分。M&M 会议过去会，现在也会对治疗的不良结果进行正式评估。但是，我们医学英雄的粗犷的个人主义渗透到了我们对医疗差错的分析中，对此，我们通常的应对方式是，找出是什么——或者更多时候是**谁**——出现了问题，然后解决这个问题。尽管如此，在这种不可阻挡的前进感面前，这些过错无足轻重。在医学研究不屈不挠的进步中，所有这些问题都会得到解决。

因此，清点医疗伤害从来不是医疗研究中一个蓬勃发展的领域，这不足为怪。医疗界白发苍苍的权威人士认为，卓越的医学艺术——在势不可挡的科学研究力量的支持下——所提供的照护服务堪称典范。事实上，最早发现盲区的人，反而是医学实习生。

住院医师罗伯特·莫泽任职于布鲁克陆军医疗中心，他是第一批认真审视医疗服务不足之处的人之一。在 1956 年发表于《新英格兰医学期刊》的论文中，他描述了"一些不采用某种医疗手段就不会出现的疾病"。这可能是第一篇调查我们临床医生所造成的损害的论文——虽然是以良好医疗保健之名。他把这篇论文命名为"医疗进步的疾病"，并发现约有 5% 的患者经历过这种疾病。[3]

几年后，在耶鲁-纽黑文医院住院医师的一次晨会上，恰好讨论了这篇论文。当天出席会议的住院医师里有伊莱休·席梅尔，彼时他的主要学术成就是在位于布鲁克林波罗园的埃兹·查伊姆神学院[4]荣获了一枚塔木德学习领域的金牌奖章。

---

[4] 埃兹·查伊姆神学院，原文为 Eitz Chaim yeshiva。Eitz Chaim 在希伯来语中意为"生命之树"。

席梅尔突然冒出了一个令人不安的想法，即他所学习的医学在行善的同时，也会造成伤害。在培训期间，他开始在记分卡上做记录，记下任何他认为是由他提供的医疗服务所引起的并发症或不良后果。

经过三年培训，席梅尔被选为 1960—1961 学年的住院总医师。耶鲁有一个传统，要由住院总医师承担一个研究项目，席梅尔决定拓展莫泽的工作。莫泽回顾性地检视了他的病例，而所有的回顾性分析——好似事后诸葛亮（Monday morning quarterbacking）——都充斥着偏见。席梅尔希望在科学上更加严谨，**前瞻性**地研究这一问题。他会实时记录患者因其医疗护理而遭受的并发症的数量。"这在当时是第一个同时产生分子和分母的研究。"席梅尔自豪地告诉我。

开展这项研究的基层员工就是构成耶鲁医疗住院项目的 33名住院医师。"很明显，这在外科服务中是行不通的。"他回忆道，轻声笑了。他感觉更加寡言少语的外科部不会热衷于摊开丑事[5]。

从 1960 年 8 月 1 日起，每位患者的病历前面都贴上了一张表格。住院医师要记录下任何意外事件，即便它是由必要的和可接受的治疗或检查导致的。席梅尔特别排除了无心之失导致的事件（例如不小心抓错了药）。他更关心医疗保健本身带

---

[5] 丑事，原文为 dirty laundry，字面意思是待洗的脏衣服。对应下文中的脏衣服部。

来的伤害。在接下来的八个多月里，这项研究持续进行，有一千多名患者参与进来。

住院医师记录了198名患者身上发生的240起不良事件。也就是说，约有20%的患者遭受了由医疗护理引起的某种伤害。这个数字是惊人的。在医疗领域，没人能预料到，他们做的事情会伤害每五个病人中的一个。

事实是，在脏衣服部，亦即医学部，人们和外科部的人一样闷不吭声。席梅尔所在部门没有一个资深教员提出要担任该论文的共同作者，这在住院医师承担研究项目时可不是常有的事儿。于是，席梅尔独自撰写了这篇论文。

看起来，医学领域总的来说就不太热衷于摊开丑事。他被告知，"《新英格兰医学期刊》不发表这类稿件"。他这篇写于1964年的论文屡次被拒，最终发表在《内科学年鉴》上。[4]

无论是席梅尔论文所谈的话题，还是"住院治疗的危害"这一标题都没有为他赢得多少人的青睐，尤其是在像耶鲁这样的常春藤盟校。一年前，他发表了一篇关于医源性疾病——也就是医生引起的疾病——的颇为挑衅的评论，就已经引起了医院领导层的不满。[5]（那篇文章的标题起得很妙，叫作"作为病原体的医生"，很有讽刺意味）。当席梅尔在病例研讨会上介绍了他关于"住院治疗的危害"的研究结果后，医院院长把他拉到了自己的办公室。院长要求他解释："你说的纽黑文医院的事情，是什么情况？"

"危害与医院的**建筑**无关，"席梅尔冷冷地说道，"医院并不行医。"他没再多说下去。

直到 20 世纪 80 年代，研究人员才开始在更大范围内审视医疗伤害。不过，研究的角度并不是真正意义上的患者安全——这个词当时甚至还没有发明出来——而是美国的医疗失当[6]体系。医生是否被起诉得体无完肤？患者是否有足够的钱支付不断飙升的医疗费用？那些没有机会上法庭的患者怎么样了？这些问题都没有答案，因为没人真正知道问题的严重性。有多少患者在医疗系统中受到伤害？这些伤害有多严重？这些是良好医疗保健的"副作用"，还是与公然疏忽有关的不良后果？有何经济影响？

哈佛医疗执业研究是最早对这些问题进行严格检视的研究之一。[6]研究者在 1984 年一整年对纽约州的 51 家医院开展调查。（如果要摊开丑事的话，哈佛大学的研究人员可能更希望丑闻来自纽约，而不是来自他们自己的位于马萨诸塞州的医院！）他们随机选择了 30 121 份病例，记录了其中出现的不良事件的数量。根据他们的定义，不良事件为医疗护理造成的意外伤害。研究发现，3.7% 的住院治疗引起了医疗伤害，其中14% 是致命的。如果将该研究结果推延至纽约州所有居民，这意味着 1984 年医院保健导致的伤害有近 10 万例（包括 13 451

---

[6] 医疗失当，英文为 medical malpractice，malpractice 视情况译作"失当""事故"等，在词义上不作区分。

例死亡和 2550 例永久伤残)。

该研究的作者之一是一位名叫卢西恩·利普的小儿外科医生，他对患者受到的伤害之大感到愕然，就此放下手术刀，用余生钻研这些数据。他尤其感到震惊的是，约有三分之二的伤害被认为是可以避免的。此外，该研究只记录了导致重大伤害的过失。这无疑意味着那些仅仅造成轻微伤害的过失未被注意到，而它们的数量要多得多。那么，所有那些没有造成伤害的过失呢？过失还是过失，代表着更大的潜在灾难的雷区。

1994 年，利普发表了一篇开创性的文章，将医疗过失的研究重点从医疗失当体系转向了使医疗保健更安全的总体目标。[7]首先，收集数据时需关注过失的**总数**，而不仅仅是那些造成伤害的过失；医务人员不能因为过错侥幸未给患者造成伤害就高枕无忧。然而，利普首要的主题是，过失通常是**系统**故障的结果，而不仅仅是个人的失败。即使过失的直接原因实际上是人的行为，比如护士用错了药，你也几乎总能发现使过失成为可能的系统问题的层次。

在这个例子中，可能是护士需要负责的病人太多，或者她的思绪经常被警报器打断，或者药物的名字听起来相似，或者各个病房把药物存放在不同位置，或者在荧光灯的强光下看不清严重反光的标签上的字。在发生医疗过失后，医院通常的应对方式是惩戒护士或强行开展补救培训，而利普的想法是，如果医院**真的**想避免未来的错误，它就必须更深入地挖掘系统，找出是什么使护士的过失成为可能。他写道，"必须认识到，过失表明存在缺陷的是系统，而非个人"。

利普强调的第二个主题是，医疗过失是不可避免的。他认为，医疗保健系统"依靠个人不犯错，而非假设他们会犯错"，这是个根本错误。他对认知心理学和人因学研究领域（侧重于研究人类和机器如何互动的工程设计）很感兴趣。通过了解人类在特定情境下如何思考和反应，我们可以了解到我们如何以及为何会在医疗中犯下很多典型错误。有了这些信息，我们就可以重新设计出一个让人们更难以犯错的系统。

（利普文章的第三个"中心思想"是，他观察到，如果将哈佛医疗执业研究的致命伤害推延至整个美国的话，等同于每天都有 1.5 架［！］巨型喷气式客机坠毁。坠毁的飞机就这样变成了刚刚萌芽的患者安全运动的关键隐喻。）

1999 年，美国医学研究院发表了开创性报告《犯错乃人之常情》，利普正是这份报告的作者之一。许多人把医学研究院的这份报告视作现代患者安全运动的创始文件，谈论它时就像谈论死海古卷或美国宪法一样满怀敬畏。《犯错乃人之常情》强调，医学需要做更多工作，使医疗系统变得更安全，而非指责犯错的个体。医学研究院的这份报告被泄露给了媒体，报告中所估计的每年有多达 98 000 名美国人死于医疗过失成了新闻焦点。巨型喷气式客机的隐喻无处不在，新闻工作者一有机会，就会使用飞机失事的显眼图片。

然而，与流行观点不同，《犯错乃人之常情》并不是调查研究报告。没有人披上夏洛克·福尔摩斯的斗篷，开始在急诊室窥探指纹。也没有人偷窥手术室或跟在护士后面查房。更没有人钻研病历或观看尸检。医学研究院的这份报告采纳了哈佛医疗执业研究（作为纽约人，我感觉有责任指出，这份报告本该叫作**纽约**医疗执业研究）和在犹他州与科罗拉多州做的类似调查[8]的数据，并将这些数据推延至整个美国。每年98 000例死亡这个被广泛引用的数字源于将纽约州换算为整个国家（当然，我们纽约人早就知道这是真的）而进行的数学计算。如果美国仅仅由像犹他州和科罗拉多州这样人烟稀少的长方形州组成的话，每年因医疗过失而死亡的人数将是48 000人。因此，根据医学研究院的这份报告，官方估计死于医疗过失的人数在48 000到98 000之间。

下限数字很快就在媒体炒作中消失了。几乎所有其他细微差别也是如此。人们所讨论的都只是医生是如何每年杀死98 000个美国人的。被媒体忽视的其中一个最重要的事实是，医学研究院的这份报告所基于的两项主要研究都关乎**住院**患者。而大多数人并非在医院里接受医疗服务，因此，现有数据并不具有普遍性。住院患者，顾名思义，他们比一般人群更不健康，通常年纪也更大。和一般人相比，更不健康的患者需要接受更多治疗，吃更多药，做更多手术，并和更多医务人员打交道——在本书中我将多次提到这一点。在所有这些事项中，即使其中99%善始善终，鉴于围绕住院患者展开的活动部件之庞杂，也几乎可以肯定，这些杂事中起码有一件事不会按计划进行。

第二个被遗漏的细微差别在于可预防性问题。最初的研究没有着手确定可以预防的过失的比例——他们研究的是医疗伤害和医疗失当案例。当研究人员回过头来，希望提取相关信息进行分析时，他们只能找到病例概要，而非原始病历。许多细节丢失了，因而研究人员自己也很难就什么过失被认为是可预防的达成一致。

另外，可预防的**过失**和可预防的**死亡**是截然不同的两件事。例如，一名死于终末期肝病的患者可能被给错了抗生素剂量，那么，这名患者既经历了可预防的过失，也遭遇了死亡，但这两件事未必相关。校正抗生素剂量，即防止错误，并不会改变肝病致死这一事实。弄清楚一个过失是否真的**导致**死亡，需要经过复杂的分析。所以，是的，98 000 名死者可能在接受医治时经历了过失，但这些过失是否导致他们死亡？医学研究院的这份报告无法回答这个问题，而媒体也不会对此费心剖析。这个新闻标题实在是太有料了，让人不忍错过。

很有可能，我们的不当行为并没有导致每天都有一架载满患者的巨型喷气式客机在美国国土上坠毁。这个数字可能更小。但不是零。即使每年估计的因医疗过失而死亡的 98 000 人实际上应是 50 000 人或 20 000 人或 5000 人，死于我们行为的患者人数还是太多了。此外，医疗过失导致的**死亡**只是受到过失伤害的患者的一小部分。那些由于过失而导致出血、肾衰竭或血凝块的患者呢？这些都是严重伤害，即使它们不会导致死亡。另外，我们现在也开始把诊断错误和诊断延迟视为过失，从而扩大了"可预防的伤害"的范围。

因此，尽管美国医学研究院的报告可能并不完全准确——当然，新闻媒体也抹去了这份报告的分析的任何微妙之处——但它成功地将医疗领域和公众的注意力都集中在了患者安全问题上。它也让资助基金的车轮滚了起来，使研究人员能够像研究其他对人类造成伤害的疾病那样深入研究医疗过失。《犯错乃人之常情》的原版可能不如披头士乐队的《白色专辑》（*White Album*）的原版唱片那样打动你，但它最终达到了它的目的——启动患者安全运动。

在医疗行业，经常有人告诉我们，要向航空业"学习"。考虑到现代航空公司的状况，我想我一定不是唯一一个希望我们不要在伸腿空间或行李费用方面有所借鉴的人，但我们肯定可以从航空"同行"身上学到很多东西。航空业起步时和医学一样，是一个为坚定的个人主义者开放的实验室，敢于冒险的特立独行者在这个实验室里与重力和物理学做斗争。但转折点在 1935 年出现了，就是那个如今家喻户晓的关于 B-17 "飞行堡垒"轰炸机的故事。B-17 "飞行堡垒"轰炸机是当时最先进的飞机，是为了让美国军队在世界范围内保持战斗力领先而开发的。它比之前的任何飞机都更大、更快，并在驾驶舱内配备了史上最复杂的控制系统。然而，处女航时，它在起飞后 30 秒就爆炸了。后来确定，飞行员忘了解除机翼可动襟翼（即控制面板）上的锁。

如果这是一个医疗案例，飞行员会站在 M&M 会议的讲台
上，羞愧地讲述他怎么会忘记开启控制面板的。为前线人员鼓
舞士气的资深医生会拿着放大镜打手势，详细说明未运转的控
制面板是如何阻止飞行员调节飞机的俯仰的。这样的话，飞机
将会卡在一个固定角度上，飞行员无法进行调节。这类似于开
车时，车轮卡在一个方向上，使汽车无法转向。

在讲台上，当有人煞费苦心地解释病理生理学，并将通
往灾难的必经之路展示给所有人看时，飞行员将始终一言不
发。甚至无须旁人开口数落，就能完成对他的鞭笞。一半听众
会想，"真是个蠢货"，而另一半听众则伸手去拿念珠，喃喃自
语，"感谢上帝，在驾驶舱里的那个人不是我"。

这种情况没有发生，不只是因为飞行员不幸在爆炸中丧
生。这没有发生，是因为尽管人为错误被视为坠机的直接原
因，但错误并**未**被归咎于飞行员不够好（作为整个美国陆军飞
行测试的负责人，这位飞行员拥有比大多数人更多的专业知
识）。更确切地说，对人为错误的诊断被归因于一个系统拥有
的活动部件太多，以至于事实上，一个人无法面面俱到。这架
高端喷气式飞机有如此多先进、新奇的小玩意儿，飞行员根本
无法跟踪全部。在医学研究院发布《犯错乃人之常情》的 65
年前，航空业就做出了决定性的转变，从关注作为错误源头的
个人，转向关注可能导致错误的系统。

根据这一经验，航空检查清单应运而生。几十年以来，这
份检查清单一直在调整，但使用检查清单的惯例一直存在。随

着这种偏向技工式的飞行方式的出现，驾驶飞机的神秘感渐渐消失。另一方面，这种更严格的方式提高了飞行的安全性。例如，B-17 轰炸机再也没有发生过那样的事故。总体而言，飞机失事和乘客死亡的数量稳步下降。

医学检查清单的想法也不时在各个学术圈中突然出现。它从未获得太多关注，因为比起航空业，医学被认为要复杂得多。医生一想到检查清单就备感不快——他们不是飞行员那样的技工！人们无法将科学、艺术、直觉和病床边举止的魔法列在清单上，而正是这些造就了最伟大的医生。

直到 2001 年，就在医学研究院发布了这份报告之后，清单才在医学界发挥了相当大的影响。这主要是因为清单制定者彼得·普洛诺福斯特并**未**试图列出复杂的医学魔法的清单。他选择解决仅一项具体任务——中心管，目的是消除仅一种不良结果，也就是导管相关感染。

中心管是指当患者需要大量输入液体和药物，或在大量医疗护理后小静脉已经耗尽时，插入身体的主要静脉（颈静脉、锁骨下静脉、股静脉）的大口径导管。这类需要使用中心管的患者往往病情严重，常常是在重症监护室里。如果这些导管受到污染，细菌会很快压垮这些已然身陷险境的患者（在接下来的章节里，我将以一位名叫杰伊的患者为例进行描述）。在普洛诺福斯特当时工作的约翰斯·霍普金斯医院的重症监护室里，11% 的使用中心管的患者出现了感染。

普洛诺福斯特的检查清单看似相当荒谬——洗手，清洁患者皮肤，用无菌悬垂盖住患者，穿上无菌服，当你穿好后，再给患者无菌换药。仿佛他是在核对刷牙步骤的清单一样。大家都知道怎么刷牙——你可以无意识地完成刷牙——那么检查清单有什么用呢？

他在重症监护室里开展的实验如今已成为传奇，因为他所在医院的中心管感染基本下降为零。[9]而在密歇根州将近100家重症监护室里试用这张检查清单时，感染率也在三个月内骤降，近乎为零。[10]这简直好得令人难以置信。

一个国际合作项目创建了一项类似的手术室检查清单，项目参与者包括普洛诺福斯特的同事马丁·马克里发表于*BMJ*的关于"医疗过失是第三大死因"的论文作者之一）和来自波士顿的外科医生兼医学作家阿图·葛文德。该清单由19项组成，包括诸如介绍团队中每个人的名字和角色这样的基本事项。也包括意料之中的事项——确认患者姓名、外科手术类型和过敏情况，确保可以进行静脉输液和输血，术前术后清点所有器械和海绵。还有需要想一想的事项，比如，事前大概描述一下可能导致的并发症。从伦敦、西雅图到坦桑尼亚和印度，他们在全球范围内，找了八家医院进行测试。并发症的发生率从11%下降到了7%，死亡率从1.5%下降到了0.8%。[11]

清单得到了新闻媒体的热烈报道——这是一种简单、技术含量低的干预措施，可以防止所有这些巨型喷气式客机从空中坠毁，并很快被视为解决所有患者安全问题的答案。毕竟，检查清单显然已经解决了航空领域的所有问题。从经营者的角度来看，清单最理想不过了——成本低廉，措辞明确，易于实施。你要做的就是向你的员工分发一页纸。从预防血凝块、治疗中风到讨论 DNR（do-not-resuscitate orders，拒绝心肺复苏术）和诊断脑死亡，医院开始为所有事项列检查清单。甚至在从医院的自动售货机上买零食时，你都无法不遇到清单。既然经营者如此喜欢清单，那么你可以想象政府官员会有多喜欢它们了。

2010 年，安大略省卫生部强制要求省内所有医院都要使用外科手术清单。毕竟，如果坦桑尼亚人都能和伦敦人一样成功用上清单，那么在遵礼守法的加拿大，这应该易如反掌。研究人员几乎收集了政策执行前后省内所有医院的数据，准备向世界展示如何大规模改善医疗效果。

结果出人意料。尽管安大略省规范使用清单的比例达到 92%—98%，但情况并无丝毫改善。死亡率没有变化。并发症发生率一如往常。无论研究人员如何对数据分门别类——按年龄、性别、手术类型、敏锐度、医院类型——在开始使用清单后，没有一组数据有所改善。[12]

这怎么可能？在新德里拥挤的慈善医院、在西雅图优雅的大学医院使用的同一份有效的清单，怎么会在理智的安大略省完全没有进展？答案在于这样一个事实：我们人类迷恋朗朗上口的解决方案（例如简明清单），但对让解决方案发挥作用的混乱过程兴趣寥寥。彼得·普洛诺福斯特会第一个告诉你，根除中心管感染的并不是他那张有五个勾选框的纸。根除感染需要医学文化的广泛改变，这是一件艰苦、乏味、毫无新闻价值的事情，而且在医学试验场上并未广受欢迎。

当普洛诺福斯特启动项目时，他必须做的第一件事就是说服他的同事，中心管感染是一项可以预防的伤害。如今这似乎有目共睹，但在当时，大多数医学专业人士认为这些感染是不可避免的，以一定比例发生在病例中。就像药物的副作用，感染是一些患者经历的不幸后果，你要做的仅仅是权衡使用中心管的利弊。将中心管感染视为可以预防的伤害，需要对惯性思维进行重大调整。

他必须做的第二件事是说服人们对感染率进行实际**测量**。你可能认为这也是明摆着的事情，但许多医院对这个问题的严重程度（或问题所在）毫无概念。

第三件（也可能是最重要的）事情是沟通的规则必须改变。把爆炸新闻推上台面的绝非清单。我的意思是，每个医生都**知道**在插入中心管之前你必须洗手。每个外科医生都**知道**，在开始手术前，你必须确保可以使用静脉输液。但在清单上明确这些事项后，团队成员不得不真正地谈论它。真正的困难（也可能是最终被视为普洛诺福斯特原初清单的秘诀的）在于护士被赋予大声说话的权力。

这是一次空前的文化转变。这并不是说护士的形象如 20世纪 50 年代那样，是温顺的绵羊，胆怯到不敢对任何事情发出一丁点儿声音。而是说，在纷繁事务中，每天都要做成千上万个微观决策和微观互动，每个护士都必须掂量，什么时候值得破坏计划。许多医生对护士呵斥他们诸如要洗手之类的看似很小的麻烦事反应不佳。但护士是能够看到现场情况的人，他们有可能会成为改善现状的关键。

然而，仅仅告诉护士，如果医生没有完成所有五个步骤，他们有权大声说出来，这是不够的。要获得真正的权力，就要得到医院管理层的支持。护士被赋予权力，可以阻止任何不遵守正确流程的行为，而会议室里西装革履的理事承诺会支持他们。普洛诺福斯特在自己医院的第一次试验中告诉护士，他们可以不分昼夜地呼叫他，而他都会亲自支持他们。

在接受《纽约时报》采访时，普洛诺福斯特指出，"在每一家医院……病人都是因为等级制度而死去的"。[13] 任何医疗工作者都必须退后一步，充分领会这句令人警醒的话。感觉难以开口的不仅有护士，还有家属、医学生、文职人员、护士助理——所有这些在医疗等级中地位较低者，他们在反驳资深医生时常常感觉不太舒服。但是，当涉及防止医疗过失时，这些人都身处第一线，他们往往是那些看到真实正在发生的事情的人。然而，要反抗根深蒂固的等级制度并不容易。

我在读医学院三年级时，曾为一台深夜进行的手术提供过协助，突然，外科医生的针不小心扎到了我的手指（我当时拿着个肝脏或是一些杂乱的肠子，离得远远的）。从那些面罩后面瞥过来的眼神中，我无法分辨还有谁注意到了。我想也许护士看到了，但我无法确定。没有人说话。此后，手术似乎拖拖拉拉做了好几个小时，这整段时间里我僵在原地，盘算着我是否该说些什么，怎么说。直到最后，我也没有鼓起勇气，从我作为医学生的卑微位置回击等级制度那死一般的沉默。在艾滋病流行的高峰期，手术期间我把受伤的手指浸在血液中，然后在接下来的数周和数月里，为被迫忍受反复的艾滋病病毒检测而焦虑不已，这让你隐约知道，当系统希望你闭嘴，别制造麻烦时，要大声说出来是多么困难。

如今常常被称为患者安全运动之父的卢西恩·利普，在安大略重症监护室的研究败坏了人人都有清单的计划之后，撰写了一则严肃评论。他说："关键是要认识到，改变做法并不是一个技术问题，只要在清单的方框里打钩就完事了，而是一个关于人类行为和互动的社会问题。"[14] 当关注点变成了清单本身而非正在行动的人时，什么都实现不了。"博弈是普遍存在的。"利普写道，特别是在清单是自上而下强制执行之时，安大略省的情况就是如此。正如我们在医学上所说的，所报告的92%—98% 的依从率是博弈的**症状**。98% 的依从率仅仅意味着，在 98% 的时间里，有人打钩了。仅此而已。

这就把我们带向了问题的真正原因：为何一些清单奏效，另一些则不，或者说为何任何干预措施——防止医疗过失、预防疾病、改善健康、提高效率——有效或无效。这实际上完全取决于干预措施是如何在实地完成的，也就是技术官僚所谓的实施情况。这是医学枯燥的一面，远不及开创性研究或戏剧性的救命措施那样激动人心。但正是这些单调的后勤工作，使得干预得以发生：物资放在哪里？具体什么时候做手术？会为此分配额外的时间吗？谁负责确保它会发生？会有人向工作人员解释为何会有这些变化吗？出现问题时你会找谁？谁会为这一变化提供支持和声援？究竟需要测量什么数据才能确定它是否有效？有人会得到这方面的反馈吗？有人考虑过可能会出现的意外后果吗？有人会提供咖啡吗？

实施清单很长，非常详细——它本身就是一个清单！——但如果这些问题得不到解决，无论是清单还是什么别的干预措施都注定会失败。一天早上，在诊所里，我在为当天的第一位患者看诊时，注意到电子病历看起来有点不一样。很明显，在凌晨时分进行的各种更新推出了一些"新功能"，现在，一堆东西乌七八糟地混在了一起，令我犯错了。

我的手指有肌肉记忆，比如，当患者说西班牙语时，它就知道，西班牙语在系统里对应序号 41，而西班牙语是我们最常用的第二语言。记住这个数字，就让我省去滚动整个列表的烦恼。但不知何故，在这次更新中增加了一门语言，无意中把西班牙语排到了第 42 位。而我的手指仍然打出了 41，所以当天就诊的每位患者都说塞尔维亚语。

随后，突然间，跳出来三个全新的、我之前从未见过的字段：乳胶过敏、食物过敏、环境过敏。一直以来，我们都有过敏字段，是必填项，你可以输入任何过敏类型——药物过敏、食物过敏——甚至是任意字段的其他类型的过敏（我有几次很想写"电子病历过敏"，不过克制住了）。现在这三个全新的必填字段突然出现，要求我注意。

哎，我并不认为乳胶过敏、食物过敏和环境过敏不重要，可是它们的首次露面不合时宜，让艰难的一天雪上加霜。我一般会在患者离开诊室时录入我的大部分笔记，以免在患者拜访时，电脑成为焦点。但现在我遇到了这些新字段，就可能面对这样的场景：我冲出诊室，挥手拦下正要踏入电梯的患者，语无伦次地喊着乳胶手套、猕猴桃和猫皮屑，也正是在同一天中，每个人都突然说上了塞尔维亚语。

我意识到，电子病历中的这些新增字段是用来预防医疗过失的干预措施。它们出现在那里，是为患者所做的善意努力的一部分，以避免在患者过敏的情况下使用乳胶手套，或确保工作人员不会在节日期间无意中使用豚草[7]树枝装点医院大厅。但我发现自己被整个过程激怒了。这家医院已经在用无乳胶手套了，因此，这一努力的潜在产出极低。但填写这些方框占用的时间，本可以用于关注糖尿病和心脏病等真正威胁患者安全的疾病。

你可以肯定，这项工作百分之百合规——这是必填字段，所以没有医生可以在输入框空白的情况下关闭笔记。在某个办公室的某个地方，有一个中层管理人员自豪地向他的上司报告说，医务人员"100% 合规"。这种努力是否真的推动了我们医

---

[7] 豚草，一种北美洲植物，因其花粉中含有水溶性毒蛋白，与人接触后可迅速释放，并引起过敏性变态反应，是人类患"枯草热"（又称"花粉病"）的主要病源。

院里的患者安全事业？我对此深表怀疑，因为几乎每个人都沮丧地认输了，而仅仅对乳胶过敏这个问题点击了"否"（同时伪造了对食物过敏和环境过敏问题的答案）。

当时，我认为这整出事件只不过是电子病历带来的又一件烦心事，也是粗心大意的行政管理的又一个例子。但在回顾了清单使用经验之后，我认为这是一起实施的灾难。这是一项值得称道的患者安全干预措施，却对实施缺乏丝毫关注。没有任何人预先告诉我们，我们必须开始询问患者是否对乳胶过敏，或者我们说西班牙语的患者会用塞尔维亚语喋喋不休。没有人仔细想过，调整成百上千位医生不假思索操作的流程会带来意想不到的后果。没有人想过这会用掉多少时间。似乎没有人权衡过在一家不使用乳胶手套的医院里，这种干预措施有何潜在价值。（是的，的确有一些乳胶导管，但手套才是乳胶的主要来源。）没有人问过这件事是否值得费那么大劲儿。

这种对待过敏的方式，展示了清单是如何反受其害的。一旦你开始对一切事物做逐项检查，就会陷入清单过载之中。中心管和外科手术清单运作良好的其中一个原因是，它们是医院大楼里仅有的清单。一旦你使用的清单达到数十个，医生护士就应付不过来了。需要核对的事项是如此之多，你几乎无法照护病人。这种情况下，每个人就只是把所有事项都勾掉，让一切项目消失。这不一定是系统的蓄意博弈。这是一种生存机制。

从这些减少医疗过失和改善患者安全的最初尝试中，我们可以吸取一些教训。一个是，在考虑问题时必须把系统看成一个整体，东一榔头西一棒子的努力只能让你止步于此。另一个是，如果过分强调"100% 合规"，你到头来肯定会遇到那些钻系统空子的人，即便他们那样做时并非心怀恶意。但事实上，最关键的教训是，如果你不关注人类行为，不关注我们普通人如何交流，系统如何运作，以及至关重要的实施情况的话，即便是最好的解决方案也注定会失败。当然，如果我们中有任何人读过历史书的话，我们早就知道这一点了。

1846 年的夏天，一位年轻的匈牙利医生伊格纳兹·塞麦尔维斯受到委派，在维也纳综合医院担任相当于产科部的住院总医师一职。该医院有两个产科病房，用一般的实用医学术语来说，分别叫作第一产科（First Clinic）和第二产科（Second Clinic）。这两个产科提供免费医疗服务，因而维也纳的穷人来这里分娩。这桩交易的另一面是，这些产妇是教学服务的组成部分，她们由受到更资深的工作人员监督的实习生照顾。第一产科是医学生的培训基地，第二产科是助产士的培训基地。

为简化日程安排，这两个产科交替安排收诊日。然而，塞麦尔维斯医生很快了解到，产妇非常喜欢第二产科，为了被第二产科而不是第一产科接收，她们几乎愿意做任何事。第一产科名声在外：去那个地方，就是去送死。

但第一产科这么不受人欢迎并非只是因为声誉——有数据可以证明这一点。当时，产后发热盛行，是当时健康母亲的致命杀手。第一产科的死亡率远远高于第二产科，有时甚至高出十倍。产妇们苦苦哀求，痛哭流涕，恳求获准进入第二诊所。有传言说，一些妇女选择在街上分娩，而不是去第一产科碰运气。

作为住院总医师，塞麦尔维斯决定找出死亡率迥然不同的原因。因为两个产科病房轮流接收病人，所以产妇是随机分配的，至少理论上如此。然而，事实上，第二产科安置了更多产妇，因为妇女们想尽办法被这里收治。即便工作量增加，第二产科的死亡率仍然较低。塞麦尔维斯检查了他能想到的每一个可能解释这两个产科之间死亡率差异的特征，包括母乳喂养率、宗教仪式、通风和天气。除了一个由医学生任职，另一个由助产学学生任职这一明摆着的事实，他最终也没发现这两个产科之间有何不同。

助产士与医生的做法有何不同？结果发现，相差无几，至少他们在产科病房里照顾病人的方式没什么不同。分娩技术是一样的。不同的是他们在去产房**途中**所做的事情。医学生早上要做尸体解剖，助产士不做。

对塞麦尔维斯而言，起决定性作用的是他的一位同事不幸去世了。这位内科医生在一次尸检中被一名医学生挥舞的手术刀（居然）刺伤后病倒，不久之后就去世了。塞麦尔维斯参与了对同事的尸检，他注意到其病理特征与死于产后发热的妇女的相同。

虽然疾病的病原菌学说当时尚未被普遍接受，而且塞麦尔维斯也不可能知道是链球菌在做手脚，但他得出结论说，某种

"尸体粒子"经由医学生的手从解剖室转移到了产房里。1847年5月，塞麦尔维斯吩咐他的学生在进入产房前用石碳酸洗手。第一产科的死亡率立马降至与第二产科同一水平。

在医学编年史中，这一事件被认为是第一次成功的患者安全干预。塞麦尔维斯评估了这一问题，实施了变革，并评估了结果。它有可能拯救了不计其数的生命。然而，塞麦尔维斯的这个故事是一个关于实施的警示。你可能拥有世界上最好的患者安全干预措施，可以说塞麦尔维斯就是这样，但如果你没有很好地实施的话，就彻底无望了。

就像任何打破既定秩序的人可能遭遇的那样，塞麦尔维斯面临来自医疗机构的抵制。对这名来自匈牙利的移居者（竟然还是个犹太人）所暗示的事情——他们敬重的医疗服务实际上**导致**了病人的死亡，维也纳的资深医生心生愤懑。改变既定的惯性思维近乎奢望，但如果你想要做出任何改变，这就是一项必要的任务。这需要在劝说、说服、鼓励和施压之间找到最佳击球点。塞麦尔维斯显然不具备上述任何技能。

首先，他十多年来都没有发表他的研究结果，因此其他医生没法检查他的数据。他执意要他们相信他的话，这让他们更加恼火。大家都说，塞麦尔维斯粗鲁而傲慢。他以为批评是冲着他来的，用公然威逼和辱骂回应同事的质疑。他在给一位医生的信中写道："教授先生[8]，你是这场大屠杀的盟友。"[15]

---

[8] 此处"先生"用的是德语 Herr。

除了这种人身攻击，还有系统问题——如果医生在检查病人前必须洗手，那么就必须在各处设置盥洗盆。医院的管道系统必须彻底重新设计，这是个不那么容易克服的难关。在塞麦尔维斯开始实验的大约15年后，他终于出版了一本关于产后发热的书。这本书在医学界反响平平，因为当时的医学界仍然确信，产后发热是由空气中有害的"瘴气"引起的。最终，医学权威嘲笑并无视了塞麦尔维斯及其主张。

此后，塞麦尔维斯的精神状况迅速恶化。目前尚不清楚他是否患有阿尔茨海默病、双相情感障碍或神经性梅毒，但毫无疑问，他的病情因压力过大（以及过度饮酒）而恶化。在他生命的最后四年中，他猛烈抨击医学权威，向同事发送充满愤怒和侮辱的信件。1865年，他被送进精神病院，两周内就去世了。

最具讽刺意味也最令人痛苦的是，尽管塞麦尔维斯来到精神病院时在生病，但几乎可以肯定，他所得到的医疗护理加速了他的死亡。当他试图逃离精神病院时，他遭到门卫的毒打，被穿上拘束衣隔离起来。当时，精神疾病标准的治疗方式包括冰浴、催吐、暴晒和放血。有人说，殴打令他的手受伤，伤口在精神病院恶劣的条件下感染，形成坏疽。塞麦尔维斯很可能死于脓毒症，和他在维也纳第一产科里的产妇一样。

在涉及患者安全工程时，塞麦尔维斯事件是一例能够说明实施的至关重要性的个案研究。但我们还可以从中吸取其他

18

教训，其中最重要的是要关注护士的工作。就在第一产科通过效仿助产士，享受其最初几年的低死亡率时，年轻的弗洛伦斯·南丁格尔正在拜访欧洲各地的医院，写下关于医院（多半是可怕的）条件的愤怒笔记。她注意到，许多医疗方案（包括砷、汞以及大肆放血）造成的伤害大于好处。与塞麦尔维斯一样，她很快了解到，医生不愿听到他们反复打磨的治疗方案是错误的、有害的，或两者兼而有之。

克里米亚战争期间，南丁格尔在奥斯曼帝国斯库台地区的英国陆军医院工作，她对那里糟糕的条件感到震惊。病死的士兵数量至少是战死的四倍——正是凭借南丁格尔一丝不苟的记录，这些数字才被披露。她为卫生（包括洗手）、伤口护理、食物准备、医疗用品和病人分流制定了严格的标准。1855 这一年，医院的死亡率急剧下降，从 33% 降到了 2%。

在她 1863 年出版的《医院笔记》一书中，她以一种颇具现代风格的精辟讽刺写道："把医院的首要要求阐述为'不伤害病人'，似乎是奇怪的原则。然而，制定这一原则是很有必要的。"南丁格尔的书比医学研究院的《犯错乃人之常情》早了 136 年，但它们希望传达的主旨是类似的：医疗护理事实上可能会给患者带来风险，为了改善整体的健康安全，人们必须把注意力集中在修正医疗系统上。南丁格尔在实施方案上比塞麦尔维斯高明了一点：她亲手将自己的一本书交给了维多利亚女王。正如当今患者安全倡导者会告诉你的那样，直接去找高级领导总会奏效。

当然，也有来自一些医学权威的抵制。南丁格尔的经历与一个半世纪后彼得·普洛诺福斯特在导管相关感染方面的经历惊人地相似：医学界难以接受这些不良结果是可以预防的这一想法。正如当时普遍认为与导管相关的感染是不可避免的一样，军事医院里的死亡也被认为是战争的基本组成部分。南丁格尔愤怒又无奈地指出，"卫生学的合理原则绝对没有广为人知"，因为人们继续相信"接触传染是不可避免的死因"。¹⁶我们护理病人的方式会造成伤害这一想法对 19 世纪 50 年代的医学权威而言是具威胁性的，而对 21 世纪初的医学权威而言，情况依然如此。

19

南丁格尔也证明了普洛诺福斯特不得不论证的观点，即你必须**衡量**正在发生的事情，才能知道你在何处、如何以及能否取得进步，证明的同时她也遇到了同样大的阻力。对南丁格尔坚持做详细记录的做法，军方官僚机构怒不可遏，但她还是坚持了下来。许多人认为，她为当今的感染控制奠定了基础。

令人啼笑皆非的是，在南丁格尔用以改善患者护理情况的方案中，已包含了普洛诺福斯特清单中的所有五个步骤。在她使用"干净"（clean）一词的地方，他用的是"无菌"（sterile），但除此之外，她制定的规定与他的基本相同——洗手，清洁病人的皮肤，为病人使用干净的覆盖物，医务人员穿干净的衣服，用干净的敷料覆盖伤口。

从严密的文件记录、严谨的临床技术到对系统改进和实施的关注，怪不得普洛诺福斯特如此确信，需要增加护士的自主权，以应对患者安全问题。普洛诺福斯特向我描述，在职业生涯伊始自己是多么开明。"我要做个有团队合作意识的人，我会向护士征求意见。"那时的他这么对自己说，为自己这种先进的态度感到自豪。可以说，他是做了，但实际上只是嘴上功夫。事实上，他没有好好听护士们要说的话。随着他越来越沉浸在患者安全文化中，他遂决定请护士加入医生，一起查房，这样一来，就可以强调说医疗护理是团队合作。但重症监护室是个繁忙的地方，经常很难协调时间。如果在查房时护士没有时间，又没有必要推迟所有事情，这种时候他就会不带护士，继续查房。

"现在，"他告诉我，"如果护士没空，我根本不会查房。"

他意识到，合作不只是政治正确的时髦话，合作实际上是患者安全最重要的支柱之一。来自不同学科、不同层级的工作人员需要能够一起工作，敞开对话。他们必须能指出问题和错误，而无须担心受到斥责或轻视。如果一个机构要真正认识到医学的高风险性质，并致力于改善患者安全，它就必须创造出一个鼓励真正合作的环境。这需要资源投入——你需要有充足的时间、空间和员工（那些勉强度日、超负荷运转的员工没有合作的心力）。还需要态度上的承诺——由高层树立榜样，鼓励批评，不容忍替罪羊现象，等级制度和自尊心不会主宰一切。

患者安全与避免医疗过失是一个混杂诸种事项的复杂问

题，涉及医疗专业人士之间如何互动和沟通，他们如何与患者及其家属互动和沟通，以及最先进的医疗系统如何放任细枝末节被忽视。人类心理学在医疗保健的成功（或失败）中所发挥的作用与最先进的技术同等重要。此外，在塞麦尔维斯、南丁格尔和普洛诺福斯特的故事中也贯穿了一条线索：关注护士。这一点在杰伊的故事中得到了有力体现。

第二章 不确定性的汪洋

并不是每个海军飞行员都愿意在呼啦圈游戏中一展身手，但杰伊没有轻易失去信心。在开始玩 Wii 塑身[1]里的这款呼啦圈游戏时，这位海军少校只穿了一条拳击裤，5 月下旬的一个周五早上，他在自家地下室里像肚皮舞舞者一样扭动臀部。作为一名在 E-2C 鹰眼涡轮螺旋桨飞机上执行飞行任务的海军预备役成员，杰伊每六个月必须通过一项高难度的体能测试，所以他一再寻找创造性的方式锻炼身体。在一个温暖的春日早晨，还有什么能好过穿着内衣玩呼啦圈呢？

杰伊六英尺高，瘦瘦的，烟酒不沾，也不生病，他是个极其遵守规矩的人。39 岁时，他的体形和他从海军学院毕业那会儿一样好。他的本职工作是银行经理人，穿着得体，甚至在周末也是如此。但他很喜欢大笑，更喜欢微笑。

---

[1] 原名 Wii Fit，是任天堂开发的健身游戏，2007 年在全球 Wii 平台发行。游戏采用 Wii 平衡板外设，包括瑜伽、力量训练、有氧健身和平衡游戏。

然而，呼啦圈不适合心脏虚弱的人，尤其是没有合适装备的人。周六早上，杰伊感受到了它的影响。"我的蛋蛋很痛。"他向妻子塔拉倾诉，承认自己选择拳击短裤是个失误。她让他给医生打电话，但他没当回事。作为一名经验丰富的急诊室护士，塔拉负责处理过很多腹股沟肌肉拉伤的周末勇士。她不假思索地说出基本的治疗方法：使用下体护身、冰袋和布洛芬（务必和食物一起服用）。把呼啦圈放下几天！

塔拉第二天要在急诊室轮班，所以在杰伊和孩子们还在睡觉的时候，她蹑手蹑脚地走出了家门。那天是周日。但到了早上9点30分左右，杰伊打电话给塔拉，他说如果把疼痛分为10级的话，他现在是8级，而且他感到恶心。塔拉告诉他尽快去医院做超声检查，因为这些迹象可能意味着睾丸扭转，是糟糕透顶的紧急情况。如果睾丸没有通过外科手术复位，它会因缺氧而坏死。这次，杰伊照办了。

²²

不过，在急诊室里，超声检查显示没有出现扭转。一系列的常规化验检查显示，除了白血球计数偏低，其他都正常。疼痛被归结为是由过量激烈运动造成的，海军少校被打发回家，服用布洛芬，进行冰敷。

白细胞是人体免疫系统的代言人。白细胞的各种亚型——中性粒细胞、淋巴细胞、单核细胞、嗜碱性粒细胞、嗜酸性粒细胞——在保护身体免受细菌、病毒、寄生虫、癌症和过敏原侵害方面都有特殊作用。

白细胞计数在人体出现感染时一般会**升高**。但有些感染会降低白细胞计数。当杰伊的尿培养中出现了大肠杆菌时，尿路感染似乎是个合理的解释。医生给杰伊开了 10 天用量的环丙沙星（一种抗生素），并计划在该疗程结束后再给他检查一次白细胞计数。在用冰袋垫了一两天之后，杰伊的腹股沟疼痛得到缓解，他又回银行工作去了。

然而，第二次化验结果显示，白细胞计数更低了。几天后，杰伊和塔拉坐在血液学专家的办公室里，对着检查结果苦思冥想。正如塞尔文医生指出的那样，这是个谜。杰伊无比健康。他没有发热，体重没有减轻，淋巴结也没有肿大。他没得皮疹，关节也不疼痛。他最近没去异国他乡旅行，没输过血，没有去脏兮兮的店铺文身，也没有服用从网上购买的奇怪的草药。他只是有点儿乏力。当你养育两个十几岁的孩子，在银行长时间工作，在正事之外还同时担任海军预备役成员，那么你很可能会有一点累。

杰伊的临床情况并不符合诸如白血病或艾滋病等严重疾病的特征，这些疾病的患者的白细胞计数可能会非常低。从统计学上来讲，白细胞计数低很可能是由普通病毒性综合征引起的。另一种可能性是一种叫作周期性中性粒细胞减少症的疾病，这种疾病会导致白细胞周期性地减少，很可能是由遗传疾病引起的。无论是这两种情况中的哪一种，血液学专家都认为给杰伊注射一剂非格司亭（一种骨髓兴奋剂）是有意义的，只求让他的白细胞计数脱离危险期。

但塔拉觉得不对劲。杰伊一直都非常健康，而且没有表现

　　　　　　　　当医疗出错时：一位医生的痛与思

出任何病毒性综合征的症状。尿路感染也已得到充分治疗。他的白细胞计数为什么会低呢？她请塞尔文医生做一次骨髓活检，好弄清楚里面的情况。塞尔文医生犹豫了。

骨髓活检需要把一根骇人的大针插入髋骨，以提取骨髓和内部骨骼的样本。人体血细胞在骨髓里生长，因此，医生可以通过活检检查未成熟形式的血细胞。他们可以看到细胞是否出现异常（如白血病和淋巴瘤等癌症会出现的情况）。他们还可以看到骨髓是否已经完全停止产生白细胞，在发生感染、药物治疗、毒素、辐射、基因异常、自身免疫性疾病或某种维生素缺乏的情况下，可能会出现这种情况。

因此，在要弄清楚为何血细胞没有按部就班地运作时，骨髓就是一切的源头。但这不是一个小手术。我在贝尔维尤医院担任住院医师时，正值艾滋病流行的高峰期，我们病房被发热病人挤得满满当当的，这些血细胞计数异常的病人需要进行骨髓活检，人数之多，远远超出那些劳累过度的血液科研究医师[2]可能跟上的程度。干等他们空下来令我抓狂。不只延迟了对我的病人的护理，还延迟了出院，因此我这边病人很多。所以，我决定，唯一可行的方法就是学会自己动手。

我跟在友好但精疲力竭的血液科同事后面，跟了一周时间。需要做的骨髓活检是如此之多，我很快就充分掌握了步

---

[2] 研究医师，英文为 fellow，在美国医生层级中，fellow 是住院医师（resident）与主治医师（attending physician）之间的培训阶段，该阶段类似于中国目前的专科培训。

骤，着手为我自己的病人做起活检来。当然，在我获得骨髓活检资格的消息传出去时，我很快就开始为每一位医生的病人活检了。我开始把活检工具包存在我的储物柜里（放在早餐谷物棒底下），这样我每次需要时就不用跑下去找医院的中心供应室了。

骨髓活检最令我印象深刻的是，它是一个多么费力的手术。就这一点而言，我做过的大多数手术——脊髓穿刺，动脉置管，中心静脉置管，消除肿大的腹部或肺部的积液——都是些精密的事项，处理时需要灵巧而小心。与此不同，骨髓活检需要蛮力。

活检时，你需要将一根六英寸长、与圆珠笔等宽的针穿过患者的皮肤和软组织，刺入髋骨。当然，要使用局部麻醉，但是需要把针像开塞钻一样用力扎进骨头深处。有点像把红酒开瓶器钻进花岗岩。你必须动用真正的肌肉，用力向下转动，才能把针扎进髋骨几厘米。诚然，只有骨骼外层——骨膜——拥有神经受体，能够感知疼痛，但医生用力挤压、深入骨骼的巨大压力，患者切切实实地感受到了。医生也感受到了。

因此，我可以理解，为何杰伊的血液科医生没有不管三七二十一立即说要做骨髓活检。这是个侵入性的手术，很疼，有感染和出血风险，所以做决定前需要经过一番斟酌。塞尔文医生说，他认为杰伊不需要做活检，起码目前还不需要。杰伊没有任何恶性肿瘤或严重感染的症状（发热、体重减轻、淋巴结肿大）。"此外，"塞尔文医生指出，"如果我做了骨髓活检，结果发现它不在你的保险范围内，会出现什么情况？你可能会被一张 5000 美元的账单缠住。"

塔拉看得出来，塞尔文医生在全面地为患者考虑，而不仅限于他有限的专业领域，她很赞赏这一点。她见过他在医院工作时的样子——他尽职尽责，一丝不苟。但她对白细胞计数低不太放心。她催促他做骨髓活检。

塞尔文医生倾向于在决定杰伊是否真的需要做活检前，给非格司亭一个机会。但他也看到了塔拉的临床本能以及她愿意为他的病人付出额外的努力。"好吧，"他最后说，"为了你，我会做活检的。"

当诊断结果出来，显示是急性髓细胞白血病时，塞尔文医生非常吃惊。急性髓细胞白血病是一种白细胞癌，顾名思义，它通常表现为急性。急性髓细胞白血病患者会出现高烧、大汗淋漓、持续乏力和牙龈出血。这些症状可能会出现在白血病病危期，此时癌细胞泛滥导致体内大出血、血凝块、严重感染、呼吸窘迫、肾衰竭、心脏病发作和中风。多数刚确诊急性髓细胞白血病的患者不能站笔挺的军姿，不能开飞机，也不能玩呼啦圈。"我自己都不敢相信。"塞尔文医生说。

生命的布朗运动常常将看似不可调和的事件撞在一起。在急性髓细胞白血病闯入杰伊和塔拉生活的 24 个小时后，他们坐在秀丽的野花地里，和他们的两个孩子一起摆好造型，让摄影师拍照。塔拉几个月前就筹划了这次全家福拍摄活动，因为两天后，15 岁的萨莎就要出发去中国旅行，一生可能也就去这么一次。萨莎一直在认真学习普通话，现在她开始上为期一个月的沉浸式语言课程。

杰伊和萨拉带着不加掩饰的疲惫情绪，坐在一张古色古香的石凳上，而萨莎和 13 岁的克里斯在他们身后瞎闹，对着镜头扮鬼脸。塔拉和杰伊做了一个艰难的决定，暂时不把诊断结果告诉孩子。他们希望萨莎无忧无虑地享受她计划已久的旅行。在拍摄过程中，杰伊和塔拉头靠着头——他深棕色的头发挨着她的红头发，双手紧握在一起，而孩子们则互相戏弄，开玩笑。"我们把世界的重量扛在肩上，"塔拉回忆道，"保护我们的孩子远离这种痛苦的现实。"这张肖像照上是一个所有人都在微笑的美好家庭，被丰茂的粉色和紫色花朵簇拥着，一个老旧的木栅栏慵懒地歪在一边。

两天后，他们在机场目送萨莎离开。塔拉和杰伊努力控制情绪，拥抱他们的女儿，为她期待已久的冒险送行。

塞尔文医生和塔拉工作的医院没有白血病专科，因而杰伊被转诊到一个大城市的癌症中心，杰伊和塔拉在送别萨莎后不久就来到了这里。医生鼓动他们在最初的会诊中带上家属，因此，会议室里挤满了塔拉和杰伊的兄弟姐妹、父母、连襟和妯娌，所有人围坐在一张纹理丰富的橡木桌子旁边。

埃弗里特医生身材高大，性情温和，他花了点时间向这个大家庭里的每个人做自我介绍，并温和地容忍每个人的古怪行为。但他也很直率。他希望立马把杰伊收治入院，事实上，会议一结束，他就想开始化疗。

埃弗里特医生说，杰伊身体强健，没有典型的急性髓细胞白血病的症状，这是个好消息。杰伊的化验报告——除了白细胞计数低——都是正常的，这也是个好消息。事实上，他没有经历任何感染或出血，这个消息还要好。所有这些因素都提高了他的胜算。当然，在知道急性髓细胞白血病的具体亚型之前，不可能考虑真正的预后，但这并不构成推迟治疗开始时间的任何理由。

急性髓细胞白血病实际上是各种亚型的统称，一些亚型被认为是可治愈的，另一些亚型的预后更严重。虽然暂时还不清楚杰伊的亚型，但像他这样健康的人是那种有可能治愈，甚至很有希望治愈的病人。杰伊最终需要进行骨髓移植，但医生可以用病人自己的细胞（自体移植）制造骨髓。他们会采集杰伊的一些细胞并保护起来，同时他骨髓的其余部分会被化疗消融。当病情稳定下来，他们会把杰伊的细胞还给他，重新植入他的骨髓。在涉及去除、消融和恢复某人的免疫系统时，总会出现潜在障碍，但这些都是非常有可行性的。考虑到完全治愈的可能性，化疗应该现在就开始。今天就做。

不过，有个小问题。美国特有的问题。只有在保险单的附属细则终于起效，可以指导医疗保健时，才会发生这类问题。杰伊在他目前的工作岗位上已经待了 51 周——距离他获得短期残障资格所需的一年期限只差一周。如果他们现在开始化疗，他将没有资格获得残障抚恤金。

一周前，当杰伊第一次被塞尔文医生告知，他被确诊为急性髓细胞白血病时，他泪流满面。他声音发颤地问医生的第一个问题是："我的孩子会怎么样？"

此刻，这个问题仍然是他最关心的。他和塔拉知道，无论是身体上、精神上还是经济上，治疗都不会容易。事实上，杰伊和塔拉还没从杰伊一年前的失业中走出来。他们不情愿地把孩子迁离他们向来归属的唯一的家，驱车15个小时搬到新工作所在地附近，和祖父母住在一起。在确诊急性髓细胞白血病时，他们还和塔拉的父母住在一起，努力攒钱买房。即便有健康保险，一场大病也会耗尽他们的积蓄。

又有谁知道杰伊在治疗结束后会是什么感觉，他是否能回到与原来同一水平的工作岗位中去呢？塔拉每周在急诊室工作50—65个小时，但即便这样可能也不足以养活四口之家。杰伊可能会失业几个月，甚至一年。残障抚恤金对他们的生存至关重要。他健康状况的不确定已经够令人痛苦的了。如果有获得某种财务缓冲的办法的话，杰伊不想冒会给家人带来额外困窘的风险。这都是因为差那么七天……

因此，杰伊问他的新任血液科医生，他们是否可以把治疗的开始时间推迟一周。埃弗里特医生犹豫了。一般情况下，考虑到癌症的生命进程的发展需要数月甚至数年时间，七天可能不会有什么不同。然而，你一旦进入医院这个圈子，可以说，你永远不希望让癌症哪怕占一点点上风。

但话说回来，你也不希望在一个家庭即将踏上最愁苦、最

当医疗出错时：一位医生的痛与思

可怕的旅程时，突然撤回对他们的财务支持。让病人在自己的健康和家庭的财务状况之间做出选择，是多么可怕的事情。作为医生，你希望你的病人在开始类似这样的治疗过程前，能保持坚强的情绪状态。化疗是推土机，感受到效果的不只有病人。

　　幸运的是，杰伊所有良好的预后因素——年轻、极其健康、无症状——都能起到缓冲作用。急性髓细胞白血病尚未爆发，也没有迹象表明即将爆发。临床上，没有任何充分的理由阻止他们等七天。

　　"这一次极不寻常。"埃弗里特医生说，但他同意将第一次治疗——诱导化疗——推迟一周。

　　"开赛信号来了！"杰伊7月1日在他为亲朋好友而记录的博客中写道，"嗯，我们此时此刻只知道这是急性髓细胞白血病，是白血病的一种。明天我会做检查（再做一次骨髓活检！），来确定我是不是得了急性早幼粒细胞白血病（APML）。这是急性髓细胞白血病中最好的一种亚型。医生认为我得的不是这种，但我可以祈求好运。不管怎样，我可能会在下周三开始第一轮化疗。"

²⁷

　　巧的是，7月1日也是医院所有新实习生、住院医师和研究医师的**开赛日**。这也是新医疗年的第一天，所以人人都在7月1日晋了一级。（我将在本书后面的章节里讨论所谓的"七月效应"，假如真有这么一回事的话。）塔拉注意到了这一日程上

的巧合。作为护士，她总是保持警觉，而在 7 月，她格外警觉。

杰伊打电话到为他的岗位服务的福利办公室，并于 7 月 8 日确认他有资格申领残障福利金。家庭健康保险是通过塔拉的工作获得的，因此，在他治疗期间，她仍需在急诊室工作。在等 7 月 8 日到来时，杰伊又做了一次骨髓活检，检测亚型。"他们再次钻入我的臀部获取骨髓。我们会在周二获得检测结果，不过这部分很有意思。"

他还了解到他对药物的耐受性——或者缺乏耐受性。"我的体重真的很轻。"他写道。活检之前，医生给他开了一些中等程度的止痛药，而在手术后，准备回家的他立马在电梯里失去了知觉。经过输液和跟踪观察之后，他被送走了。他在博客上调侃说，他会是一个蹩脚的毒贩。

诱导化疗是最强效的一轮化疗，旨在尽可能有力和明确地清除癌细胞。尽管我们的医学在进步，但化疗仍是一种粗糙的手段。它像铁砧一样落在快速分裂的细胞上——细胞快速分裂是癌细胞存在的必要条件，但其后它会摧毁体内所有其他快速分裂的细胞，如骨髓细胞、毛细胞以及排列在口腔、胃和整个胃肠道中的细胞。因此，化疗的主要副作用有恶心、呕吐、口腔溃疡、脱发，还有红细胞、血小板和健康白细胞的大批死亡。这些细胞的减少会导致贫血、出血和感染。

所以，诱导化疗通常在住院治疗时进行，以便密切监测患**28**者身上是否出现这些潜在的致命副作用。（随后几轮剂量较轻的化疗通常可以在门诊完成。）

在 7 月的第一周里，杰伊和塔拉一直在惶恐地等待着，但他们努力维持正常的家庭生活。他们和 13 岁的克里斯坐在一起，告诉他杰伊的诊断结果。他们解释说，在接下来的几周里，爸爸可能会病得很重，但他会从医护人员那得到良好的医疗护理。他们尽量保持冷静、低调。克里斯那时刚好即将参加为期一周的住宿营。杰伊和塔拉都认为，和朋友们待在一起对他有好处，这样就不必目睹第一轮化疗的残酷。他们帮他一起收拾行李，微笑着把他送上大巴。

杰伊入院接受诱导化疗的前一天，一大家子人聚在一起帮他剃头。塔拉的五个兄弟姐妹，还有他们的配偶和父母，聚在她父母家前院壮丽的枫树下。欢愉和伤感同时涌上心头。塔拉的父亲像理发师一样唱着意大利语歌，试着给杰伊理个寸头。理发剪在他唱咏叹调时卡住了，他们不得不翻出普通剪刀。这帮理发师的经验少得可怜，整个过程花了一个多小时。杰伊在军队里经历过多次剃头的例行程序，他友善地容忍了这些杂七杂八的美容师。然而，在傻头傻脑、嘻嘻哈哈的间隙，每个家人都一度潸然泪下，他们悄悄走开，在院子的一隅哭泣。

塔拉的姐姐在剃头仪式开始前为杰伊拍了一张照片。杰伊的眼角皱成一团，看样子简直像在捣蛋。在他两百瓦的笑容里没有明显的恐惧。但几个小时后，凌晨 1 点，他把脸埋进塔拉的胸膛里啜泣。"我很害怕。"他告诉她。他的身体在发抖，塔拉唯一能做的就是向他保证，他不会孤身一人。她抚摸着他头上光滑的皮肤，藏起她内心的恐惧，以免加重他的焦虑。杰伊终于迷迷糊糊睡了过去，而塔拉还醒着，试图摆脱恐惧。

第二天，也就是 7 月 8 日早上，塔拉和杰伊驱车一小时前往癌症中心进行诱导化疗。"这个地方将在接下来的两年里变成我的第二个家。"塔拉记得当时她是这么想的。这是一个享有盛誉的机构，但比她设想得要寒碜。天花板瓷砖脏兮兮的，墙上有凹痕，地板令人想起 20 世纪 50 年代。但塔拉在足够多的医院工作过，她知道外观与质量根本无关。她在最艰苦的环境中与最出色的医务人员一起工作过。不过，作为病人来到这里，让你看待事情的角度有点不同。稍微装点一下，不会有坏处。

"比赛开始了！"前一天晚上，杰伊在博客中这么写道。确实开始了。杰伊被匆匆带走，直接来到介入放射室，胸部植入一根留置导管。在他化疗期间，这根导管将暂时留在那里，这样的话，对几十根针刺和滴注器的需求就会降至最低。杰伊躺在担架上被推出来时，正和魁梧的护理员聊得起劲，问护理员有几个孩子，孩子们多大了，看到这一幕，塔拉感到宽慰。

放置导管的位置有点疼，一下午变得越来越疼。"他们给了我一些止痛药，"杰伊当天晚些时候写道，"猜猜谁又晕过去了！现在他们最多给我泰诺！"

导管刚刚放置完毕，杰伊就准备开始化疗。不过，埃弗里特医生带来了一个坏消息。杰伊骨髓活检的最终结果显示，这是一种被称为伴 11 号染色体三体症的突变，是一种更罕见、更恶性的急性髓细胞白血病。他们初次见面时，埃弗里特医生看起来是那么愉快和乐观，而在他讲述这个沉重的消息时，一切都变得严肃起来。今天会开始化疗，但会重新为他调整成分，将这些新了解到的信息考虑在内。杰伊将无法使用他自己的骨髓进行移植——他们需要向家人寻求捐赠者。

诱导化疗的那一周很残酷。所有典型的副作用——恶心、呕吐、口腔溃疡、白细胞计数骤降——准时出现。塔拉在杰伊的医院和她工作的医院之间来回跑动，在急诊室尽可能多地换班。她的五个兄弟姐妹及其配偶和姻亲，与杰伊的同事，还有塔拉的父母两两出现，如此，在这艰难的一周里，杰伊就永远不会独自一人。

"谢谢你们鼓舞人心的留言和访问，"杰伊在博客中写道，"人们来来去去，就像看电影，这很好。另外，在这种新的处境下，我会问更多个人问题，反正我又能有什么损失呢？我得了癌症——现在你必须回答我！:-)"

杰伊最害怕的是无助。他决定不要变成他在电影里见过的那些眼窝凹陷的病人中的一个，那些人几乎没有力气用吸管喝姜汁水。所以，无论他感觉有多不舒服，他每隔几个小时就会拖着输液架在他那个楼层走上几圈。塔拉开玩笑说，他一路上问候他遇到的每一个人，每一次都这么做，仿佛是在竞选公职。

"现在感觉很好，"化疗几天后，杰伊写道，"我想恶心和化疗药物的搭配是对的。塔拉和我想要开始晚间散步。大概会走 1/4 英里。"

杰伊住在骨髓移植病房（BMTU），尽管还没接受骨髓移植。骨髓移植病房是所有患有白血病的血液科病人的集中场所。血液肿瘤科的研究医师乔杜里医生负责杰伊在骨髓移植病房的日常护理。塔拉回忆说，乔杜里医生在杰伊的病房里度过的宝贵时光比任何人都多，甚至比护士都多（事实上，这样的高度赞扬正是来自一名护士）。对杰伊和塔拉来说，乔杜里医生的出现让他们立即平静下来，感到安心。在那些压力重重的日子里，她保持从容不迫的风格，欣然回答每一个问题，并真诚地关怀病人，给人带来了一线生机。埃弗里特医生是为杰伊的综合治疗提供指导的主治医师，而乔杜里医生是在现场提供指导的医生，是那个从早到晚都在骨髓移植病房里的医生，天天如此。

"我希望你们做得和我一样好，哈哈，"杰伊在化疗中途写道，"别气馁。艰难的日子就要来临，我已经准备好享受其中的乐趣了。嘴唇不会好，太阳照不到的地方也不会好。但我知道我能应付……"

两天后，杰伊写道："哦，我现在真的要开始安排时间了。我早上5点半醒来，刮胡子，然后跟着 Wii 塑身的锻炼游戏走13圈。我的腿和腹肌有点疲劳，这种感觉很好。让我觉得自己还活着。

"感觉很好，但味道没多好。我嘴里的化疗味儿现在有点儿太大了。但我愿意用糟糕的味道换取任何一个我能锻炼的日子。"

7月13日，最后一个化疗日，塔拉下了班过去已经是晚上了。这是漫长的一天，她很快就在杰伊病房里的沙发上睡着了。她凌晨3点醒来，眼睛一如既往地径直看向杰伊。当她意识到杰伊的床上空空如也时，她跳下沙发。她发现他在卫生间里，挣扎着要解开他身上夹缠不清的静脉滴注的管线。当她伸手去帮他整理滴注器时，她注意到他脸上的表情很奇怪。他皮肤苍白，大汗淋漓，她还没来得及说什么，他突然癫痫发作。他猛然倒下时，塔拉拉住了他的身体，但他们都摔倒在地。每家医院的卫生间里都有呼叫按钮，但塔拉——被压在她六英尺高的丈夫下面无法动弹——够不着。她高声呼叫求助，但卫生间的门关着，而杰伊的病房离护士站有三十多码[3]。

塔拉奋力从她丈夫颤抖的身体中挣脱，扭动身体在地上爬行，直到她能摸到呼叫按钮。一名护士很快赶到，她立即打电话求助，很快其他几个护士和值夜班的血液肿瘤科的研究医师阿米尔医生来了。

塔拉回忆说，她很惊讶没有人推着抢救车或氧气，但他们的确做了心电图，结果显示，心率非常之低——每分钟30次。暂时的解释是说心动过缓导致昏厥（晕倒），进而导致癫痫发作。

次日，一位心脏病专家和一位神经科医生来看杰伊。头部 **31**

---

[3] 码，长度单位，1码约等于0.914米。

CT 扫描和倾斜试验（以评估晕倒原因）结果都是阴性，两位医生都"跳过了"杰伊。埃弗里特医生不在，但代班的血液学专家同样认为这都是化疗的副作用，杰伊第二天出院回家。

塔拉认为，如果这种情况在家里再次发生，杰伊很容易摔倒并撞到头。她认为杰伊至少应该在医院里多待一天。不过，代班的血液学专家认为，如果杰伊在医院里待的时间更长的话，感染的风险会大于跌倒的风险。

在家的头几天波澜不惊。杰伊有一支样样都抵抗的舰队——抗真菌药、抗病毒药、止吐药、抗酸剂，当然还有抗生素。既然化疗像坦克一样碾过了他的免疫系统，那么他就成了感染的靶子。在这方面，家不如医院危险，但它还是有风险。每一次打嗝、每一个尘螨、每一个污点都可能藏有一个潜在致命的病原体。药物试图编制一张保护网，但没有哪一张网是百分百牢固的。杰伊和塔拉必须 24 小时检查他的体温，对哪怕是最轻微的发热也保持警惕，并听医嘱，在温度计达到 100.4 华氏度[4]时立即返回医院。"问题不在于**是否**发热，"他的医生说，"而是**何时**发热。"

"半夜又起来了，"杰伊在回家第二个晚上的凌晨 4 点写道，"别为我难过，因为我还在家里，这太棒了。看电视有更多选择，网络更好！由于白细胞计数低，我真的感觉很虚弱，今天没办法洗澡。塔拉非常好，把我清洗干净了。哇，真是伟大的妻子和护士！我强烈推荐擦身浴，但如果你需要先得白血病才能这样洗的话，就不推荐了……"

两天后，杰伊感觉更有力气了，所以塔拉帮他洗了一个他很需要的、渴望已久的淋浴。他们正小心地挪向淋浴间时，杰伊突然开始摇晃，翻起白眼。当他开始失去知觉时，塔拉做好了要抓住他的准备。他砰的一声撞在了她身上。她尽力扶着他，慢慢把他移到地板上，但再一次，她被他压在了下面。她大声喊妈妈来帮忙，但当她转过头时，看到他们的儿子站在门口。塔拉强行使声音平静下来。"没事的，克里斯。爸爸没事，但我现在需要外婆的帮助。请马上叫她过来。"当塔拉的母亲来到浴室时，她们把杰伊放平，并抬高他的腿。杰伊很快恢复了意识，他的儿子不得不目睹这一切，对此他非常伤心。他醒来后说的第一句话是，"请去照顾克里斯"。

那晚，克里斯就待在他父亲睡觉的沙发旁。他把睡袋放在离塔拉打的地铺只有几英寸的地方，在那里过夜。看到洗澡时发生的事情让儿子惴惴不安，塔拉心都碎了。

她也很不安。这已经是杰伊第三次晕厥了。相较而言，塔拉不太关心意识丧失的**原因**——医院的心脏病专家和神经科医生已经对他做了全面评估，而更担心意识丧失可能会随时发生。如果他洗澡时她不在近旁呢？如果他把头撞到墙上或地板上，他很容易脑溢血。化疗导致他的血小板计数锐减，一旦出血，可能无法止住。

塔拉曾帮助过如此多的病人和家庭应对疾病，但这是她第一次陷入伴随重疾而来的存在主义恐慌。没有任何事物能提供确定性的基石——她的护理经验不能，她从医学图书馆借的血液学教科书不能，杰伊的医生的技能或资质也不能——什么都不能。可怕的真相是，当你或家人生病时，无论有多少亲朋好友在你身边，无论医疗团队有多卓越，你还是孤身一人，处在不确定性的汪洋之中。

第三章 做出（或做错）诊断

这是我的诊室里又一个人满为患的日子。每个预约患者都来露面了，还有一些额外的患者。每个人似乎都有急需关注的重要事项。一名患者新近被诊断出甲状腺疾病，但药物治疗让她感觉更糟，而不是更好。另一名患者下腹部刺痛，有点古怪。一名妇女手臂肌肉疼痛，这下波及了双腿。另一名患者的下背部出现钻孔样痛，蔓延到了脖子和头皮。一名男子咳嗽不止。一名妇女很担心，因为她的脚底感觉在灼烧。另一名患者说，她一点力气也没有，几乎没法过完一天。

这些表现出来的症状中的每一种，都有一系列可能的原因——医生称之为"鉴别诊断"——从平淡无奇的良性症状，到令人担忧的急性症状，再到直接危及生命的症状，都是如此。"鉴别诊断"这个游戏的实质是为每种症状找出大致区别，再根据可能性和严重性对它们进行优先排序。对每种可能的诊断进行检验是行不通的，因而医生需要问对问题，仔细听回答，做对体格检查类型，并注意临床线索。

要是你难得有机会和每个病人待一个小时，你会有时间仔细厘清每一种可能性。但现实情况是，你只有几分钟时间将大多数诊断推到清单底部，而在顶部列上可能性最大的几个诊断——当然要当心，要保留罕见但有可能危及生命的诊断——然后向患者解释你的想法。你可以要求化验、拍片等诸如此类的东西，但这些结果日后才能出来。你现在就要给病人提供最可能的诊断，以及如何开始治疗和 / 或进一步检查的计划。

这个任务很艰巨，压力巨大。大多数教科书把诊断视为一个从容不迫的智力活动过程。医学生被教导要匆匆浏览身体的每个器官系统，再考虑器官系统被劫掠的所有可能的方式——通过创伤，通过感染，通过代谢紊乱，通过癌变，通过与毒物接触，通过遗传异常。这是一项引人入胜的学术活动，尤其是当阳光懒洋洋地穿过苍穹时，你一边喝着热气腾腾的茶，一边吃着抹了果酱的松脆饼沉思。再来一点肖邦柔和的乐曲当背景乐也没什么坏处。

不幸的是，现实生活中的鉴别诊断不是这么操作的。我们至多有一两分钟在各种可能性的鸿沟中确定方向。对各位患者来说，表现出的症状可能什么都不是，也可能意味着什么。或者意味着某种可怕的事情。患者无精打采只是因为睡眠不足吗？还是说她得了贫血，或甲状腺功能减退，或抑郁？她可能患有胰腺癌吗？也许她遭到了家暴？

患者肌肉疼痛是药物的副作用，还是全身炎症性疾病的先兆？这位腹部绞痛的先生是肠血管损伤还是疑病症？还是他服用了从网上购买的斯拉夫人的减肥调制品？

当我飞快地度过一天时，我尽力保持严谨作风，同时避免落后日程表太多。在每一个医生的胃里噬啃的溃疡都是"要是我错过大病怎么办？"。

内科医生、家庭医生、儿科医生和急诊医生等全科医生们面临着最大的挑战，因为诊断领域非常开放。我们都希望如实确诊，但我们同样不希望做过多检查，这些检查可能有害或者价格不菲或者可能产生太多假阳性结果，或上述兼而有之。我们可能希望留出一些时间观察，看看症状是否自行缓解或有所进展，但另一方面，我们担心错过大病、伤害患者或被起诉。有些时候，我们全都做对了，简直难以置信。

我们确实，平均而言，大部分都做对了。医生诊断的准确率估计在90%[1] 左右。这当然意味着10% 的错误率，但是，当你感觉你身体里的每个细胞都在向你投掷诊断的可能性，迫在眉睫的死亡潜伏在你转向的每个角落，而你只有几分钟来做决定时，这种情况下，90% 这一数字令人宽慰。

不过，在头脑冷静的日子里，10% 的错误率令人不安。

在行医 13 年后，我休了一年学术假用于写作。在我休假时，一名新教员接管了我的病人。我回来后，与我同事坐在一起，了解关于我的病人的值得注意的新进展。从各方面来看，我离开的这一年里一切都很顺利。尔后，她停顿了一下。"不过，有一件事……"从她的语气中，我看得出来这不是什么好事。

罗梅罗女士是一名 69 岁的妇女，来我这里看病有好几年了。她大体健康，我们之间的就诊咨询主要集中在帮助她减肥，锻炼她患有关节炎的关节，以及调整她的甲状腺和血压药物。她成年的女儿在她的原籍国生活，患上了一种可怕的疾病，这种疾病带来的压力成为我们很多次就诊咨询的交谈重心。

"她贫血，"我同事慢吞吞地说，"而且看起来好像从来没有查出来过。"贫血？没有查出来？我能感觉到我的心开始痛苦地绞动。我错过了贫血？我热切地希望最终结果是发现这种贫血是不太严重的小问题，就像大多数贫血一样。

我错了。

"结果是多发性骨髓瘤。"她平静地告诉我，我的心沉到了脚底。我错过了癌症。

贫血的鉴别诊断数量庞大，多种多样。贫血可能是由缺铁、B12 或叶酸等营养引起的。可能是由大量月经、出血性胃溃疡或任何地方的出血引起的。可能是由肝病和肾病引起的。也可能是由炎症性疾病、骨髓疾病，当然还有癌症引起的。红细胞会破裂——溶解——并导致贫血。酒精、药物和毒素会导致贫血。艾滋病病毒和细小病毒 B19 会导致贫血。贫血可以与许多慢性疾病共存。这个清单无法穷举。

在罗梅罗身上，没有任何症状可以表明一些更明显的原因。其他的验血结果基本正常，排除了一系列其他原因。她始终定期进行乳房 X 光造影检查和结肠镜检查等癌症筛查，所以这不是任何症状明显的癌症。

多发性骨髓瘤是一种血细胞癌，通常会经历一个漫长的惰性期，直到"表现"出来。患者通常会因为骨痛和不明原因的骨折而就医。另一种常见的确诊方式是，在其他原因导致的血液检查中偶然发现钙水平过高。

罗梅罗从未有过这些症状——我见到她时，她总是感觉很好——她的钙水平也始终正常。但回想起来，很明显，在我照护她的那些年里，她的多发性骨髓瘤一直在悄悄发展。

这家人非常苦闷。考虑到这种疾病缓慢的生命进程，治疗和预后没有受到诊断延迟的影响，即便如此，这对他们来说还是非常可怕的。未能更早确诊，他们对此感到愤怒。

"很抱歉告诉你这么糟糕的消息，"我同事说，没有任何恶意，"但要是我的话，我会想知道的。"

几乎没什么比错过癌症更糟糕的了。此外，我觉得我在最关键之处辜负了病人的信任。罗梅罗女士这些年把她的健康托付给我，她以为只要她定期赴约，我就能确保她会没事的。

这些年来，我写了很多关于情绪的力量胜过理智的文章，但我对这一点的体会从未像那一刻那样强烈。我理智的一面想要立即仔细检查罗梅罗女士的记录，弄清楚我究竟错过了什么，以及我是怎么疏忽的。虽然我知道这不能改变结果或弥补错误，但我需要确认错误。当我在生物化学实验室里攻读博士学位时，每一个失败的实验都要经过严格的尸检。这是未来做得更好的唯一出路，也确实是正确的做法。

可是……

可是，此刻我没有勇气这么做。我对漏诊，对让病人失望（更别提还有赤条条公开展示过错的耻辱感）的恐惧感占了上风。这种情绪是如此强烈，以至于我只能仓促地看一眼罗梅罗女士的记录。

在随后的几年里，我偶尔在诊所里看到罗梅罗女士。（很明显，她更愿意和我同事待在一起，而不是像我休假回来后我的所有其他病人做的那样找我问诊，坦白说，她这样做也很合适。）每次看到她，我都很想接近她——向她道歉，向她解释，甚至只是祝她在这段艰难的旅程中一切顺利。但我举棋不定。我这样做是为了她还是为了我自己？我是想用诚实赎罪，还是我只是不顾一切地想问心无愧？

我试着从她的角度去想象：不管我多么真心诚意地道歉，我的出现是会受到欢迎，还是会打扰她？我会为溃烂的伤口提供镇痛药膏，还是激起早已沉淀的过去的情绪？

我从自己对医疗过失的研究中了解到，一般而言，病人最希望得到的是医生真诚地承认过失和道歉。但如果罗梅罗女士几年来已经与其癌症及诊断和解，我的再次出现可能只会打破这种动态平衡。这对**她**真有帮助吗，还是我太自私了，希望她能提供某种宽恕来减轻**我**可怕的负罪感？如果我的拜访不被接纳，我将覆水难收。

正是后一种认识让我决定不去接近她。我受不了对她造成更大伤害的可能性。虽然说白了，这也许只是我在找借口掩饰我临阵退缩，无法直面自己不称职的事实。

又过了整整五年，我决心开始仔细检查她的病历。那时我刚得知罗梅罗女士去世了——据说是在家里和家人待在一起时平静安详地去世了。我对这一切感到悲痛，尤其是我可能给罗梅罗女士及其家人带去了额外的痛苦，甚至超出了癌症本身的不幸。

我决定，现在是时候了。我需要正视我的过失，即使它姗姗来迟，即使过失未必改变疾病的结局。但这还是一个过失。我漏诊了贫血。

我痴痴地盯着病历，决心进行我此前无法完成的分析。我如饥似渴，几乎一整天都在跟踪她的临床病程，在我把错误逼到墙角，想出如何不重蹈覆辙之前誓不休息。

然而，在医学领域，没有什么能像教科书那样历历分明。疾病——和病人——似乎从来都不会遵循医学典籍中如此自信地构建起来的流程图。

贫血是通过血细胞比容来诊断的，红细胞比容代表着红细胞占血液的百分比，这一数值在相当大的范围内都被认为是正常的。根据实验室的不同，男性的正常范围为39—50，女性的正常范围为36—46。不过，由于不断发生经期失血，许多红细胞比容在30出头到35左右的女性也活得很好。

血细胞比容是作为全血细胞计数[1]的一部分来测量的，全血细胞计数还包括参与血液凝固的血小板和作为身体免疫系统一部分的白细胞。

尽管做"全面档案"（executive profile）检查——为"检查所有项目"而进行的大范围化验——是一种常见做法，但事实上，没有理由为无症状的成年患者安排血常规检查。没有任何临床指南推荐一般的血常规检查，因为出现假阳性值（在没有疾病事实的情况下显示异常结果）的风险非常高。只有在有临床原因的情况下，才应进行血常规检查。这些临床原因包括出血问题（查看血细胞比容是否下降，并检查是否有足够的血小板用于凝血）、感染（检查白细胞计数是否异常），或出现新的乏力症状（检查是否贫血）等等。这与胆固醇等检查形成鲜明对比，后者有特定年龄的常规筛查建议，并且有可靠的临床数据支持对无症状患者的效用。

基于罗梅罗的其他情况，我没有任何理由为她开具血常规检查，所以在我休假之前，她病历中的少数几个血常规可能是由其他人出于别的理由开的（例如，她要是来急诊室时患有肺炎，就需要做血常规检查）。

电脑里有一两个近十年前的血常规，其中她的红细胞比容为 37 或 38。然而，在我休假的五年前，她因腹痛住院。当

---

[1] 全血细胞计数（Complete blood count），也叫血常规，是通过观察血细胞的数量变化及形态分布从而判断血液状况及疾病的检查。下文一律统称为血常规。

时，做了一次血常规检查，也许是因为要找可能提示感染的白细胞计数升高。血细胞比容为 35，次日为 31。这种数值的骤然下降可能是由活动性出血引起的，但病历中没有证据能表明这一点。在医院环境中，血细胞比容下降可能是由静脉补液输入大量液体而人为引起的。（因为血细胞比容是所占比例，所以如果你突然输入大量液体，它可能会出现下降。红细胞的数量——也是你真正关心的——保持不变。）

结果腹痛并不严重，罗梅罗女士出院了。不知什么原因，她没和我预约时间，次月直接前来就诊。她又做了一次血常规，现在血细胞比容恢复到了 35，基本和她入院时一样。那位医生可能认为是补液导致了血细胞比容下降至 31，现在它又回到了基线。这样就很可能假设她"活"在 35 的范围内，而31 是伪值。

不过，我不能确定。因为医生的思维过程没有记录在病历中。在我与罗梅罗女士的下一次面诊中，我可能顺便看到了结果，可能也做出了同样的假设。但我无法确定，因为从那天起，我同样没在笔记中写过任何与血细胞比容相关的东西。我可能认为没有任何必要写下我对一个想必是正常的化验值的想法。

除了我们医生心里如何看待罗梅罗女士的化验结果的问题，还有我们如何从物理上看待这些结果的问题。在我们当时的电子病历中，会显示一系列结果中的第一个，当你按回车键时，其余结果会一个接一个地出现。这样的话，你可以看到血常规，接着是代谢情况，然后是肝功能检查，再然后是甲状腺检查等等。但是，对于每个化验，你也可以选择动态（Trend）函数，把这次的化验结果与过去类似的结果进行比较。

动态分析非常有用，比如，在跟踪糖尿病患者的血糖时，动态分析使你可以观察一段时间内的趋势。但如果检验结果是正常的，通常没有理由采取额外步骤来查看趋势。即使是在自动将当前结果与先前结果进行比较的电子病历中，在默认设置下，比较对象通常也只是过去几轮血检。要做长期动态分析，你必须有意做出选择。

我这会儿对罗梅罗女士的血常规进行动态分析时，可以看到它十年来呈逐渐缓慢下降的趋势，但当时这显然没有引起我的注意。也许我只是将她的血常规与上一次的进行了比较，而从来没有将这种分析一路回溯。也许我没有注意到这种缓慢下降，因为这些年来，我没有积极"跟踪"她这样一个患有较大子宫肌瘤，正在经历出血的女性的血细胞计数，我可能是这种情况。

我可以在病历中看到，就在我休假前不久，罗梅罗女士因为头晕的症状去了免预约门诊部。当时血常规中的血细胞比容显示为30。对她进行评估的医生指出，这低于她的基线值35。但她的头晕在后续治疗中消失了，头晕被归因于病毒综合征的并发症，血细胞比容30也就从医生的视线中消失了。

几周后，当罗梅罗女士来找我就诊时，来访的重点是她生病的女儿。在我当天的笔记中，我评论了她头晕消退的情况，但没有关于血细胞比容 30 的记录。也许我根本没看血常规。或者我看过，但没有做动态分析，将其与早期数值进行比较（虽然 30 够低了，它本该引起我的注意）。或者她在我办公室里为她女儿哭泣——就像以前发生的那样，我们用所有时间处理她的悲伤。抑或，我太匆忙了，没有像我本该做的那样仔细检查。我说不准。

为何我头脑中的一根干草在与大草堆里的其他干草相比时显眼或不显眼，重现我对这个问题的思维过程是不可能的，尤其是，这样一次医疗经历只是几年中我做过的数百次乃至数千次问诊中的一次。（虽然这正是在医疗不当案例中可能会出现的情况。）我热切地希望我可以重建我的思维模式，但如果说我可以，那就太不诚实了。事实上，我不知道我当时在想什么。

几个月后，当我同事接手罗梅罗女士这个病例时，对她来说，这是一名"新"病人，因此，她从头开始评估，面面俱到。血细胞比容 30 这一低值立刻引起了她的注意，她再次做了检查。这会儿是 23，在我们移交护理的这几个月中，血细胞比容急剧下降，现在非常明显，大事不妙。血液学专家做了额外检查，包括骨髓活检，并迅速确诊了多发性骨髓瘤。

多年来，罗梅罗女士的案例常常萦绕在我心头。对医生和护士来说，漏过严重诊断是极度令人不安的，思考你对病人带来疾病本身之外的额外痛苦是一种折磨。我希望我的大脑能倒回到那些年，弄清楚我是如何漏掉的。我分心了吗？我落后时间表了吗？我是在抄近路追赶吗？我是有意忽视化验数据了吗？还是我那天只是心情不好？

我与来自休斯顿的内科医生哈迪普·辛格讨论了这个病例。他是休斯顿退伍军人医院患者安全提案的负责人，也是国际上知名的医疗过失领域的权威。辛格指出，由于诊断的靶子是活动的，因此误诊是一种与程序错误（例如在身体不正确的一侧做手术或中心管感染）完全不同的棘手问题。他将误诊定义为"错过了做出正确诊断或及时诊断的机会"，哪怕患者没有受到延误治疗的伤害。问题是，你是否本可以做点不一样的事情。

"诊断随时间推移而逐渐变化。"辛格解释说。它们也随地点和人的变化而变化，因为患者有时会去看不同医生，或是去不同医院继续治疗。医疗系统曾经通过尸检的方式揭开答案，但由于财务上的优先考虑以及文化规范要求，已经很少采用这种方式。这也部分解释了为何诊断的正确性非常难以精确衡量。辛格说："医生往往无法知道他们是否误诊。"

以腹痛为例。对于在一般内科、急诊科或紧急医疗中心工作的临床医生来说，这种症状每天都会出现。有些时候，腹痛似乎像氧气一样无处不在，这种普遍性有时会让人降低对紧急状况的敏感度。不过，腹痛的鉴别诊断种类繁多，从常见的（胃酸倒流）到罕见的（卟啉症），从良性的（便秘）到危及生命的（肠道破裂），都包含在内。

当我与一名患者交谈并检查她的腹部时，我的大脑会匆匆浏览这个清单，优先考虑哪个诊断看起来可能性更高，但同时还是会试图记住经不起漏诊的更严重的情况，即使这种情况很罕见。病人每多说一件事——没有便血，偶尔恶心但没有呕吐，体重没有减轻或没有发热——我大脑中的清单就要重新组织。她的个人就医史——无癌症，无高血压——以及她服用或不服用的药物，都混在一起，导致诊断再次调整。

有些情况下，无须得到**准确**的正确答案，只要把鉴别诊断归类为严重的和不严重的通常就够了，至少在一开始是这样。如果我能区分出那些没有任何"危险信号迹象"的患者，我就可以推迟高昂的检查，简单观察一下发生了什么。许多患者只需要多一点时间就会好转，而另一些则不，我会考虑给那些没有好转的患者做额外检查。

在其他情况下，即使没有明确诊断，进行治疗也是合理的。例如，酸阻滞剂可以治疗胃酸倒流和胃炎，所以通常没有必要进行检查予以区分。在这种情况下，没有做具体诊断不会被认为是过失。

然而，我常常不知道效果，因为很多病人没有回来。如果他们感觉好转，为何还要花时间来看病呢？如果他们感觉更糟，他们可能会去急诊室，或去找另一位医生。如果下一个医生做了内镜检查，发现胃溃疡里有**幽门螺杆菌**（治疗时不仅需要酸阻滞剂，还需要抗生素），那么我显然犯错了，对吗？

按照辛格的说法，不一定。这取决于我是否错过可能会把我引向立马要求做内镜检查的线索——例如，如果患者比平时更容易有饱腹感，或者体重变轻或发现有便血。但在很多情况下，症状并没有太令人担忧，不足以使最初的侵入性检查显得必要，此时进行观察是合适的。如果症状没有改善，那么在下一次就诊时，内镜检查才是必要的。当时发现溃疡并不一定意味着我在一开始就犯了错。它只是说明，诊断的靶子是活动的，靶子往往在一段时间后才能确定。对每一个来内科就诊的腹痛患者进行内镜检查，肯定会提前发现所有这些溃疡，但考虑到几乎所有具有腹痛症状的人在他们生命的某个时段都会有溃疡，所以从安排协调和经济角度而言是不可能这么做的。

此外，内镜有副作用。内镜检查的主要不良事件（感染、出血、胃部或食管撕裂、镇静引起的心脏停搏）的实际风险很低，概率约为千分之一。但是，如果你对数百万腹痛患者进行内镜检查，这些可怕的结果开始积少成多。如果这些内镜归根结底对绝大多数人而言是不必要的，那你只不过是把患者暴露在伤害之中，却没有带来多少好处。这就是为什么在没有危险迹象的情况下，多数医生通常首先会进行观察，其后只有在患者经过基础治疗未能好转的情况下才会考虑内镜检查。

关于医疗过失的很多研究讨论的都是入院治疗的住院患者。住院患者身上发生的过失通常更明显，从而更容易曝光。对研究者而言，还有一个便利因素——患者及其医疗团队都被拴在一个中心位置。此外，还可以利用数据宝库，因为住院患者在集中的时间段内要进行大量检查。然而，大多数医疗护理是在门诊中进行的——在医生的办公室、诊所和社区卫生中心。在这种情况下，识别误诊要困难得多，因为患者可能在医疗环境中只待 15 分钟，就会离开这群研究者及其书写板，泰然自若地回到自己的生活中。

然而，这个领域慢慢将其镜头转向了医疗更难管理的一面。辛格及其同事展开了一项研究，探查门诊和初级医疗保健中误诊的范围。他们很快就了解到，当患者不受限制，可以随时去他们想去的任何地方时，追踪错误就更具挑战性了。研究者如何能够知道，去哪里寻找错误？出现错误时，没人会在病历中给"错误"打一个钩。

辛格及其同事推断，被误诊的患者很可能很快就会需要额外的医疗服务，因为他们的问题在一开始未被正确识别。[2] 因此，他们假设，任何在第一次就诊后的两周内接受第二轮医疗服务的人更有可能出现误诊。

使用这一指标的方便之处在于，研究者可以在电子病历中设置一个自动触发器。对于任何诊疗服务，如果患者在两周内回来寻求更多医疗服务，比如找另一位医生就诊，住院，或去急诊室或紧急护理中心就诊，系统会自动发出预警。显然，如果患者向另一个系统寻求护理服务的话，这种做法于事无补，但许多患者会因为保险或护理的便利而继续留在原来的系统中。

对于每一个由触发器所提示的病例，研究者将手动查看病历，看看在初次就诊时是否存在任何可以指向误诊的内容，或者在两周内进行两次医疗评估是否只是偶然。在 212 165 次就诊中，触发器显示，在患者初次就诊后的两周内有 674 名患者住院，669 名患者再次门诊就医（去看医生、紧急护理中心或急诊室）。研究人员将其与"对照组"614 次就诊的情况进行了比较，对照组未在两周内寻求额外的医疗护理。

研究人员考虑到，许多诊断会随时间推移发生变化（例如，一开始的症状表明有病毒综合征，但一周后发展成了肺炎）。在他们看来，这种情况不能算是过失。他们要找的是在初次就诊时就有一些线索可能被忽视的病例（例如，症状表明有病毒综合征，但肺部检查存在异常）。只有在医生错过了早期诊断的机会时，他们才将其归入错误。

在就诊后的两周内最终被收治入院的那组患者中，证据表明，21% 的人出现误诊。在就诊后的两周内去急诊室、紧急护理中心就医或回去看医生的那组患者中，证据表明，5% 的人出现误诊。相形之下，对照组的误诊率只有 2%。

最常见的漏诊有肺炎、心力衰竭、肾衰竭、癌症和尿路感染。观察中最吸引我的是，几乎所有过失（超过 80%）都与医患互动问题有关（不同于与检查、转诊或患者行为有关的过失）。这意味着问题——以及潜在的解决方式——是建立在医患之间是如何互动的基础上的。

辛格及其同事梳理了这种互动，发现对过失产生影响的最重要的三个因素是病史、身体检查和诊断检查的顺序。（未能全面审查患者病历——我对罗梅罗女士判断失误可能是这种情况——也是一个原因，但相对次要。）虽然病史、身体检查和诊断检查的顺序这三者感觉像是相互独立的要素，但它们确实是对患者进行评估的统一思维过程的一部分。这强化了误诊与**认知**错误——也就是我们如何思维——相关这一观点。当然，在医疗过失其他领域使用的清单方法对我们是如何思维的这一点不太适用。

研究者指出，80% 的诊疗服务缺乏鉴别诊断。也就是说，在五次就诊中，医生只有一次会慎重考虑在病历中用拿得准的措辞写下备选诊断。

误诊领域另一位最重要的研究者马克·格雷伯认为，数据是问题的核心。"医生需要进行鉴别诊断训练，"他说，"我们都学过，但变成专家后，我们就不再这么做了。"有经验的医生能够很快识别常见病情，我们在几秒钟内就会匆匆做出诊断。一旦我们找到似乎能解释这些发现的诊断，我们就不再寻找其他解释了。我们会停止思考。这种简单的模式识别形式在不复杂的情境下很有效，但在更复杂的情境下，它可能是圈套。

格雷伯和辛格试图概括医生可以提高诊断准确性的可能方法。[3] 在认识到如此多的误诊本质上是认知问题之后，他们将可能的干预措施分为三大类：增加知识，获得帮助，改善自身的思维过程。

增加知识是医学上一种传统的自我提升的方式。多年来的医学培训、执照考试和重新认证的流程——都是我们医生向头脑里灌输更多事实的蛮横方式。总的来说，这是相当成功的（毕竟，我们都是这样成为医生的），但你能往一个大脑里填塞的东西是有限的。

有很多可以增加知识的项目，但最有效的是针对特定领域、涉及强化训练的项目。我所在的医院——以及大多数医疗机构——会定期把注意力转向单一的热点话题。几年前，我们曾全体动员，改善对抑郁症的诊断。为此，工作坊、项目、工作组、质量改进计划轮番上阵。这种局面有时令人不知所措，但确实显著提高了对抑郁症诊断和治疗的关注度。另一次类似的情况，是高度关注对院内感染的诊断。还有一次，是提出了一项重大举措，旨在提高每位患者的药物清单的准确性。

上述所有这些方式都是针对重要临床病情的宝贵举措。我们的患者可能真的受益了，但要证明这一点总是不容易的。你必须在金钱和时间成本及其收益之间进行权衡，还要考虑：当所有人都汇集在一个备受关注的问题上时，有什么事情会半途而废。

尽管有种种好处，但每一次这样的大型正面进攻结束后，我总是百感交集。就好像我们把医疗实践的显微镜瞄准了一个狭窄的医学领域，这种关注短暂而强烈。你暂时变成了那种疾病的专家。在接下来的几个月里，它被列入你接诊的每一位患者的鉴别诊断中。它在每个人的日常生活中都是头等大事，直到它开始淡出人们的视线。然后，一些其他的"质量改进计划"占据了每个人的注意力，而我们已经完全忘记了第一个计划。

那样行医是不可行的。你不能一直盯着这个问题，随后那个问题，然后再一个问题。这令人忙乱，最终使人筋疲力尽。医学领域实在是太广阔了——尤其是在初级医疗保健领域中，在那里，每个可能器官的每一种可能疾病都是可以进攻的目标。你不可能知道——并处理——医学中的**一切**。

格雷柏和辛格认识到，不可能什么都知道，他们建议把"求助"作为减少误诊的另一种方法。患者常常寻求第二意见，而医护人员也可以这么做。和同事轧马路讨论问题是常见做法，但我们也可以像患者一样追问正式的第二意见。不过，要注意的是，第二意见只是——另一种意见。虽然第二意见有助于澄清问题，但它们同样容易使问题变得更加错综复杂。当然，在这种情况下，任何意见同样有可能会引入错误。

第三个选项是改善思维过程，这是个更棘手的难题。我将在第五章和第十五章深入讨论这一点，但即便是一个相对简单的案例，也可以说明临床医生可以使用广泛的诊断思维技术。

有一回，我的一名 57 岁的病人来找我，说她的手感到刺痛。她有轻度高血压和高胆固醇，但其他方面健康。她的症状并不完全符合腕管综合征的典型分布（拇指和前两根手指），但大多数初级保健医生坚持这样的看法——至少一开始是这样——常见的事情每天都会发生。经验告诉我们，一种常见疾病的非典型症状比罕见疾病的可能性大得多。（就像医学院里的人说的，"如果你听到马蹄声，会想到马，而非斑马"。）因此，即使她的症状与教科书上的不完全相符，但她患有腕管综合征（或其某种良性变体）的可能性仍比多发性硬化症或中风大得多。

我让她去买非处方的手腕夹板，吃一些布洛芬，如果几周内病情没有好转就再来看一下——这几乎是标准初级护理反应。更批判地审视我的诊断过程的话，我知道我没在病历里列上鉴别诊断。我可能草草写下几行"没有危险迹象，很可能是腕管综合征"。要是让格雷柏和辛格这样的研究者分析我写的病历的话，我会因为没有写下明确的鉴别诊断而受到谴责。当然，实际上，我在问诊和给她做检查时，在头脑里无意识地做了鉴别诊断，心里排除了那些似乎不可能的诊断。

我也知道风险很低；也就是说，我不担心她会因为漏诊而在一周内猝死。我本可以要求做电诊断检查来证实是否存在腕管综合征，但这似乎不值得。如果她戴了手腕夹板后，一两周内症状好转，坦白说，初级护理做到这样已经很好了。如果未能好转，那么，也许是时候开始要求检查了。

不过，我的病人对我的观望态度不太满意，因此她立马去看了另一位医生，恰巧是一位心脏病专家。他立即请她去做电诊断检查，但他也要求做核压力测试、超声心动图，对腿部做静脉多普勒超声检查看看有没有血栓，并进行动脉-肱指数测试以评估动脉疾病——所有检查结果都是正常的。

几个月后，在我们再次面诊时，她带了一堆检查结果过来，我被她做的大量检查搞得不知所措。对我来说，没有任何迹象表明需要做额外的心脏和血管检查。我能想到的最仁慈的解释是，心脏病有时会导致疼痛，并辐射到左臂和左手，是的，这个病人有高血压和胆固醇，从而有罹患心脏病的风险。但考虑到她**双手**刺痛的症状，这个跨度有点太大了。最不仁慈的解释是，医生看了她的保险，安排了所有可行、可收费的检查。中间派的解释是，当你是一把锤子时，所有东西看起来都像是钉子。如果你是一位心脏病专家，任何生理学方面的问题都会让你想到心脏和血管系统。

然而，我还是想把我们的诊断方法搞搞清楚，如果我俩其中一个错了，那错的是谁。心脏病专家**确实**为腕管综合征做了适当检查。顺便说一句，电诊断结果是阴性的；病人没得腕管综合征，或者至少没到明显的程度。因此，我当时诊断错了。当然，在使用手腕夹板后，她手部的刺痛感有所改善，所以也许我是对的。或者，她手部的刺痛感改善了，**但**不是因为手腕夹板，所以也许我错了。

当我把我们这两种方法告诉哈迪普·辛格时，他把它们描述成"诊断不足和过度检查之间的对立"。我采用的观望态度有漏诊风险。而心脏病专家所采用的"安排教科书上的所有检查"的做法，将病人暴露在过度检查的风险中，包括假阳性、检查导致的伤害以及巨额医疗账单。"作为医生，我们每天都在检查不足和检查过度之间摇摆不定，有几个因素会使医生从一端摆到另一端。"辛格说，"我们中有些人比其他人更能忍受不确定性。而这位心脏病专家可能不擅长处理不确定性，但他催促做所有这些检查可能还有其他原因，包括只是为了让病人放心。"

在教科书中，诊断是原始的、自成体系的存在，有清晰的逐条列出的标准和明确的检查策略。然而，真正的医学由不确定性主导。症状可能是模糊的，或者患者可能只是表现出特定诊断的症状中的几个。患者的症状可能与其他十几种诊断重叠，而且可能会渐渐发生变化。此外，症状可能会被遮蔽，比如，患者服用了对乙酰氨基酚，使发热不易察觉。在所有这些不确定中逮住诊断，就像是试图在"暴风雪中寻找雪球"。

如果因为存在不确定性而难以做出诊断，那么在这片不确定性的汪洋中找出**误**诊则彻头彻尾令人生畏。是医生在诊断过程中犯错了，还是她只是在合理的不确定性中确定航向？这项任务现在变得愈发困难，因为大多数关于误诊的研究是使用电子病历完成的。医生不得不选择特定的诊断代码，这么做当然是出于计费目的的考虑。保险公司会为诊断，而不是没有把握的事情报销。因此，在电子病历中没有合理的位置可以表明存在不确定性。

不确定性还会扩及极其重要的**背景**（context）问题。初级保健医生和心脏病专家在截然不同的背景下执业。作为初级保健医生，我遇到的每一个人，无论是忧心忡忡的健康状况尚可的人，还是真的生病的人，都是我照护的对象。我在执业中不进行过滤。这是我喜欢初级保健的原因之一，但我的首要任务是把日常生活中的轻微疼痛和不适（这种情况很多！）与需要更紧急干预的更严重的情况区分开来。这种令人头昏眼花的差异意味着，在我的行医过程中充满了不确定性。

然而，心脏病专家的工作是经过了过滤的。患者被转给心脏病专家，通常是因为另一位医生强烈怀疑患者有心脏病。因而，不确定性要小很多。那么，对这些患者进行全面检查可能是有价值的，因为其心脏病的基线发病率要高得多。

相比较而言，如果我对初级保健患者进行同一套检查，我很容易做出很多错误诊断。在那些病情的严重程度被18岁的痤疮患者和35岁的肌腱炎患者"稀释"的患者中，心脏病的总体发病率会低很多。这些检查的任何阳性结果都可能是假阳性。

当我的病人因双手刺痛来找我时，我不能确定她的诊断是什么，但我推测她的诊断结果会是一个宽泛的类别，即"通常会好起来，不会造成严重伤害的轻微症状"。虽然这不是你可以在教科书或电子病历中看到的标准医学术语，但它对基层初级保健医生来说是一个有用的思路。然而，对心脏病专家或重症监护室医生来说，这可能不是最佳方法，因为他们执业的环境不同，面对的患者群体也不同。

诊断检查——与诊断方法——并不是脱离实际而存在的。背景和不确定性始终重要。随着杰伊的故事展开，你将看到不同的医生、护士及家属如何应对不确定性，以及对背景的解释往往相互冲突。我将在第五章中详细讨论诊断思维过程本身。

第四章　发热

　　杰伊住院接受诱导化疗三天后，与埃弗里特医生预约了第一次随访。在他等医生时，一名护士过来给他抽血，从位于锁骨下方的留置导管中抽取血液样本，用于化验。护士做了自我介绍，但彼时，杰伊和塔拉已经见过太多医疗团队中的人，没能记住她的名字。她很年轻，二十几岁的样子，留着棕色长发，扎成了马尾辫。

　　对重病患者来说，这些留置导管是及时雨，因为有了留置导管，就无须为了抽血而不断扎针，而且留置导管可以用几周，甚至几个月（这与常规静脉导管不同，常规静脉导管必须每隔几天予以更换，因此会很快"用完"所有好静脉）。

　　护士用酒精擦拭了杰伊的留置导管的端口，然后准备好了真空采血管。真空采血管是一种塑料附加装置，可以把血液从留置导管直接抽到采血管中。杰伊坐在检查台上和护士聊天，而塔拉倚靠在他对面的扶手椅上，翻阅一本医学杂志。"嗯，你那个端口看起来有点问题。"护士对杰伊说。塔拉抬起头，看到护士正费力地把真空采血管固定在从留置导管露出的三个端口中的一个上。塔拉注意到端口上的附加装置是蓝色的。护士肯定换过了，因为它们本来是白色的。护士用力把真空采血管压入端口，但似乎没有连接好，因为真空采血管直接弹到了她戴着手套的手上。

杰伊还是那副和颜悦色的样子，他东拉西扯，就像他对所有不期而遇的医务人员做的那样，问护士她做这份工作多久了，喜欢吗，老家在哪里。真空采血管又弹出来了，护士又把它拿在了手里。塔拉感觉到，因为杰伊的留置导管不配合，护士疲惫不堪。所有端口、附加装置、采血管（包括真空采血管）都需要尽力应付。

护士又试了第三次，试着像拧开瓶器一样拧开真空采血管。它以更大的冲劲飞了出去，落在了杰伊旁边的桌子上为每位患者新拿的洁净的白色检查床单上。护士把它捡起来，重新连到端口上。这一次，谢天谢地，接上了。

塔拉看着护士把熟悉的管子一一插入真空采血管——蓝帽管、红帽管、斑点帽管、紫帽管、黑帽管。这种例行程序对她来说已经变成了第二天性，从聚苯乙烯试管的脆度，到下意识地知道哪些试管用于哪些特定的血检，再到藏在真空采血管里面的针刺破顶部橡胶塞所需要的精确压力刻度，这一切她都了如指掌。在塔拉迄今为止的护理生涯中，她用试管采血的次数可能比她刷牙的次数还多。

然而，看到**杰伊**猩红色的血一股股流入这些试管，她的感觉绝对是如梦似幻。所有熟悉的事物这会儿都陌生得令人讶异，如同低分辨率视频，只是真实生活的近似投射。不管有多少像素拼接在一起，坐在桌子上的、用一根一英尺长的导管把身体内部与外部连接起来的那个人不可能是真的杰伊。在检查台上晃着双腿、哪怕是最轻微的拨弄都会把白色纸床单弄出特有的临床褶皱的那个人不可能是真的杰伊。已经表现出职业病人的疲态的这个人不可能是杰伊——她的杰伊——尽管他常常好言好语，甚至对清洁人员也是如此。从他在自家地下室玩呼啦圈以来，还不到七周，他脸上凿刻的疲惫纹路仿佛业已存在几十年了。

塔拉不断试着调焦，晃动电线，把兔耳形室内天线上更多的箔纸弄皱，可以说，任何能使图像重新对焦，显示出它**本来**面目的事情，她都试着做了。她和杰伊本该抱怨即将步入不惑之年，抱怨青春期的孩子们没完没了地折腾事儿。他们本该忐忑不安，不知他们是否可以为看上的房子抵押贷款，也不知如何在为大学教育储蓄和退休储蓄之间找到最佳平衡。他们本该会被孩子们取笑发际线后移、腰围变粗以及老花镜乱放。他们**不**该看着杰伊的血一管又一管悲伤而努力地溢出。

结束时，护士用盐水冲洗了留置导管端口（以防狭窄管道内的血液凝结成块）。她断开了真空采血管，把它扔进了利器回收盒，尔后把收集好的几管血送往化验室。埃弗里特医生进来给杰伊做检查。他觉得杰伊在诱导化疗之后恢复得相当好。然而，在他们安排下一轮治疗之前，杰伊需要几周时间才能从这次密集的化疗中完全恢复。杰伊和塔拉需要仔细观察，不放过哪怕最轻微的感染迹象，因为杰伊的骨髓已被彻底摧毁。他现在面对病原体的广袤世界，从免疫角度来看一丝不挂。幸运的是，人体自带感染警报系统——体温。"最重要的是，"埃弗里特医生向他们强调，"**一旦**发热，杰伊就必须来医院。这不是**假设**。"

正如医生预测的那样，发热的"时间"就在第二天，也就是周六。"好吧，需要一些积极的祈祷。"杰伊那天早上在博客上写道，"我的体温是 99.2 华氏度，比我平时的 97—98 华氏度要高。如果我飙升到 100.5 华氏度，我必须去医院，静脉注射抗生素。我需要做一点冥想，并祈祷体温能出现拐点，降下来。"

杰伊的祈祷和冥想并没有使水银柱降下来。到了中午时分，体温为 99.9 华氏度。塔拉在急诊室值完夜班后回到家，检查杰伊是否出现任何局部感染的迹象——咳嗽、皮疹、呕吐、腹泻加重、小便灼热——但他完全没有。

塔拉下午断断续续打了几个盹，每隔一个小时左右去看一眼杰伊。体温时高时低，但到那天晚上 9 点，体温达到 100.5 华氏度。杰伊和塔拉匆匆钻进汽车，直奔医院。他们几乎觉察不到暖烘烘的 7 月所带来的慰藉——塔拉直挺挺地坐在驾驶座上，死死盯着路面，而杰伊尽管穿着长袖运动衫，但还是瑟瑟发抖。

被收治进骨髓移植病房时，杰伊的体温已经跃升至 101.5 华氏度，现在他开始打寒战。医疗团队实施了标准的"发热检查"——胸部 X 光检查、验血、血培养、尿培养——并开始使用广谱抗生素，还有静脉注射生理盐水进行补液。因为杰伊之前出现过昏厥，塔拉要求给他接上心电遥测仪——一种连续心电图监测仪。值夜班的血液肿瘤科的研究医师阿米尔医生安排了一剂杜冷丁——一种强阿片——来控制杰伊的寒战。

"大部分时间醒着，"杰伊在凌晨 3 点写道，"开始感觉好一些了，但睡不着。我们看看会发生什么。他们应该会在 4 点左右来测量我的生命体征。我想，在我不得不去洗手间的时候，我的心率会下降。这真的很烦人，但事实如此。我想我没法轻易做任何事！"

然而，杰伊第二天感觉更糟了。他高烧不退，食欲不振。他胃痛，身体怎么放都不舒服。"呀，我感觉自己如同垃圾，"他在那个周日上午写道，"这次发热真的很烫，很受不了。"他血小板骤降，需要输入血小板以避免出血危及生命。

"我感觉肚子很胀。"他向塔拉吐露道。她用一种冷静的眼光打量杰伊，他的腹部确实出现了轻微肿胀。在她看来，他的脚似乎有点浮肿，他床边的小便池似乎没有前一天晚上那么满。尽管如此，塔拉很清楚，在此，她的身份是家属，而不是杰伊的护士。她肯定见过这样的现象：有医疗经验的家属干涉他们所爱之人的护理时，人多添乱。即便是善意的努力，也可能带来灾难性的后果。

塔拉克制自己，只是提醒杰伊的护士关注她的观察结果。护士是一名年长的白人男性，塔拉想知道护理是不是他的第二职业。那些老练的护士所特有的临床反射在他身上似乎并无踪影。他对杰伊病情的评估似乎很仓促，但塔拉不想干涉。她担心的主要是杰伊发热时仍然留在胸部的留置导管。

任何留置导管都是潜在感染源。通常，我们二十平方英寸的皮肤将外面的世界拒之于外。然而，导管可以作为细菌冒险潜入身体的高速公路，这就是我们为何需要谨慎处理。当塔拉想起真空采血管两天前曾滑落到检查台上时，她皱了皱眉头。当然，白色纸床单是干净的。但它不是无菌的。

标准规则是，如果患者看起来感染了，你马上就要"把线拔掉"。即使它看起来非常干净，但它仍然可能是感染的通道。然而，没人想在不必要的情况下取出留置导管，因为置入导管不是一件轻松的小事。（检查清单上的一般的中心管在病床边就可以插入，而用于化疗的留置导管则需在手术室里通过手术置入。）所以你不会想不管三七二十一就拔掉留置导管。但如果你认为导管可能是传染源，那么无论如何都必须把它拔掉。

周日一整天，杰伊都在抱怨他的胃不舒服。他还在发热，塔拉不明白他们为什么没有拔留置导管。中午，护士告诉杰伊他的血培养的初步结果。"那里长着各种各样的东西。"护士说。在培养菌中找到一群微生物，而非单一微生物，这意味着感染。他们必须让培养菌生长，直到可以辨认出这些微生物，以确定它们是代表真正的病原体，还是只是随机污染物。这还要花上 24 小时。

然而，尽管使用了抗生素，杰伊还是一直在发热。他的骨

髓已受到破坏，所以他对感染的抵抗力很低。塔拉想，这两个
53 事实应该足够说明需要拔管。但周日一整天都在使用导管——
用于输液、输血和抽取血样。

就像所有住院患者一样，杰伊得到了一个诱发性肺量
计，帮助他增强肺活量。患者往管子里吹气，试着让塑料球
悬浮尽可能长的时间。但杰伊几乎吹不出气来。球无力地停
在底部。"我无法深呼吸，"他告诉塔拉，"我的肚子胀得太
厉害了。"

夜里，他的呼吸声太重了，几次吵醒了塔拉。她向夜班护
士提起这件事，护士说这是发热引起的。塔拉还指出，杰伊的
尿量似乎在减少。护士说这也是因为发热。

第二天早上，周一，杰伊双脚浮肿得更厉害了。在塔拉看
来，他似乎呼吸得更费力了。她也越来越担心他的**水分摄入与
排出量**（I's and O's）。

水分摄入与排出量代表"进"（in's）和"出"（out's），如
果有一件事是护士一丝不苟到就连在睡梦中也会跟踪的，那就
是**水分摄入与排出量**。液体的摄入量和排出量需要经过仔细测
量，且这两者需保持均衡。摄入的液体太少，病人可能会脱
水；摄入的液体太多，病人可能会液体超负荷。另一个极端
是，排出的液体过少，病人可能会肾衰竭；排出的液体过多，
病人可能是利尿剂使用过度。记录**水分摄入与排出量**是一项重
要的护理任务。

塔拉看了看杰伊小便池里囤积的尿液量，显然比前一天的

要少。静脉注射液仍然通过留置导管全力进入他的身体，但如果他肾脏的处理速度跟不上，液体可能就会在他的大腿、肺部和腹部积聚。塔拉把她对**水分摄入与排出量**失衡的担忧告诉了日间护士，一位语调轻柔的印度裔妇女。但护士似乎对水分摄入与排出量的失衡没什么反应。她没有拿出听诊器听杰伊肺部的爆裂音，也没有按压他的小腿肚检查软组织的凹陷性水肿。塔拉回忆说，护士只是回过头来盯着她，呆呆地眨眼，"仿佛是卡通片中的一个角色"。

当天上午晚些时候，杰伊血培养中的细菌被确认为耐甲氧西林金黄色葡萄球菌（methicillin-resistant staph aureus，简称 MRSA）。这对塔拉来说既可怕，又释然。可怕，是因为 MRSA 这种血源性感染很严重，但也释然，是因为现在杰伊的发热终于得到了解释，可以根据这种情况调整治疗方案。

当然，一旦确诊了 MRSA 感染，就别无选择，只能拔管。然而，由于杰伊的血小板仍然很低，他需要额外输入血小板，以有效止住移除导管引起的出血。另外，杰伊依然贫血，所以他也需要定期输血（红细胞）。这可能要花几个小时。

塔拉看着护士自行给他用血液制品，心里直冒冷汗。根据严格意义上的医疗方案要求，在任何输血开始时，需要**两名**护士在场，这样可以仔细交叉检查患者身份和血型。但此时，她太过疲惫，没力气抱怨了。她几乎 36 个小时没怎么睡觉了，并且开始感觉到医务人员不想理她了。他们可能把她当成了那种只会让他们的工作更难做的"难搞"的患者家属。

血液肿瘤科的研究医师乔杜里医生来查房，塔拉看到她，想到她前一周在杰伊入院时是多么细心，立刻感到如释重负。塔拉倾诉了她积压已久的担忧：杰伊呼吸困难、腹胀、双脚浮肿、尿量减少。乔杜里医生仔细听着，给杰伊做了诊察。杰伊指向他的右胸，说现在那里很痛。乔杜里医生要求做胸腹部的X光检查。

本周，血液科主治医师换成了穆勒医生，她之后短暂地露了个面。在塔拉的记忆中，穆勒医生有着女版圣诞老人的红润脸庞和胖胖的身材。但这位圣诞老人并不快乐。当塔拉再次讲述自己的担忧时，穆勒医生的口气相当生硬。尽管乔杜里医生认真听了，但塔拉很清楚主治医生是最终负责人，所以穆勒医生怎么想很重要。

穆勒医生听了杰伊的肺部，评论说她听到右肺底有爆裂音。爆裂音可能意味着肺炎，也可能代表体液过多。X光有助于辨别这两种可能性。塔拉注意到，尽管杰伊一直说右侧腹痛，但穆勒医生并没有检查杰伊的腹部。杰伊从小到大一直有六块腹肌，所以塔拉知道，在有些人身上只是有点中年发福的这种体态，出现在杰伊身上是不正常的。之于杰伊，这是真的肿胀。

塔拉焦急地等待X光的结果，但最终发现它们毫无帮助。并没发现具体的肺炎或积液增多，可以解释杰伊的呼吸功增加。塔拉知道，诊断过程很少是直截了当的，对那些免疫系统受到白血病打击后又进一步受到化疗妨碍的患者而言，尤其如此。尽管如此，还是有些事情正在发生，有些事情需要去做。杰伊现在得小声说话，因为用正常音量说话太困难了。

"看看他有多费力。"塔拉向护士指出。

"是化疗导致的。"护士回答。

"我们能帮他开始上氧气吗？"塔拉问。

"他不需要氧气。"护士指着血氧饱和度监测仪说。血氧饱和度监测仪显示他的血氧水平在正常范围内，但逐渐下降到正常范围内的较低水平。

塔拉正在失去耐心。"他的呼吸频率有三十多次，"她指着杰伊起伏的胸部说，"他的心率在 120 到 130 之间。持续这样！他不能再这样下去了。"她后来回忆说，护士当时只是站在那儿，还是用那种卡通人物般的茫然神情看着她。塔拉曾发誓不干涉杰伊实际的医疗护理，但她再也受不了了。她直直盯着护士，坚定地说："去给我拿鼻套管。"护士照做了，不一会儿拿来了氧气设备。

当天晚些时候，他们在中国的女儿发来了一封闲话家常的邮件。"我吃了蘑菇、一点牛肉和鱼，还有很多炒饭。还有油炸食物（今天我要学怎么做这道菜）。实际上，食物很不错，我回家后，会想念这样的食物和茶的。"她在一家孤儿院教英语，在上课之余还另外教孩子们玩飞盘和篮球。她在被冰川覆盖的山上徒步，接受藏族舞蹈的严格训练，并尽最大努力跟着看她的寄宿家庭喜欢的中国肥皂剧。她参观的一家寺院给她留下了非常深的印象，于是她买了一卷中文的祈祷文送给她父亲，她还一直在画打坐的僧侣的素描。"我希望你们知道，当我回家时，我会疲劳过头。有 12 个小时的时差。我想在床上好好好好地睡一会儿。然后吃牛排。还有爸爸做的土豆……"

她的乐观和兴奋溢于言表，仿佛她就站在他们身旁。萨莎还不知道她父亲住院，甚至不知道他被确诊白血病。她不知道杰伊发热了，正在艰难地呼吸。但她的信给阴郁的病房带来了一阵温暖。当塔拉大声念这封信时，杰伊的眼泪顺着脸颊流下来。"我是多么……为她感到骄傲。"他气喘吁吁地低声说。

塔拉和杰伊没有向萨莎透露他们正在经历的一切，为此他们仍然感到心事重重。但他们接受，甚至欣然接受这个负担，因为他们知道他们在让她充分享受这一生可能仅此一次的经历。痛苦会来的——无法避免——但他们可以保护他们的孩子，给她多一点时间。

第五章 诊断思维

电视上的医疗节目之所以受欢迎，是因为我们被技艺高超的医生迷住了——他们基于一些模糊的临床细节和对晦涩事实的敏锐记忆，出其不意地做出只有内行才懂的诊断。然而，当我们自己成了病人，我们无疑更喜欢不那么戏剧化的东西。我们喜欢那种简单明了的诊断，乏味得令人宽慰。在现实生活中，没人希望成为诊断难题，或拥有一个惊心动魄的结局。

正如我们在杰伊身上看到的，医学领域的真实生活是极其复杂的。诊断的教科书逻辑在混沌的人类生理学的世界中分崩离析，因而，医学与航空业的相似度就更低了。即便我们认为我们有罪魁祸首——在杰伊的例子中，是在他血液中生长的MRSA——但还是存在不确定性。尽管对 MRSA 感染进行了抗生素治疗，但杰伊的病情仍在恶化。问题出在治疗无效？治疗延误？还是说除了 MRSA 感染，同时还有其他诊断？

特别值得注意的是，杰伊呼吸短促，持续发热。呼吸短促有很多可能的解释，但在发热的情况下，肺炎是最主要的竞争者。他的胸部 X 光检查报告显示，肺炎为"阴性"，但这正表明了做出准确诊断所面临的挑战之一。胸部 X 光片显示肺炎阴性就意味着患者**没得肺炎**？

自始至终，背景都很重要。对一个轻度咳嗽，舒服地坐在医生办公室里的健康人而言，胸部 X 光片显示肺炎阴性可以合理排除肺炎。但对医院病房中一名生命垂危、发热、免疫低下且呼吸艰难的患者来说，胸部 X 光片阴性则具有完全不同的含义，或有多重含义。它可能代表假阴性；也就是说，有肺炎，但 X 光片没有显示出来。或者，X 光片报告阴性也可能意味着，放射科医生误读了片子，而 X 光片实际上确实表明有肺炎。或者，在这种情况下，用 X 光检查来诊断肺炎是不合适的。对于一个免疫系统受损，无法激发正常的炎症反应从而产生典型的 X 光检查结果的患者而言，X 光可能根本无法接收到肺炎的信号。

患者常常以为 X 光等检查是客观的，像计算器一样：输入数字，就会出现正确答案。然而，阅读 X 光片是人类一项习得的认知技能，人们必须对什么是正常的，什么是病理的做出主观判断。有时，胸部 X 光片上的肺炎非常明显——整块肺都因炎症而发白。但肺炎的放射学征象通常是不太明显的。我有无数次盯着 X 光片上的一片朦胧，思考这种毛茸茸的模糊一片是真的代表肺炎，还是只是**脏东西**（schmutz，这个词从意第绪语无缝转移到了正式的放射学术语中），直到开始流眼泪。一名优秀的放射科医生会花数年时间读片，了解肺部组织的炎症

57

和感染可能呈现的各种多变的形式。

因为，本质上，阅读X光片关乎视觉模式的识别，在这个领域里，技术和人工智能正在取得缓慢进展。你通过在医生培训期间向她展示足够多的例子教她阅读X光片，那么，与之类似，你也可以通过向计算机系统输入足够数量的图像来教它做同样的事情。反复试验应该可以让系统学会区分什么是病理，什么是schmutz。

来自加州的一组研究人员试图通过上传112 120张胸部X光片的图像来创建这样一个系统。[1]这些X光片被分别标记为正常或14种异常（包括肺炎）。研究人员创造了一种算法来分析图像，利用"机器学习"这种技术，他们能够像训练放射科住院医师一样训练系统。接着，他们用420张新的X光片测试系统，想看看它在肺炎诊断方面做得如何。为了增加趣味性，他们找来9名来自受人尊敬的学术机构的放射科医生，让他们独立审查同样的420张图像，与系统竞争。

对于14种肺部异常中的10种，包括肺炎、肺部肿块、胸腔积液，计算机化系统表现得同人类对手一样好（至于肺气肿、食管裂孔疝和心脏肥大，放射科医生险胜计算机）。此外，它能在1.5分钟内评估420张X光片，而人类平均评估时间为240分钟。计算机化系统表现如此之好（它还无须喝咖啡或上厕所），这并不奇怪，因为准确的模式识别与大量阅读先前模式的经验相关。有了计算机化系统，你可以采取填鸭法，无休止地塞进图像。就此事而言，计算机化系统不像鸭子——也不像放射科的住院医师——你不会听到厉声叫器，肠子破裂，或是"哦，已经下午 6 点了，我得走了"。

在视觉模式识别上取得的成功，激发了人们对使用人工智能和计算机算法来改善各种医疗条件下诊断准确性的兴趣。对于简单的临床情境，比如脚踝受伤是否需要照 X 光来区分是扭伤还是骨折，创建算法相对容易。但是，在患者出现诸如"我胃疼"或"我最近感到疲劳"这样模糊的症状时，教计算机做出诊断就完全是极为棘手的另一回事了。

对于该领域的研究人员来说，改进大诊断流程在某种意义上是一个圣杯。如果有一个系统可以输入患者症状，并且这个程序可以创建出准确的鉴别诊断，岂不是好极了？它将涵盖所有会犯错的人类容易忘记的罕见病，但当然，那些过于反常的疾病排除在外。这将为一次彻底的——但并非鲁莽的——检查生成一份智能指南。它将考虑成本效率和临床背景，并努力避免假阳性和假阴性的错误。真正的圣杯！

基于这几个目标，人们已经开发了几个诊断工具，其中一些已经付诸实践了，包括 ISABEL、VisualDx 和 DXplain（"Dx"是医学中诊断［diagnosis］这个词的简写）。一篇研究综述在分析了所有关于这些程序的已发表的研究后得出了不同的结论。[2] 研究人员没有找到令人信服的证据来全面推荐医生使用这些工具，但的确表示它们可能有所帮助。当我在监督我们的免预约门诊部时，我花了一下午时间测试系统。每次住院医师或实习生报告一个病例时，我会把症状输入系统。在我按

　　　　　　　当医疗出错时：一位医生的痛与思

下"提交"之前，我会想出自己的鉴别诊断，再将结果与计算机的相比较。对于简单病例，使用系统太费劲了；我们的思维速度更快，更高效。不过，我们随后遇到了一个代表诊断困境的病例，非常适合用来测试系统。

该病例涉及一位 20 岁出头的年轻的健康女性，她出现了心跳加速和呼吸短促的症状。她参加过运动队，但现在太过乏力，不能参加了。最近，因为经济困窘，她的家人搬进了一个狭小的地下室公寓。她非常不喜欢这个地方，每次她一个人待在公寓里时，她就备感焦虑。

在急救室就诊后，她在医院住了一夜，排除了最有可能的心脏方面的原因。心脏病专家认为，她的心跳加速是由焦虑引起的。他们给她注射了 β 受体阻滞剂以减缓心跳，之后她感觉好多了，尽管还没有完全好转。

当我和我的团队开始输入症状时，我们意识到，量化诊断过程是一项多么艰巨的任务。输入"心动过速"和"呼吸困难"（也就是心跳加速和呼吸短促）会出现一张罗列大量可能诊断的列表。这个系统正在撒下一张大网，这样它就不会错过任何诊断，但我们人类不会在这一大堆诊断上浪费一丁点儿脑力。例如，这张列表的第一项是"感染性休克"——它当然可能与这些症状一起出现。但你在评估一个看起来健康的，微笑着和你聊天的女性时，你永远不会想到感染性休克（在评估杰伊这样的也出现心动过速和呼吸困难症状的病人时，情况有所不同）。也不会想到大出血或主动脉瘤破裂这另外两种出现在列表上的诊断。

没有框可以输入这位年轻女性的"主要情况"。没有地方可以输入背景。没有一栏可以输入像"因经济压力而被迫搬到幽闭恐怖的地下公寓"这样的心理社会因素。就这一点，我并不是要指责系统，但这些限制突出了这样一个事实：构成诊断过程的要素是很宽泛的。此外，该系统不会想到地下室公寓会比地面公寓更容易发霉，而霉菌会引起或加剧从哮喘、曲霉菌病到过敏性肺炎等一系列肺部疾病，所以系统会错过这些可能性。

在检视系统为我们这个病例提供的鉴别诊断清单时，我们很快划掉了对一个能走、能说话、不是躺在轮床上的患者而言，根本不在考虑范围内的各种各样的严重病情。列表的其余部分主要包含我们已经考虑过的事项，比如甲状腺功能亢进和贫血。它也确实提到了像急性卟啉症和叠氮化钠中毒这些我们可能没想到的情况。我们的结论是，实际上，该系统的诊断方式与我们思考患者的方式并不相同，但它可能有助于唤起我们对更罕见事物的记忆。

对这些计算机化诊断的主要批评之一是，它们有尽可能广撒网的动力。如此一来，商业开发人员就可以兜售令人赞叹的数据，证明正确诊断是多么频繁地出现在这些列表上。但在实际的临床实践中，医生必须做出现实的权衡，在涉及更罕见、需要进行昂贵的检查，且有伤害患者的风险的诊断时，更是如此。

　　我们还必须考虑诊断检查的统筹安排：做一次 CT 扫描需要多久？患者的保险能报销磁共振成像吗？接下来最近一次风湿病学预约是什么时候？患者可以请假去做甲状腺扫描吗？还需考虑影响诊断过程的患者的偏好：他希望做多积极的治疗？她有多厌恶风险？他有什么经济顾虑？所有这些现实的考量都会对我们如何做出诊断检查产生影响——而所有这些错综复杂之处，这些了无牵挂的流畅算法都不会挂怀。

　　最后，还有实时使用方面的实际考虑。使用这些系统需要耗费时间。实质上，为了给算法时间，医生必须停下对患者的评估。考虑到如今医疗评估的时间是多么紧张，从医生和患者间（已然有限的）直接面诊时间中做任何减法都需要提供已被证实的价值。

　　这些系统是令人惊叹的技术作品，它们的作用还在演变之中。它们很可能会为复杂病例和教学提供资料。但重要的是要记住，仅仅生成一个可能性列表并不等同于做出诊断。计算机无须明确表态。但医生需要。患者也需要。

　　对于我们在免预约门诊部评估的这位年轻女性，她的大多数检查结果都是阴性。她的胸部 X 光和肺功能检查正常。和计算机算法不同，我们仍然必须做点什么帮助她缓解症状。即使在没有具体诊断的情况下，我们也仍然必须明确表态。

　　最重要的诊断线索仍然是，她离开公寓时，呼吸变好了。因此，无论是公寓里的霉菌引发了呼吸系统症状，还是幽闭恐惧引发了焦虑，我们能提供的最佳治疗就是帮助她调整生活结

第五章　诊断思维

构，让她有更多时间远离公寓。她开始与姨妈一起过周末，工作日晚上偶尔与朋友一起过。在一次随访中，她说她感觉自己的症状正在改善。她现在正集中精力攒足够的钱，好让自己最终可以搬出去。

计算机化的算法是尽量减少诊断错误的一种方式。但是有办法改善医生自身的算法吗？有没有改善实际思维的方法？完善诊断推理的整个过程是一种更具整体性的方式，有可能改善**所有**医学领域的情况，而且它将避免许多医疗保健系统在应对医疗过失时所使用的"本周重点疾病"（disease-of-the-week）方法的不足。

专注于提高诊断准确性的研究人员马克·格雷伯和哈蒂普·辛格承认，与减少院内感染或抑郁症筛查等标准质量改进项目相比，攻克思维要艰巨得多。这是不可能完成的任务吗？"疾病种类成千上万，不确定性如此之大，"格雷伯承认道，"惊人的是，90%的情况下我们都做对了！"然后他狡黠地补充说："但是，我们能把这个数字提高到95%吗？"

将准确率稍微提高一点，而不是试图消除**所有**诊断错误，似乎是一个可行的前景。但思维方式是如此根深蒂固，当被要求改进时，它显然难以顺从。我们所声称的理性通常会被我们的无意识偏见削弱，更不必说那些我们确信能控制住的不良情绪了。此外，在我们匆匆忙忙、感到压力、漫不经心或出现其他心烦意乱的情况时，我们的思维方式通常会突然受到冲击。

有时我们像康德一样沉思，有时我们就像路边那些五美元算一次的通灵师那样依赖直觉和猜测。在我们的推理中，思维捷径比比皆是，我们如此依赖它们，却在使用时无知无觉，依赖程度与无察觉程度不相上下。比起典型的患者安全检查表或航空式的标准化，这种任性的思维方式更不容易处理。

此外，还不清楚可以如何完成这样的研究。正如塞麦尔维斯、南丁格尔和普洛诺福斯特都证明过的那样，你需要能够评估问题，运用干预举措，然后用有意义的实际效果跟踪干预结果。在诊断推理方面，你会如何踏出第一步？没有一种思维量具可以让研究人员无缝溜进我们的脑回，测量我们时而出色时而平庸的全部推理过程。要是被问及思维过程，我们大多数人可能甚至无法描述我们是如何思考的。因此，尽管从事思维过程工作很有直观意义，但实际研究并不轻松。因此，该领域的数据非常稀缺。

尽管如此，因为思维过程是大多数误诊的来源，所以在这一路径上探索仍有价值。这对医学院和护士学校早期阶段的学习——也就是诊断"习惯"的形成期——尤其有益。甚至对已被认可的临床医生来说，对我们的思维过程进行思考几乎肯定也有一些价值。即使这种方法只是适度有效，它也可能是减少误诊的最可信的方法。

有几种技术可以用来磨炼我们的诊断思维过程，它们的共性是，都认为需要抵制仓促得出简单结论的冲动。它们从格雷伯关于"鉴别诊断的原则"的箴言着手。每当医生评估患者 **62**

时，他们都应迫使自己考虑一系列可能性，然后再集中于一个单一可能性。考虑其他可能的诊断本身就可以使人开阔思维，哦，向其他可能性敞开。如果你从未考虑过某一特定诊断，你就不可能做出这一诊断。

那么，如何在现实中做到这一点呢？一旦考虑了第一个诊断，医生（和患者）应当问："有可能是别的情况吗？"——格雷伯和辛格称之为误诊的"万能解药"——接着继续追问。例如，乍一看，咳嗽似乎是标准的病毒性上呼吸道感染，但它还可能是什么？鼻窦炎、支气管炎、流感和肺炎都有咳嗽症状。胃回流可能伴有咳嗽，哮喘也是。咳嗽也可能是充血性心力衰竭的症状或血管紧张素转换酶抑制剂（一种降压药）的副作用。咳嗽可能意味着肺结核或肺癌。可能是肺气肿或百日咳。咳嗽可能是由霉菌这样的环境刺激物引起的，也可能是由不小心吸入最好留在体外的东西所导致的。

还能是什么？嗯，有许多不太常见的伴有咳嗽的疾病，包括结节病、间质性肺病、血管畸形或肺部血凝块。还有淀粉样变性、复发性多软骨炎、肉芽肿性多血管炎和心因性咳嗽等罕见病。还有比翼线虫病、肺朗格汉斯细胞组织细胞增多症和骨化性气管支气管病等更罕见的疾病。

或者咳嗽就只是寻常的鼻后滴漏。

虽然对于一般咳嗽患者来说，没必要走到骨化性气管支气管病的地步，但关键在于，你越问自己"还能是什么？"，你能想出的点子越多。绝大多数咳嗽都属于鉴别诊断的前几个层次，但重要的是要想得远。正如主治医师在查房时总是对医学生娓娓而谈的那样，"没有人在鉴别诊断时不先考虑结节病，就诊断出了结节病"。"这还能是什么？"策略的好处在于，它简单明了，其逻辑天然符合鉴别诊断的整体思路。

这种策略有一些变体。考虑更严重疾病的漏诊后果是另一种挑战你思维的方式。是的，大多数咳嗽发生在上呼吸道感染／支气管炎／鼻窦炎花园的典型初级护理背景的花丛中，无论你是否有所作为，咳嗽都会自行好转。但倘若咳嗽是肺癌的先兆呢？或是血凝块的先兆呢？错过这些诊断或许是毁灭性的，甚至可能是致命的，所以即便它们发生的频率要低得多，我们也总是需要确保我们已经考虑过这些严重的诊断，然后收集数据予以排除。

当我与学生或实习生一起回顾案例时，我会敦促他们提供完整的鉴别诊断，而不仅仅是跳出来给出一个看似显而易见的诊断。在他们提供了诊断列表之后，我会问两个极好的问题："还能是什么？"与"还有什么是我们不能错过的吗？"。

最难的部分是，自己要记得这样做。当我忙碌了一天，积压了很多病人，穷于应付没完没了的电子病历的细枝末节时，这种纪律比医药代表的花言巧语消失得更快。如果有人像上呼吸道感染患者一样走路，一样发出嘎嘎声，我会很快把这种咳嗽归因于上呼吸道感染，而不会严厉盘问自己。因为这样做，我究竟犯了多少诊断错误？很不幸，我永远无法得知这一点。

另一个认知技巧是关注那些**不**符合你推定诊断的数据。如果我对一名咳嗽并伴有皮疹的患者做出上呼吸道感染的诊断，我应该花一两个神经元来研究皮疹通常与上呼吸道感染无关这件事。这会迫使我重新考虑我的诊断。可能不是上呼吸道感染，而是感染了细小病毒 B19 或爱泼斯坦-巴尔病毒。或者患者得了两种不同的疾病。毕竟，上呼吸道感染患者也可以患有湿疹。或者患者服用了治疗上呼吸道感染的药物，出现了过敏反应。

这些旨在改善诊断思维的问题和练习，具备了成为——你猜对了——清单的潜质！马克·格雷伯与约翰·伊利和帕特·克罗斯克里一起探索了诊断清单这个想法，并认识到你需要两种不同类型的清单——一种用于内容，一种用于过程。[3]内容清单可以是前面提到的计算机算法，是为你输入特定患者数据量身定制的，也可以只是过去那种普通列表。伊利，这位艾奥瓦州的家庭医生，开发了一套便于门诊使用的清单。[4]他把门诊医学中最常见的 64 种主诉（头晕、腹痛 / 盆腔痛、腹泻、头痛、失眠等）进行了分类，然后列出了十几个或二十几个最常见的病因，狡猾的几个被标为"常常错过"，严重的几个被标为"不容错过"。对医生来说，浏览清单是一种快速的方法，可以确保没有任何遗漏。

相形之下，**过程**清单审查思维过程，寻找可能削弱诊断准确性的偏见和捷径。格雷伯、辛格及其同事创建了一个过程清单，其中包括标准问题"还能是什么？"与"我不能错过什

么？"，但也会问其他可能会影响准确性的引人注意的问题。我
只是简单接受了我想到的第一个诊断吗？是不是其他人——患
者、同事——已被贴上令我产生偏见的诊断标签？该患者最近
是否因为同样的主诉接受过评估？我现在是分心了还是过度疲
劳了？我出于某些原因不太喜欢这位患者？这是我太喜欢这位
患者（家人、朋友、同事）？[5]

这些问题的重点是让你停下来思考。对于不容易理解的
复杂病例，你可以采取额外步骤，全面"暂停诊断"，类似于
开始手术前的标准暂停程序。当现有诊断不太合乎情理时，这
尤其有用。我有一位病人，她病历中的每一份记录上都列出了
从旧石器时代以来的类风湿性关节炎。当我从一位即将离职的
医生手中接收她，承担起对她的护理时，我尽职尽责地把类风
湿性关节炎列在**我的**每一份笔记中。然而，这些年来，我慢慢
意识到，实际上她从未出现过类风湿性关节炎的任何特定症状
（肿胀，关节痛呈对称分布，伴有明显的晨僵现象）。有一天，
我终于暂停了诊断，翻开了她那厚厚一沓病历。经过一番深入
搜寻，我找到了几年前的检查结果，其中两次类风湿性关节炎
的典型血检结果为"阳性"。同时还伴有一些非特异性的轻微
疼痛和不适，这一诊断就是这样扎根在她的病历里的。它变得
根深蒂固，其后的每一个医生都重复着这个绝对真理，直到它
变成了她的医疗史中的一个纯粹事实。但事实是，她实际上并
没有得类风湿性关节炎——最初的血检结果很可能是假阳性。
诊断确实会随着时间推移而演变，搞明白这一点花了十年。

然而，诊断清单比其他清单更难贯彻。术前核对表主要由清晰可感的项目组成：我们核对过患者姓名吗？手术部位？回答这些问题需要一秒钟，做完就好，可以继续下一步了。不过，你怎么知道一个想法什么时候完成？你怎么知道什么时候结束"还能是什么"的思路？你如何判定你的乏力或分心是否足以损害你的思考（考虑到每个人都筋疲力尽，干扰不断）？

此外，大多数术前（和飞行前的）检查清单都是与其他人一起执行的。而诊断不是这样的。"诊断通常是无声的、孤独的工作，"伊利、格雷伯和克罗斯克里写道，"重新查看检查清单的自然停顿点，如起飞前或切口前，在诊断中并不存在，它可能会持续数小时、数天甚至数月。"

许多医生觉得诊断清单惹人不快，因为它们包含了明显的，甚至是侮辱性的事项——记录完整的病史，亲自读 X 光片，花时间反思。但是，这些作者指出，飞行员不会因为浏览清单或被副驾驶员询问而感到被冒犯。他们一开始可能会这么想，但现在这只是工作的一部分。重要的是，他们不会只在困难的情境下这么做；他们每次都这么做，甚至当他们在最完美的晴天与最有经验的机组人员一起飞行时也是如此。与之相反，假如说医生真能在这些清单中看到价值的话，他们往往只能在疑难病例和诊断难题中看到价值。

当我诚实地思考我作为医生的执业风格时，我不无羞愧地意识到，我的方法远比我愿意承认的要粗略，或者说更依赖直觉。在当今大多数医生和护士的工作模式中，很容易转而依赖仓促的判断和明显的诊断。要逆流而行，慢下来，质疑我的思维，这是一项艰巨的任务，尤其是当我感觉我大部分时间都只是在勉强度日时。

某个周一的早上，一个病人递给我一张纸条，是他在另一家机构见的一位疼痛管理医生写的。在进行一项不必要的全面血液检查的过程中，检查结果显示皮质醇水平略低。医生在他的处方单上草草给我写了一行字："排除肾上腺功能不全。"

当我的病人开始告诉我他的其他六种慢性病时，我偷偷打开了肾上腺功能不全的网页。请注意，我并非不记得肾上腺异常的每一个细节。当然，我在两年前的医生专科重新认证中已经把这些再次背了下来，但我们只能说，肾上腺功能不全是存在于不稳定的、庞大皮质脑回中的疾病之一。

众所周知，肾上腺功能不全是棘手话题。其症状既多样又不明确。有原发性肾上腺功能不全和继发性肾上腺功能不全。有急性肾上腺功能不全和慢性肾上腺功能不全。为了进行检查，我必须给病人注射一剂刺激肾上腺的激素，然后在 0 分钟、30 分钟和 60 分钟检查其皮质醇水平。关于如何用激素，至少有十种不同说法，而对于如何解释这些结果，甚至有更多种不同说法。我真的能想出如何安排三次独立的定时抽血吗？不到一分钟，我就思绪万千。

当我的病人告诉我他的背痛、糖尿病和胃肠道症状时，我翻看小字印刷条款，提醒自己皮质醇在日间是如何变化的：早上升高？晚上下降？还是相反？我的病人把他的 15 种药堆在我的桌子上——所有这些药都需要再开，所有这些药都可能干扰肾上腺功能和 / 或肾上腺功能检查。我意识到，当下我根本无法理清这些头绪。

66

我需要时间思考。

我发现自己怀念在医学院读书时在图书馆里度过的周六——不计其数的阅读和思考的时间。在一场专注的太极拳战中对峙的，只有我、知识和寂静。我当时是多么讨厌那些自修时段啊，而现在我又多么想用我的左肾上腺来换取几分钟的学习时间。

但还有无数的电子病历字段需要关注。还有三份病历在我的收件箱里等着。这位病人还有两份磁共振成像报告和一份内窥镜检查报告需要我审阅，还有一个关于前列腺检查的问题。

我的脑供血不足，令我疲于应付他的肾上腺功能不全。

我可以告诉他，我会在晚些时候审阅他的病历，之后会联系他。但我们说的"晚些时候"是何时呢？我上午的工作会超时数个小时——这是肯定的。上周的化验需要审核，学生的笔记需要检查，要回病人的电话，要更换药物，还有在我桌上突然冒出的立体主义样式的反乌托邦的表格和文件需要查看。永远不会有"晚些时候"。（"晚些时候"是空想，是从未走出过小隔间的官僚凭空想象出来的。）有的只是现在。

但如果我现在做任何临床决定，它们将是随意的，很可能会充斥着错误。它们将令人难堪。我最终认输，草草写了一份内分泌科的转诊单——让**他们**来处理。我把我的病人推出门外，催下一个人进来。

在现代医学的高压世界里，根本没时间思考。当然，我感觉我肯定也没时间浏览大量的诊断清单，无论它们看起来是多么合理和重要。我有时会感觉我在争分夺秒地完成最低限度的工作，用最低水平的脑力模式全力奔跑，因为这才是可持续的。我承认，我害怕在就诊中突然出现任何"非典型"的东西。我害怕症状不合乎情理，检查结果自相矛盾，拖着一袋袋草药补充剂——上面写着"咨询医生"——的病人。如果我不能在短短一分钟内得出结论，我就完蛋了。上帝帮帮我吧，要是他们的病史包括斯特奇－韦伯综合征（Sturge-Weber syndrome）或结节性多动脉炎（polyarteritis nodosa），我甚至没有足够时间把疾病名称打出来（或者拼出来！），更不用说去查阅它们，提醒自己它们是什么疾病了。

因此，当我想到格雷伯、辛格和其他研究人员提出的合理方法时，我为它鼓掌。我支持它。我**渴求**它。但很难看出它如何与大多数医护人员的日常经历相吻合。

在为那位病人问诊了几天之后，我碰巧听了我的几位纽约大学的同事创办的一个关于内科的播客，名叫"内科核"（Core IM）。其中一位主播提到了肾上腺功能不全的一则小故事。"这是那些从未完全弄清楚的，"他观察到，"话题之一。"

啊，所以也许我不是唯一一个不能匆忙解决肾上腺功能不

67

全的白痴。也许我不是这样一个在一次混乱的临床问诊中，不能确定下丘脑－垂体－肾上腺轴方位的失败者。我听了这集节目，然后重读了这一章。有一个实际案例在手，生理学就更容易理解了。第二天，我早早去上班，打开病人的病历，重新仔细翻阅他的资料。

我还是想让他去看内分泌科医生，但至少现在我不觉得我在交出一堆烂摊子。我在最初的笔记里附上了更容易理解的分析，并打电话向病人解释我们的方案。当我合上病历时，我第一次对这个病例感到满意。回想起来，我意识到我已经采取了全面诊断暂停策略，正是这个病例所需要的。坦率地说，能够提供适当程度的全面医疗服务，能够抵御我们经常被迫采用的偷工减料的做法，对此我感到兴奋不已。

当然，为这一个病人解决一个问题用了门诊以外的整整一个小时。我不可能当下就做到这件事情，我也不可能在那个不存在的"晚些时候"为每个病情复杂的病人多挤出一个小时。但这正是我们许多患者的诊断所需要的——时间，用来思考、斟酌、重新考虑、重新分析的时间。从医疗记账和编码角度来看，这是极其低效的。没有"认知混乱"的诊断代码。也没有"深思"的记账代码。但是，额外的思考时间——使用诊断清单扩大我们的鉴别诊断以及检查我们的思维过程——事实上可能会非常有效。

在我们以指标为导向、按绩效付酬、注重工作量的医疗保健系统中，花时间思考似乎很怪异，但我们可以通过减少不必要的检查和逃避性的转诊来减少误诊，当然也会节省资金。我感觉，花时间思考也会在相当程度上减少当今医疗专业人士的消沉情绪，但那完全是另外一回事。

归根结底，减少误诊需要医疗保健文化的转变。我们需要调整我们的思维方式与阻碍我们思考的文化。按照辛格的说法，这将涉及"承认不确定性，并将谦逊而非英雄气概与我们做出诊断的决策能力联系起来"[6]。在医学人士中，几乎没有比智力上的谦逊更罕见的诊断了。也几乎没有比医生更厌恶不确定性的人了。

"无论是个人还是机构，"格雷伯这样对我说，"自负是个巨大的问题。"我们对自己仓促决定的诊断是如此确信，以至于我们很少停下来思考它还有可能是什么，更不必说思考我们的思维过程是否存在任何错误。如果我们的确这么做了，通常也只是在非常粗糙的层面上。

但格雷伯也承认，之所以产生自负，并不仅仅是因为我们医生认为自己很聪明（尽管这种傲慢肯定是一个可观的因素！），也是因为缺少反馈。如果我们从未收到过患者反馈，我们就会认为一切顺利，我们的诊断肯定没错。有时，情况可能确实如此。但貌似同样合理的是，没有反馈意味着患者并未好转，我们错了。患者可能在其他地方寻求医疗护理，在其他医生那里得到了正确诊断。或者更糟，没有收到患者反馈可能意味着，因为我们的失策，他们退出了人生的舞台。但我们无法得知到底是什么情况。

当格雷伯建议医生应该有"傻瓜挑战"（Stump the Chumps）一类的东西时，我就知道我俩志趣相投。多年来，我一直莫名其妙地沉迷于《汽车闲谈》这档电台节目，我简直不想承认这一点。这个节目的主持是汤姆·马格里奥兹和雷伊·马格里奥兹兄弟，他俩都有着浓重的波士顿口音和同样浓重的开怀大笑。这是一档关于汽车维修的电话热线节目。在此，我想充分公开这一事实：我是曼哈顿人，没有私人汽车，并希望自己在地球上直到最后一次呼吸前都保持无汽车状态。但是，我被气缸盖衬和正时皮带的讨论所吸引，每周均不例外。这些节目比大多数以喜剧的名义进行宣传的电视节目更有趣，信息量惊人（嘿，出租车偶尔会抛锚，所以即使是纽约人也需要通过曲柄轴了解其凸轮轴）。

即使节目停播，我也还是会听重播。即使在汤姆不幸去世之后，我也还是会听播客——可以说，我是一名超级粉丝。他们所谈论的汽车已经过时了二十年，这并不重要；听到"工作人员"包括俄罗斯司机皮科夫·安德罗波夫、希腊裁缝欧里佩德斯·伊门德斯和高端律师事务所杜威、奇特汉姆与豪[1]，令我感到一丝可笑的安慰。在医院度过令人恼火的一天后，我甚

---

[1] 杜威、奇特汉姆与豪（Dewey, Cheetham, and Howe），一家虚构的律师事务所或会计师事务所，具有恶搞意味。该名称是个双关的短语"我们欺骗他们吧？如何？"（Do we cheat them and how?），用以取笑一些律师和会计师往往会利用他们的客户。

　　　　　　　　　当医疗出错时：一位医生的痛与思

至还没挂起我的白大褂就打开了《汽车闲谈》播客。它比安定更快见效，唯一的副作用是在横穿二十八街时我会像个傻瓜一样咯咯笑。

因此，当我采访马克·格雷伯时，对谈中他主动提到了《汽车闲谈》，真是有种始料不及的快乐。每隔几周，汤姆和雷伊都会开展一个名为"傻瓜挑战"的环节，他们会从之前的节目中找一个打过电话的人参与进来。他们会回放最初的通话，并回顾当时的分析。然后，打电话的人会告诉他们事情的进展，汤姆和雷伊就会知道他们是否对汽车做出了正确的诊断。

格雷伯的观点是，医学上，我们需要像"傻瓜挑战"这样常规的专题节目，好让病人回来，让我们知道他们的情况如何，以及我们是否做出了正确的诊断。在学术中心，会召开M&M会议，但这些会议的关注点往往在灾难上。患者——就算活了下来——也不是并发症与死亡病例讨论会议程的典型组成部分。事实上，无论在学术界还是在私人执业过程中，都没有任何论坛是用来接收这些更日常情境下的患者的持续反馈的。在此情况下，一剂"汽车闲谈"可能正是医生所需要的（这也适用于很多乏味至极的行政会议）。你永远不知道你什么时候需要拜访"汽车闲谈"的员工奖金总监泽维尔·布雷思，或蹦极教练雨果·弗斯特。

美国医学研究院发表的报告《犯错乃人之常情》开启了患

者安全运动，16 年后，它提出了误诊这一话题。[2]该报告提出了一则令人不寒而栗的观察，亦即几乎每个人的一生中都会经历至少一次误诊。[7]这是极其糟糕的统计数据，曾成为抢眼的新闻头条。当然，并非所有误诊都造成了显著的临床后果（将轻度关节炎误诊为肌腱炎不太可能伤害到任何人，尤其是因为它们的治疗方法几乎一样）。但是，许多误诊除了浪费大量金钱之外，还可能对患者造成重大伤害。

令人耳目一新的是，这份报告并没有像诉讼和大众传媒常常做的那样，只是简单地指出个别医生不称职。相反，它描述了一个博尔赫斯式的医疗保健系统，这个系统似乎是有意设计成这样，来阻碍诊断思维过程的。报告指出，我们的赔付系统偏爱手术，而非深思熟虑的分析。也就是说，如果我们要求我所有的腹痛患者做磁共振成像检查，会比我花额外时间与他们理清细节产生更多收入。

如果我为了获得第二意见，和同事一起回顾一个病例，或者打电话给放射科医生，讨论是否做一个价格更低廉的超声检查就够了，这在我们目前的系统中是不能赔付的。如果我在问诊后额外给患者打电话以获得进一步明确的信息，也同样会被计费系统忽略。

---

[2] 同年，医学研究院更名为美国国家医学院，并整合成没那么简略的"美国国家科学、工程、医学院"。然而，我和许多同事一样，偏爱医学研究院这种更加动听的叫法。——作者注（美国国家科学、工程、医学院的中文简称为美国国家科学院。——译注）

谈论赔付可能会强化医生只在乎钱的刻板印象。但事实上，那些没法赔付的事情是很难完成的，因为一天就只有这么几个小时。对于时间紧迫的临床医生来说，在有此类系统的情况下，直接要求做磁共振成像检查比花更长时间、更深入地思考我们患者的情况更快、更容易。

因此，医学研究院认识到，诊断可以是一项团队运动，花在分析病例上的时间与检查和手术一样重要，真是太好了。该报告明确要求保险公司赔付医学认知方面的费用，并消除过分看重手术、忽视思考的财务扭曲。

此外，需要设立这样一种机制：临床医生报告自己的过失时，不必担心受到起诉或谴责。未遂事件——差点发生的过失，或者发生但未造成伤害的过失——往往是改善医疗保健的最大的信息宝库。然而，医疗专业人士往往对这些过失只字不提，因为他们既担心要担责，也对犯下这些错误感到羞耻。在第十一章中，我将剖析解决这些问题的努力。

总的来说，误诊远比手术相关错误（例如，置入中心管）甚或用药错误更难处理。可能疾病的数量与无穷无尽的人类的可变因素相乘，会得到一个极其庞大的数字，因此诊断不太适合过分简单化的清单和严格的算法。无论作者有多专业或多善意，现实生活中的临床医学从不会像特别工作组的报告那样井井有条。

有句老话说，90% 的诊断是仅仅根据患者的病史就做出的。这可能不完全准确，但非常接近。谈到眼前的疾病时，患者及其家属可以说是最实事求是的专家。改进医患之间的沟通将是防止误诊的极好投资。

另一句值得铭记的老话是，听诊器最重要的部分是听筒之间的部分。格雷伯、辛格和其他研究人员的工作已经证明，诊断过程中的大多数医疗过失都是认知性的，因此我们必须注意如何训练临床医生进行思考，我将在第十四章中详细介绍这一点。几乎在每一种诊断情境下，我们的听诊器总会有一些部分可能需要更敏感一些。

第六章 下降

从周六也就是杰伊化疗后第一次突发高烧开始，杰伊就一直待在医院里。尽管用上了抗生素，但他整个周末都在发热。周日那天，塔拉对他呼吸困难的情况越来越担心，尽管胸部 X 光片显示他的肺部没有肺炎或积液。他一直在抱怨，说他的胃感觉很胀。在塔拉看来，他的腹部似乎肿了，他的两只脚也肿了。不过，血培养物终于在周一早上提供了明确的答案——耐甲氧西林金黄色葡萄球菌（MRSA）。再怎么说，MRSA 感染都不是一个令人安心的诊断，但一旦有了诊断，你起码可以制订行动计划。对杰伊而言，这个计划包括两件事——使用一种专门针对 MRSA 的抗生素，并移除他的留置导管，因为在诊断出血源性葡萄球菌感染之后，导管是最可疑的感染源。

因为最近的化疗摧毁了杰伊所有的细胞系，他没有足够的血小板保护他在移除导管时免于内出血，所以他不得不等几个小时，好让血小板一个单位接着一个单位地输入他的静脉。到下午 5 点，血小板计数终于足够高了，在手术室里，留置导管被取了出来。随后，杰伊在他的博客上又发布了一篇文章："刚拔了导管。既然这是感染源，我就应该全力以赴，开始恢复。他们可能会置入另一根管子——有可能会在本周末之前。感谢大家的支持。这对我来说非常重要。每个人都非常有帮助。杰伊。"

但即便只有这么几行字，写起来也很艰难。似乎每一次努力都令他精疲力竭。连说话都令人疲累，杰伊一整天只能喃喃低语。使用小便池是一项艰巨的任务，消耗了每一盎司的呼吸。晚上 8 点，阿米尔医生来了。杰伊鼓足力气，哆哆嗦嗦，勉强说出三个词："我……没法……呼吸。"

72 　　"杰伊看起来真的很焦虑，"阿米尔医生对塔拉说，"我们可以给他提供一些有助于放松的东西。"他开了一些安定药和安眠药。

"他整天吃的、用来治疗发热的泰诺呢？"塔拉问，"这可能会影响他的肝脏，他说肝脏那里痛。"

阿米尔医生不认为是泰诺引起了疼痛。"他的肝酶只升高了一点点，不太会是泰诺引起的毒性。再说，他发热，需要吃泰诺。"

杰伊整晚都在打寒战，需要额外的杜冷丁来抑制发冷。他不停地指着自己的腹部说痛。塔拉最终找到了护士，为他拿了更强效的止痛药。塔拉第二天早上必须在急诊室工作，所以那晚她想休息一下。但这几乎是不可能的。一阵阵的担心，加上杰伊刺耳的呼吸声，让她睡得很不安稳。

医院里，黎明前的时光如幽灵般阒寂，那是一种不祥的半昧状态，是滋生忧虑和怀疑的温床。塔拉试图平息她焦躁的思绪，却徒劳无益。是她对无关紧要的事情反应过度了吗？她很难分辨。还是工作人员漫不经心地忽略了临床症状？在她和杰伊如今所处的令人不知所措的境地中，不可能知道哪条路是向上的。

塔拉自认为是经验相当丰富的护士，除了在急诊室工作的年月，她还在重症监护室工作过。但她不是肿瘤护士，她没有与肿瘤患者大量相处的经验，也不熟悉骨髓移植病房高度专业化的护理。她不认为自己知道化疗药物或骨髓移植的复杂性。这完全超出了她的专业范围。

然而……

凌晨5点，塔拉被杰伊艰难的呼吸声唤醒。他心跳加速，体温达到了103华氏度。"电视上面有一只小狗，"杰伊用嘶哑的声音低声说，"人们在这里洗钱。"

塔拉呼叫夜班护士。"杰伊出现了幻觉。"她报告说。

"可能是因为他服用了安眠药。"护士回答。

安定剂会引起幻觉，住院这件事也会。头晕目眩、发热、脱水和睡眠中断或睡眠周期中断都会导致住院患者产生幻觉。

然而……

在塔拉给他倒小便池时，她发现他的尿液——虽然只有一点点——看起来是深黄褐色的，就像是深色橡木的颜色。她注意到，他的脚指甲是浅蓝色的，双手浮肿。他的呼吸很不平稳。

已经是周二的清晨了，尽管根据医院时钟，严格来看还是夜班时间。因为杰伊呼吸困难，塔拉说服护士叫醒了值夜班的阿米尔医生。阿米尔医生从杰伊的一条动脉中抽取了血气，测量其氧气水平。（标准血液检查是从静脉抽血的，但静脉血不能反映身体器官接收的真实氧气水平；为此需要动脉血。）结果显示，杰伊缺氧，氧气水平极低。"他可能患有急性呼吸窘迫综合征，"阿米尔医生那天早上离开医院前说，"他今天晚些时候可能会搬到重症监护室去。"

急性呼吸窘迫综合征本身并不是一种疾病。它是肺部泡囊的急性炎症，可由包括重症肺炎、脓毒症、烧伤、药物反应和胰腺炎在内的多种疾病引起。肺部泡囊——肺泡——是生理收费站，它允许吸入肺部的氧气被输送到血液中，再从血液散开供给全身的器官。当肺泡发炎时，你可以泵入你需要的所有氧气，但血液不能予以有效接收。

急性呼吸窘迫综合征——如果杰伊是这种情况的话——是重症监护室级别的紧急情况。对此没有具体的治疗方法，但在治疗任何引起急性呼吸窘迫综合征的疾病的同时，患者需要受到积极的医疗护理。大多数患者需要插管，以便呼吸机可以接管呼吸的工作。然而，这不是灵丹妙药，因为从机器中吸入空气并不能解决肺泡发炎和肺泡不听指挥的问题。

阿米尔医生曾说杰伊很可能会去重症监护室，但作为研究医师（以及后备值班医师），他对杰伊总体的护理方向没有任何发言权。另外，他已经离开了。塔拉给她在急诊室的上司打电话，说她那天不能值班了。

杰伊接受了更高流量的、有助于略微提高他的氧气水平的氧气面罩。由于他呼吸不稳定，很难测量其口腔温度，但温度计显示，他的腋下温度为 104 华氏度。在日间护士进行晨间查房时，塔拉指出，杰伊的嘴唇和脚趾似乎呈浅蓝色。护士按下了输液泵上的一些按钮，在她拿着的纸上草草记了几笔，但没和塔拉进行眼神交流。"仿佛工作人员要摆脱我们似的。"塔拉告诉我。

清晨，塔拉陪杰伊做了胸部 CT 检查，因为昨天的 X 光片没有提供任何答案。CT 有助于确定是否有肺炎、脓肿或血凝块，所有这些都可能引起急性呼吸窘迫综合征。他们到达 CT 检查室后，杰伊的床被推进了扫描设备，塔拉则被留在了无人的等候区。她突然感到非常孤独，完完全全不知所措。杰伊在她眼前螺旋式下降，无论她做什么或说什么都无法阻挡这一切。仿佛她在说一门外语，工作人员中没人能听懂她的话。她疯了吗？现实抛弃她了吗？**74**

等候室里闷热而沉重，吸走了任何一丝希望。自杰伊确诊以来，塔拉第一次感到她作为专业护理人员的坚忍开始动摇。她的技能和知识正在令她失望，她似乎无法帮到他。这一切都难以克服。她无精打采地趴在破旧的人造革座椅的扶手上，在CT 扫描的过程中按捺不住地抽泣。

血液科主治医师穆勒医生上午 10 点左右带着 CT 扫描结果来到杰伊的病房。结果显示，杰伊右肺底部有肺炎，肺部两侧周围有积液（胸腔积液）。此外，他肝脏肥大。她会向胸腔科咨询关于肺炎和胸腔积液的问题。自从在 CT 检查室崩溃后，塔拉已重新整理了思绪。"你也会向胃肠科咨询关于肝脏肥大和持续腹痛的问题吗？"她问道。

穆勒医生提出异议，说这将取决于胸腔科医生。"急性呼吸窘迫综合征怎么办？"塔拉继续逼问，"杰伊要去重症监护室吗？"

"这将取决于胸腔科医生的决定。"穆勒医生回答说。她语气平淡，近乎生硬。对塔拉来说，这仿佛在直言不讳地说：别问这么多问题，别给我们的工作添麻烦了，别管杰伊的护理情况。

等了两个小时，胸腔科医生才来，这令人煎熬的两个小时，如同两百个小时一样。一切都取决于这位医生。塔拉濒临崩溃，随时可能爆发，但与此同时，她已筋疲力尽，在睡眠不足的状态下，几乎没法保持思路清晰。胸腔科医生彼得森是在杰伊注射了一剂吗啡后不久赶到的。他又高又瘦，正在谢顶。彼得森医生站在床脚，问道："那么，到底是怎么回事？"

杰伊无法大声或清晰地表达自己的意思。他用疲乏不堪的眼睛看向塔拉。塔拉转向胸腔科医生。"从昨天早上开始，杰伊就呼吸困难（dyspneic），呼吸急促（tachypneic）。"她说。

"这都是些花哨的词。"彼得森医生说。嘲讽的语气确凿无疑。他十分惊讶，双手插在白大褂前面的口袋里，眼睛大部分时间盯着油毡地板。"你从哪里学来的？"

塔拉不想挑起地盘之争，也不想激怒任何人。她的目标是帮助杰伊，而不是要证明任何事情。她镇定自若，谨慎地回答："我是急诊室护士，有一些危重病护理经验。我担心杰伊呼吸功增加，他的脚和手肿胀，尤其是他腹部胀气，使他很难呼吸。我希望你能把他转到重症监护室，或许可以给他插管。"

彼得森医生没有把眼睛从油毡上移开，也没有做出任何反应。（"他的样子就好像我刚刚从电话簿上给他读了一段话。"塔拉回忆道。）他走到床边听杰伊的肺部。他让杰伊坐起来，杰伊没精打采地这么做了，他从杰伊后背那侧听诊。"他的肺听起来很清楚，"彼得森医生直起身来郑重地说，"主要问题不在呼吸上。我看了 CT 扫描结果——没有肺炎。"

对塔拉而言，这近乎超现实。是的，几天以来，她过得很艰难，几乎没有睡觉，没吃过几口东西，但今天上午早些时候，穆勒医生说杰伊的肺部有爆裂声。上午晚些时候，她说CT 扫描结果显示有肺炎。塔拉听错了？还是理解错了？

"以我二十多年的经验来看，"彼得森医生继续说道，多数时间对着地板，"我可以告诉你，杰伊没有肺炎，肺里面也没有积液。他的肺受到胸腔积液，也就是肺部周围液体的压迫。这纯粹是肺不张。"肺不张是肺下部的一种小范围的、通常是良性的塌陷。比如，大多数患者在术后都会出现一些肺不张的情况，因为他们的呼吸没有正常状态时那么深。

"但他的呼吸功呢？"塔拉指着杰伊，坚持问道。

"看起来吗啡起作用了。"彼得森医生说。塔拉很难分辨这是纯粹的讽刺还是真的傲慢。他语气中的轻笑让她想到了后者。是因为她是护士，他对她说话的口气才这么高人一等吗？是因为她是个女人吗？还是因为即便穿着最结实的护士木底鞋，她也才 5 英尺 3 英寸高？还是他对每个人都这样？

吗啡用于缓解呼吸短促的做法由来已久。在舒缓照护的情况下，这可能是极其宝贵的东西。在急性情况下，吗啡可能非常有效，但它只治疗呼吸困难的症状，而不能对治根本的病因。

塔拉知道她受不了被冒犯或恐吓。即便是来自一个居高临下的无赖。她迫使自己尽可能平静地回应。"那么 BiPAP 呢？"她问道。"我们能让他试试 BiPAP 吗？"BiPAP（双水平气道正压装置）是一种特殊的呼吸面罩，利用压力强有力地把氧气推入肺部。它没插管那么有侵入性，所以经常被作为临时措施，用于需要呼吸辅助的患者。

76　　彼得森医生不屑地摇摇头。"如果我们要做点什么的话，我们需要**减少**他的氧气，这样我们可以快速精确地改变他的氧合。现在，他的血氧饱和度的读数是 100%，所以他可能吸入了太多氧气。"正常的血氧饱和度在 90% 以上。彼得森医生俯身向床，把氧气的喷嘴关小了一点。

"但他的水肿怎么办？"塔拉问，"他的手和腿都肿了。"

医生的肢体语言和他的情感一样平淡。"水肿只是表面现象。"

"你不认为他输液过多了吗？"塔拉表示怀疑，"他净输入两升液体，而他的尿量减少了。"

"硬要说的话，他需要**更多液体**。"彼得森医生说。发热患者需要更多液体，大多数化疗后的患者需要额外补水。"我希望停用呋塞米，即使他有轻微爆裂音。"

等等，塔拉想。**等等！他之前不是说杰伊的肺部很干净吗？现在他说有爆裂音？**这一切都令人晕头转向。对塔拉来说，杰伊看上去病了，病情迅速恶化。但是病房里的护士似乎不这么认为。血液科主治医师似乎也不这么认为。胸腔科医生——一位重症监护专家——似乎也不这么认为。她是不是全都看错了？就像是跌跌撞撞地穿过一屋子的哈哈镜。

随着周二下午的流逝，塔拉越来越心烦意乱。杰伊的胸部、背部和颈部出现了蓝灰色斑点。他的手现在和脚一样肿，他诉说四肢有不舒服的刺痛感。现在他的右膝痛。当护士来挂一袋生理盐水时，塔拉向她询问杰伊皮肤颜色的状况。"这是化疗的副作用。"她回答。

塔拉知道她的知识库并未涉及错综复杂的肿瘤学。不过，**一切都是化疗的副作用吗？怎么可能？**杰伊不停地指着他的右腹部，说它还在痛。他几乎说不出话来，但当塔拉让他用 1 到 10 的等级给他的疼痛程度打分时，他能用手指表示 6。

周二下午晚些时候，塔拉终于和穆勒医生以及楼层护士长

康斯坦斯[1]会面。在会议室里，塔拉告诉他们，她对杰伊受到
的护理有多么不满意。"他从周一早上开始呼吸急促，从上周
日晚上就开始腹痛。没有人能像他那样继续呼吸。我觉得他要
代偿失调了。"

塔拉直率的评价没有得到回应，她随后说："我希望杰伊
被转到重装监护室。也许他需要进行选择性插管。"

插管——插入呼吸管以便让呼吸机接手——通常发生在患
者出现心脏骤停或休克这样的紧急情况下。出现这种紧急情况
时，尽管插管是一种让人非常紧张的、高风险的情况，但插管
可以挽救生命。（与麻醉医生在术前进行的沉着冷静的插管完
全不同。）

选择性插管是在患者濒临紧急情况**之前**插入呼吸管的决
定。如果你认为患者最终会需要插管，最好在血压触底或心肺
停止工作这样混乱的局面出现之前把呼吸管置入。当然，你永
远也不想对一个**不需要**插管的患者进行选择性插管，因为这是
一个侵入性很强的手术，有可能会对患者造成伤害。这个决定
可不能掉以轻心。

穆勒医生说："我们这家医院不做选择性插管。"她瞥了一
眼康斯坦斯。塔拉觉得自己在医生和护士之间捕捉到了一丝微

[1] 我意识到，用名称呼护士和用姓称呼医生的做法凸显了一种不平等的等
级制的遗产（坦率地说，还有性别偏见）。我用的是"康斯坦斯"，因为
塔拉就是这么称呼她的，也因为这反映了护士通常允许患者及其家属直
呼其名的事实。——作者注

笑。"我们以前处理过这种情况。"穆勒医生补充道。塔拉疑惑地看着她。她是说她们以前处理过这种临床情况，还是与身为医学专业人士的恼人的家属打过交道？

"一点点医学知识，"穆勒医生继续说，"可能是一件危险的事情。"

原来如此，塔拉想。她们只是厌烦我打扰他们。我不过是那个讨厌的家属。我不过是那个妨碍她们的烦人的护士。她们想让我消失，这样她们就不用和我打交道了。

塔拉深吸了一口气，设法让自己平静。自从杰伊第一次拿起呼啦圈以来，已经过去八周半了。八周半的时间，仿佛跌入了另一个宇宙，一个晦涩难懂的拒绝自我纠正的地狱。"我知道你读书的时间比我长得多，"她努力控制自己的情绪，对穆勒医生说，"我也知道你比我更了解肿瘤学，但我还是不明白，杰伊在过去 30 个小时里的呼吸功已经增加了，他如何能继续下去。"

穆勒医生的语气缓和了一些。"别误会，你丈夫肯定是生病了。但是"——这时她听起来更坚定了——"他病得还不够严重。也许在小一点的医院，他会进重症监护室，但不是在这儿。"

她是在讽刺吗？塔拉揣度道。这难道是大城市的医院的自尊？当她意识到没人，没有一个人，会帮他把杰伊送进重症监护室时，她感觉自己快要呕吐出来了，就在这里，在会议室里。她考虑过把杰伊转到另一家医院，但他显然病得太重了，很难转院。塔拉绞尽脑汁地想办法，任何办法，只要能帮到杰伊。任何能引起他们注意的东西。"膝盖疼，"她脱口而出，"过去几个小时，杰伊一直在抱怨右膝痛。"她知道从全局来看，膝盖疼痛是次要的，但她不顾一切地想让医疗团队回到杰伊床边。血源性感染患者的膝盖痛可能表明关节感染，因此医生有义务查明这一症状。

穆勒医生似乎愿意安抚她，以便结束谈话。"我会在走之前顺便去看看他的膝盖，好吗？"

不，塔拉想，**这不行**！但她意识到，她能获得的就只有这些。塔拉离开房间时，几乎无法抬脚走路。无论是作为护士还是人类，她都从未像现在这样无助。无论她为杰伊说了什么或做了什么，她都不可以使医院巨大的阴谋得逞。

当塔拉迈进走廊时，这名社工恰好站在那里。"这些人每天都在处理这种事情，"她宽慰塔拉，"相信他们。"塔拉可以听到从她刚刚离开的会议室的门后，飘来零星的笑声。康斯坦斯和穆勒医生可能完全是在笑别的事情，肯定不是在笑她，但她想象她们在笑她和她扮演医生的可怜努力。

塔拉紧张地等穆勒医生前来评估杰伊的膝盖。杰伊现在的皮肤呈石板灰色，他的呼吸频率是 40 多次。深蓝色斑点似乎从他的罩衣里爬了出来，向脸部蔓延。他焦躁不安，又一次说手脚刺痛。当护士来检查生命体征时，塔拉询问了这件事。

"这是化疗的副作用。"护士回答。她草草记下生命体征后，离开了病房。

杰伊的脚又肿胀又冰冰凉。塔拉俯身给他暖脚，轻轻按摩它们，让它们能吸收一些热量。"有用吗？"她问道。她听不到杰伊的回应，于是她凑近他。

"我爱你。"他喃喃地说，塔拉惊慌失措，开始颤抖。她用眼角的余光注意到血从杰伊胸部曾经放置留置导管的地方渗出来。她抓起呼叫按钮，拼命按，尽管她知道护士们已经烦透她了。

穆勒医生终于赶到时，已经将近下午 4 点了，距离她们在会议室的谈话已经过去了快一个小时。她径直走向杰伊的右膝，屈折右膝并触摸关节。她耸耸肩，似乎没发现什么异常。然后她退后看他身体的其余部分，那种打量的感觉仿佛她是第一次见到杰伊。"他皮肤这样多久了？"穆勒医生缓缓问道。她的声音现在因为担忧而变得有力。

"从午饭时开始，"塔拉冷冰冰地回答，"护士说这是化疗的副作用。"

穆勒医生几乎没等塔拉说完。从她眼里可以看到恐慌。"这不正常。"这位血液科医生说，她冲出病房立即要求做血气检查。

10 分钟过去了，塔拉还是独自一人。她查看了监测仪上杰伊的血氧饱和度，结果显示为 82%。她又按了呼叫按钮，没人过来。塔拉冲到走廊，看到穆勒医生在护士站打电话。此时不是拘泥于细节的时候。"杰伊的血氧饱和度降到了 82%！"她对穆勒医生吼叫，"他突然代偿失调了。"

"我已经要求立刻做血气检查了。"穆勒医生回答，但她的声音一反常态，听起来很紧张。

塔拉急忙跑回杰伊的病房。"那该死的即刻血气检查在哪里。"塔拉嘶哑地对两位总算来了的护士咆哮，但她们不知道。护士试图获得血氧饱和度读数，但此时监测仪什么也没收到。他们把设备试穿在杰伊的手指、脚趾、耳朵、前额上，但都没有读数。他们试了另一台机器，以防第一台机器故障，然后又试了一台。

塔拉疑惑地盯着他们。对她来说，显而易见，护士无法获得读数，不是因为机器有故障，而是因为杰伊的整个血管系统都堵塞了。"他必须插管。"塔拉大喊。

杰伊无力地指着他的膀胱，意思是他必须排尿。她们给他拿来小便池，流出来一百毫升血。塔拉变得狂躁起来。"他的肾脏正在衰竭，"她对护士们尖叫道，"他必须被转到重症监护室！"

又过了 15 分钟，技师终于来做血气分析了。当然，此时不可能找到杰伊的脉搏，因而技师无法获取动脉血液样本。此时是 4 点 40 分，塔拉听到穆勒医生在走廊里大喊："呼叫快速反应小组！"

"他妈的终于来了。"塔拉从杰伊的病房喊了回去，浑身发抖，又惊恐又宽慰。

人们认识到，一旦发生心脏骤停或呼吸暂停，无论抢救小分队多么勤奋，也很难获得有意义的"拯救"，于是，产生了这样一个想法：要创建一个急救团队在心脏骤停**前**进行干预。就这样，快速反应小组应运而生。你不必等到患者真的失去脉搏或呼吸（也就是 coded[2]）才能获得重症监护，只要患者的临床情况开始恶化，你就可以启动重症监护室级别的团队在病床边进行协助。旨在心脏骤停发生前阻止其发生。

快速反应小组一启动，就有一大堆人拥进杰伊的病房。然而，当他们穿罩衣时，杰伊开始喘气，发出咯咯咕咕的声音。"该死的，"塔拉发怒了，"你们这些人本该听我的！现在他进入濒死呼吸了！他今天早上就该插管了！"随着杰伊的呼吸逐渐停止，快速反应小组切换到心脏骤停模式，在杰伊背下垫了一个移动滑垫，以便他们可以开始做心肺复苏。

当杰伊被推到一边，好在身体下面放置滑垫时，他的头暂时转向了塔拉。有那么一秒钟，塔拉和杰伊眼睛对着眼睛，她看到他的瞳孔突然放大到最大限度。用医学术语来说，他瞳孔放大——这是脑肿胀的不祥征兆，并且，肿胀开始从颅骨向脊柱推进。

"你们这些混蛋！"塔拉尖叫，对着每个人，但也没对着任何人，"他现在失去知觉了！我告诉过你们所有人，但没有人听！我告诉过你们，他一整天情况都在恶化！"

---

[2] 美国医院里最常用的代码 Code Blue（蓝色代码），也就是急救，也常简称为 code。

心脏骤停急救以标准方式进行，这种标准急救方式对职业角色状态下的塔拉而言非常熟悉，现在却磕磕绊绊地恍如隔世。有人在床头为杰伊插管，随后挤压安布袋[3]，将空气通过导管压入其肺部。另一名小组成员双手交扣，利用全身的重量进行心肺复苏术，每次按压都使病床摇晃。另一个人把几小瓶肾上腺素和阿托品塞进静脉注射系统，好让杰伊的心脏和血管系统运作起来。还有一个人正在大力抽取血样。一名护士站在角落里，有条不紊地记录整个过程。

塔拉在房间后部发现了穆勒医生。这位血液科医生双手交握，看着天花板，几乎是一种祈祷的姿势。"是你干的！"塔拉生气地低声对她说，"你会后悔的。"

心肺复舒术暂时停止，以检查心率。"PEA。"有人大声说，塔拉能感到地板在她脚下倾斜起来。无脉搏电活动（PEA，即 pulseless electrical activity）是一种危险的状态，在这种状态下，心脏发出电信号，但这些电信号没有转化成有意义的、最终可以被检测为脉搏的心脏收缩。这是心脏拼命挣扎的表现。塔拉尖叫着跑出病房，不知该拐向何处。

康斯坦斯在走廊里遇到了她。"你不能这样大吵大闹，塔拉。"她用手指着塔拉的脸，责骂她，以护士对护士的方式。"如果你继续这样下去，我们将不得不把你带走。"

---

[3] 安布袋（Ambu bag），也被称为袋阀式面罩（Bag Valve Mask，简称 BVM），这种医疗设备用于帮助不能自主呼吸的病人。

"康斯坦斯，你胡说，"塔拉怒斥道，"我和所有人**说过**，会发生这样的事情，而你们都当没听见。"她俩站在那里，相距一英尺。塔拉咬紧牙关说："来吧，**试试**让我走啊。"她转身离开护士长，回到杰伊的病房。

心脏骤停急救如火如荼，既混乱又克制。穿着罩衣、戴着手套和面罩的身体埋身于杰伊病床周围的空间里。空气中弥漫着汗淋淋的绝望。塔拉火山般的愤怒开始在身体、机器、治疗方案、等级制度和恐惧的搅动中慢慢消散。难以置信变成了麻木，她感到自己几乎快死了。

在这当中，一位塔拉从未见过的护士出现在病房里。她一声不吭地把塔拉领向一张椅子，哄她坐下。护士跪在塔拉面前，握住她的手。"我也是急诊室护士，"她说，"和你一样。"塔拉坐在那里时，呆若木鸡，而那位护士不停地轻声细语。

"她如同天使一般，"塔拉回忆道，"直到今天，我甚至也不能确定她是真的，还是只是我臆造出来的。"

"有脉搏了。"有人喊道，塔拉感到一支拿不准的希望之箭刺中了她。杰伊现在有心跳了！一个外科小组已经来了，试图为他置入中心静脉导管，因为杰伊在留置导管被移除后只有两支小静脉注射管，不足以进行大规模复苏。外科医生和快速反应小组争论是在病房，还是把杰伊转到无菌环境的手术室里再置入导管。他们决定，既然杰伊有脉搏了，那么去手术室会更好，并开始准备把他运过去。

他们还没出病房，杰伊的心律和脉搏就消失了。有人跳上床继续进行心肺复苏。心脏骤停急救又郑重地开始了。

对塔拉来说，这一幕既切近得难以捉摸，又残酷得刺骨。就好像是一个锯齿状的菜擦子向她挫去，在她的皮肤、肌肉和骨头上往深处剥去。但与此同时，她完全木了。怎么可能如此痛苦，同时又什么也感觉不到？时间在向前向后缠绕。心脏骤停急救一直在进行——一轮又一轮的肾上腺素、阿托品、心肺复苏——但也转瞬即逝，简直难以想象。

急诊室护士和塔拉坐在一起，仿佛度过了永生永世那么长的时间。护士看着塔拉的眼睛。"塔拉，"她平静地说，"你可能需要在这里做个决定。"

塔拉明白她的意思。她此前很多次站在护士这一边。她是那个问悲痛欲绝的家人何时停止抢救的人。她是那个提出看似生死抉择的人，但事实并非如此。这边是死，那边也是死，两个选项之间只隔了任意一小段时间。

塔拉振作起她最后一点临床储备，问了两个问题："他倒下多久了？他的心律怎样？"

有人回答："40 分钟。""无脉搏电活动。"

她不用看杰伊就知道，但她还是看了。他发青。他的皮肤斑驳如皮革。他已经死了。

"停止抢救。"（Call the code.）她小声对他们说，这是医院对结束复苏的简称。

像所有护士一样，她本能地注意到了时间。下午 5 点 20 分。

第七章　为了记录

我参与过很多诸如杰伊这样的急救。与杰伊的遭遇一样，大多数情况下，此类救助并不成功。几乎每个需要急救的患者都会死去，用简单的同义反复来说，就是毁灭性的疾病把他们带到了急救门口。奇怪的是，死亡实际上是急救中的一个步骤。当然，算法中没有列明这一点，但它的确存在。第一步。大家都知道，但没人会说。尽管患者在疾病的摧残下死去，但抢救会继续，直到有人"喊停"。也只有在那时，死亡才会被承认。这是人类悲恸与日常官僚作风的痛苦粘连。

作为住院医师，我总是被"死亡时间"这个奇怪的概念击中，尤其是在我成为急救负责人时。一方面，我宣布死亡时间时会非常精确（"凌晨 4 点 17 分"）。另一方面，这完全是武断的。如果我决定再多抢救一分钟的话，死亡时间将是凌晨 4 点 18 分。如果我更早一点面对现实，死亡时间可能会是凌晨 4 点 14 分。在所有这些情况下，病人的生命已然停止。事实上，在急救开始前，生命就已经停止了。**也就是**病人停止呼吸或心脏停止跳动的时候。**那是**病人真正死亡的时刻。然而，我们所记录的正式死亡时间是**我们**暂停战斗的时刻，而不是细胞停止战斗的那一刻。

我怀疑，这种局面与医疗记录在医疗保健中占主导地位有关。患者与医疗保健系统接触过程中发生的一切都必须记录在案。这么做是有充分理由的。图表（也被称为病历）是患者漫长的医疗历程的记录。服用的每一种药、每一次化验检查、每一张 X 光片都是病历的一部分。医护人员撰写进度记录，记录患者目前的病情和护理计划。即使在混乱的急救时，也总会有一位护士冷静地站在角落里，一丝不苟地逐步记录抢救的每一个步骤。当然，那个操作文档的最后一个条目是死亡时间。

对我来说，这反映了病历是如何最终指导医疗实践的，而不是相反。随着文档记录需求的增长，我们的执业方式也在改变。几代人以来，病历都是由标准的纸质图表组成的，不同团队成员在一个统一的物理位置潦草地写下他们的观察结果。编年史是真实的，你可以翻阅这本编年史来阅读患者的整个故事。当然，你也可能不小心把咖啡洒在那本神圣的编年史上。也可能洒上的是你的泰国红咖喱。这本病历可能被奔忙的勤杂工打翻在地，纸牌般乱成一团。它也可能被埋在去度假一周的内分泌学家桌子上的一堆刊物下面。出院总结可能是由拥有新石器时代书法技巧的外科医生写就的。三张关键页面可能被一名医学生"借"去，用于 7 点的晨会。

因此，有许多令人信服的理由使用数字化病历。电子病历，也被简称为 EMR（有时也叫 EHR［电子健康记录］），避免了这些缺点中的大部分——它总是清晰可辨，也不会被滞留在某人的办公室里。如果你把咖啡和泰国红咖喱洒在上面，你的电脑终端可能会短路，但实际的电子病历会幸存下来。

电子病历可能不如过去的纸质病历那样真实可感，但要说有什么的话，它实际上对医疗服务的提供方式产生了更大的影响。无论是什么原因，有意还是无意，电子病历都从根本上改变了卫生专业人士处理医疗信息的方式。在使用纸质病历的时日里，每次我看病人，都会得到一张空白的纸——你可以说，它是一个空白的画面。（在贝尔维尤，出于某些莫名其妙的原因，病程记录的纸张是火烈鸟粉的。在我整个医疗培训期间，我感觉自己好像在一片碱式水杨酸铋[1]的海洋中挣扎。）

这张空白纸的妙处在于，我可以完全按照我处理信息的顺序写下我的想法。我会从患者就诊的主要原因（"主诉"）和 HPI（"当前病史"）开始，然后是既往病史。检查完患者后，我会记下查体结果，然后是相关化验或放射学检查结果。

在此，我会停下来想一想，试图将其汇总。我会匆匆浏览我的鉴别诊断。如果我不是过于匆忙的话，我会进行详细评估，列入很多细节，对我的临床推理做出解释，为何我可能倾向于一个诊断，而不是另一个。最后，我会动笔写下明确的行

---

[1] 碱式水杨酸铋（Pepto-Bismol），一种消化系统用药，用于治疗腹泻和功能性消化不良。这种药有片剂，也有饮剂，为粉红色。

动方案。我的目标是，我——或者任何其他人——在稍后某个时间点回看这则笔记时，能立即掌握我所思考的全部内容，并理解我**为什么**会这么想。

相比之下，当我打开电子病历时，计算机会逼迫我按照**它的**顺序记录，这与我的思维弧线风马牛不相及。这反映出，电子病历最初是作为记账系统而开发的。直到后面，他们才开始整合临床信息，但即使是最好的电子病历也不像临床医生那样思考。我们人类必须改道适应电子病历的要求。

电子病历不仅会干扰思路，还会迫使用户为自己的思路分类。患者的各个方面都包含在不同字段中，这些字段在逻辑上没有联系。在过去的纸质病历上，我可以把验血结果和 X 光结果放在一起，因为它们在逻辑上形成了支持性数据，可以肯定或否定诊断。如果结果与我的临床推理相关，我可以在评估中记下心脏病会诊结果。但是，在电子病历中，化验结果在一个地方，放射学结果在另一个地方，而会诊结果在第三个地方。

当涉及诊断时，这种思维的碎片化越发危险，正如我们所看到的，诊断的过程需要把信息**整合**起来。电子病历把信息以及你的思维流强行纳入一个刚性结构，从而与整合背道而驰。这个刚性结构适用于计算机程序员和记账部门，但对任何患者的照护者而言未必合乎逻辑。

有了电子病历，就回不去了，我也不认为**应该**回去。医疗信息集中是有重大优势的。但是，电子病历带来的影响——无论是多么意想不到——也是同样巨大的，它对医疗保健和医疗过失都产生了强有力的影响。

加州大学旧金山分校的内科医生罗伯特·瓦赫特写过大量关于医学与技术的文章。虽然瓦赫特自认为是技术乐观主义者，但他在《数字医疗》一书中不偏不倚地描述了医疗技术的进步和缺陷。[1]促使他写这本书的，是一个足以让任何亲历过电子病历的医生、护士或患者都汗毛直竖的案例。

7月里宜人的一天，在加州大学旧金山分校儿童医院的病房里，一名儿科住院医师为一位名叫巴勃罗·加西亚的十几岁的患者开了复方新诺明（Bactrim）。复方新诺明是一种由来已久的抗生素，太过久远以至于没人记得要用多少毫克剂量。处方总是"一天两次，一次一片"——尽管对肾功能不全和年幼的儿童要使用较低剂量。（复方新诺明实际上是复合型抗生素：160毫克的甲氧苄啶和800毫克的磺胺甲恶唑。）

巴勃罗的体重比临界值低3磅，不能用标准成人剂量（一天两次，一次一片），因此电子病历把住院医师的处方下调至基于体重的儿科剂量——每公斤5毫克。基于体重的剂量在儿科显然至关重要，因为儿童体重范围可以从6磅到85磅不等。

在这个病例中，根据体重得出的甲氧苄啶的剂量为193毫克，略高于160毫克一粒药的剂量。住院医师恰当地把剂量四舍五入至160毫克。然而，诸如此类的舍入会在电子病历中触发自动警示，提醒药剂师仔细检查剂量。

药剂师与住院医师联系，想要弄清楚160毫克是不是她真正想要的剂量。电子病历就是以这种方式——人工干预进行复查——设法捕捉错误计算的。住院医师向药剂师确认了剂量，然后再次输入了"160"。

你可以用标准毫克剂量（160毫克一片），也可以基于体重（毫克/千克）剂量在电子病历中输入复方新诺明的剂量。不幸的是，电子病历"默认"使用住院医师此前用的毫克/千克单位。所以，她输入的不是160**毫克**，而是无意中输入了160**毫克/千克**。也就是巴勃罗·加西亚38千克体重中的每一千克都需要160毫克。

你无须计算，就会感到头晕目眩，但瓦赫特为我们做了这一计算。剂量达到了6160毫克，也就是38.5片复方新诺明。

几乎每个呼吸正常的医学专业人士都知道，复方新诺明是一种"一天两次，一次一片"的药物。我们了解这一点，就像我们知道在正常情况下，一只手有五根手指一样。我们开出38.5片复方新诺明，就像我们在晨间咖啡中倒入38.5包糖一样。然而，一旦错误嵌入电子病历中，它自身就焕发出异常强大的生命力。我现在就像在用极其慢的倍速观看一部即将进入高潮的恐怖电影。几乎不忍再看下去。

复方新诺明的处方单已经被送到了药房。为避免医疗过失，医院安装了最先进的药房机器人。这台机器不会犯人类可能犯下的任何错误——数错、读错、打哈欠。由于处方单已被人类药剂师贴上了"已批准"的标签，机器人100%准确地把38.5片药按照要求配发到了药箱中。

在病房里收到药箱的护士吓了一跳，因为她意识到这一药片数量极其异常。但是，她可以看到，医生和药剂师都仔细检查了处方单。这令人放心。此外，将药片与患者匹配的条形码系统（以防药物混淆错误）向她保证，这正是这位患者所需的正确剂量。在一个处理了太多古怪疾病和试验性治疗的学术医疗中心工作，不难看到非典型的给药方案。

如果护士停下例行工作，向另一名护士寻求建议或就药物问题呼叫医生，她的屏幕上会出现一个不详的红色警报，通知她——与她的主管——她的药给得晚了。（按时送药是医院强调的众多"质量措施"之一。）此外，电子病历不允许心虚的护士拿主意，"我会先处理完其他病人，然后在我能多想想的时候再考虑这个病人"，因为她需要先扫描条形码，把全部38.5片药提供给病人，她的当前任务才能被标记为"完成"。所以，她无法得到帮助，除非她克服所有不利因素，使整个病房陷入停顿才行。顶着"高效"的压力，在繁忙的病房里这么做并不容易。

因此，有了条形码的保证、药房机器人的准确性、药剂师和医生双方出具的经人类仔细检查的文档记录，也就是在所有为减少医疗过失而制定的措施一应俱全的情况下，护士按照电子病历的指示分发了药片。38片大药丸大小的复方新诺明片。当然，还有另外半片。

一开始，巴勃罗只注意到一些奇怪的麻木感和刺痛感。随后他变得焦虑和有点糊涂。而后，他的身体突然出现全身发作性癫痫。他停止了呼吸，有人呼叫了急救小组。巴勃罗·加西亚奇迹般地活了下来，显然没有受到永久性伤害。但这种情况下，他本来的结局很可能是需要透析，或者出现永久性脑损伤，或者死亡。（那天，**运气**的剂量似乎比通常情况下高出不少——甚或高达 38.5 倍。）他似乎完全康复了，尽管他对医疗系统的信任毫无疑问遭受了永久性伤害。

这个案例之所以最能说明问题，是因为它凸显了电子病历如何试图通过各种警示和警告改善患者安全，最终却可能严重伤害患者。更讽刺的是，如果医生用手而不是用电脑来写医嘱，或者药物由药剂师而不是机器人分发，这个错误会立马被发现。我们所赖以降低医疗失误率的技术竟然会增加错误率，或者发明各种新错误。

此外，瓦赫特还利用这个案例强调了警示问题。警示是电子病历在预防医疗过失时使用的基本工具。对医护人员来说，这些计算机的警示构成了连续的、共同的偏头痛。我们整天都在与处方单和用药医嘱打交道，警示系统变成了一只满腹牢骚的章鱼，向四面八方伸出触手，不断地拍打。就在你认为你已经清除了警示的挑战时，又有七条肥大的腿带着更多警示向你袭来，有待处理。

现在，也许你认为我是在装模作样，但确实就是那种感觉。每当要证明维生素 D 药片**不是**管制物质时，我都想要尖叫。每当我不得不处理这样一条警示，警告我所开的助行器"没有"药物相互作用时，我都想拿手术刀去割屏幕。每当我要为**每一位 65 岁以上的患者开任何一种药**，就会弹出一个警示，告诉我应该对 65 岁以上的人"谨慎用药"时，我已经准备好肢解键盘了。

让我更加愤怒的是，我知道有一些更重要的警示掩埋在这些无用的警示里。如果某一药物禁用于肝病，或者因为肾功能受损而需要不同剂量，**我希望**得到提醒。我知道我不可能记住所有关键的药物相互作用，所以在我无意中开了两种不能同时服用的药物时，我希望电子病历可以逮住我。因此，我对电子病历让我淹没在如此多无关紧要的警示中感到愤怒，以至于我——像大多数足够诚实地承认这一点的医护人员一样——最终忽略了一切警示。

在阅读了鲍勃·瓦赫特[2]作品中关于复方新诺明灾难的内容后，我决定从自满中清醒。毕竟，当医生开出正常剂量的38.5 倍的复方新诺明时，电子病历**确实**当面弹出了警示。但她已经和药剂师看完处方单，所以她没有理会警示，就像她和我以及其他每个人对每小时都会收到的成百上千个警示所做的那样。这些警示似乎故意不让我们完成任何工作。

因此，我决心在看过所有警示前不去无视它们。那里可能埋着一个我不想错过的关键警示。另外，电子病历是法律文件。对警示单击"好的"，表示我已经读过了这条警示，评估

---

[2] 鲍勃·瓦赫特，原文为 Bob Wachter，也就是 Robert Wachter（罗伯特·瓦赫特），Bob 是 Robert 的简称。

了其内容，考虑了其影响，而后做出了决定。律师在法庭上肯定会这么说。

就在第二天早上，我开始工作，感到自己像在拳击场上刚刚受到激励的拳击手，自信地上下跳动，展示我新练出来的"患者安全"肌肉。我几乎能感觉到绸缎般光滑的长袍在我肩上闪闪发光，而不是我那件耷拉着的白大褂，上面还沾着漏水的钢笔留下的墨渍。我已经准备好战斗了！

这么说吧，我甚至没能通过第一轮考验。我在当天第一位患者面前就败下阵来。他需要13张药方，每种药都有几个警示，加起来有几十个。几乎都是没用的。比如，对无须根据体重进行调整的药物提醒说，"这种药不提供基于体重的剂量"。或是另一些同样没有帮助的东西，比如当我开具酒精棉签时，提醒说"这种药没有药物相互作用"。偶尔，我会得到一些重要但含糊的信息，比如"药物 X 可能会增加 Y 的生物利用度。数据质量不确定"。这种情况下，我该怎么办？

在我给他开具血压袖带，让他在家检查血压时，这个处方引发了一系列警示。一片八英寸的乙烯基塑料怎么会与七种不同的药物相互作用？再说，它当然是没有基于体重的剂量的。我的患者还犯有超过65岁的重罪，所以开具每一个处方，甚至是他的血压袖带时都会出现我需要"谨慎处理"的警告。

无论警示是多么空洞，我还是坚持阅读并记录每一个药物警示。最终令我崩溃，令我彻底走投无路的是，这位患者正在服用华法林。华法林是抗凝剂，一种所谓的血液稀释剂，他服用华法林，是因为房颤使他面临血栓风险，可能会导致中风。

众所周知，华法林与宇宙中的几乎每一种食物、药物和化学物质都有相互作用，因此它生成的警示数量显然是惊人的。不仅如此，因为华法林的剂量是根据其在血液中的水平来服用的，而血液中的水平会视患者是过度沉迷于菠菜，还是在拜访一位有猫的朋友后服用了抗过敏药，还是有几天忘了服用胆固醇药物，还是更怀疑地看了一眼火星而不断变化。对华法林剂量的不断调整有一种鲁布·戈德堡[3]的感觉，患者最后通常会服用精心设计的剂量组合，每月（有时每周）都在变化。

比起其他药物，华法林处方单的开具频率要更加频繁，并且它拥有最复杂的剂量组合和最多的药物相互作用。其风险也比几乎任何其他药物都高，因为如果剂量稍低，就可能导致血栓和中风。如果剂量稍高，就可能导致出血。任一方向的错误都会严重伤害患者，甚至致其死亡。你可以看到，为什么华法林很可能是最可怕的处方药。

我这位患者的服药日程并不特殊，在周二、周四、周五和周日服用 8 毫克，而在周一、周三和周六服用 9 毫克。华法林没有 8 毫克或 9 毫克那么大的片剂，所以我不得不使用 4 毫克

[3] 鲁布·戈德堡（Rube Goldberg，1883—1970），犹太裔美国漫画家，他以一系列由简单机械触发连锁反应的漫画受到广大读者欢迎，这种机械也就被称为鲁布·戈德堡机械，即用设计得过度复杂的机械组合，以迂回曲折的方式完成诸如倒一杯茶或是打一颗蛋这样非常简单的工作。

和 5 毫克的药片，并为每种药片分别开处方，外加一篇补充性的长篇大论，解释如何正确服药。

我不得不使用先进的多项式方程计算哪一天需要多少片什么剂量的药片，以及一个月所需的每种药片的供应量。那是在面对**每一张**华法林处方引发的 46 个单独的警示**之前**。（我相信我保留着贝尔维尤医院的一份关于一组华法林处方的记录，该处方单为一名服用大量相互作用药物的老年患者发出了 241 次单独的警示。我最终翻出了我过去的处方簿，用手写下了处方。花了 7 秒钟。）

可以说，我勇于阅读每一份药物警示的经历并没有提高该患者的医疗质量。事实上，阅读警示没有为医疗保健留下任何**空间**，因为它几乎占据了全部就诊时间。作为他的医生，在此过程中，除了一个溃疡和一屋子就诊时间被推迟的恼火的患者，我自然一无所得。我怀疑地看了一眼火星，然后花了一整天时间做了大多数医生会做的事情——对几十个雨后春笋般冒出的警示盲目地点击"好的"，一个也没读，希望并祈祷我们没有错过真正重要的东西。

然而，最令我和同事们痛心的是这些警示背后的动机。对我们来说如此明显的是，要把关注责任，而非照护患者，当成首要任务。如果他们贴出了所有可能的警告，不论这些警告有多差劲，一旦出了问题，医院、电子病历、更大的宇宙都不该被怪罪。错的是对警告点击"好的"的医生。整个预警系统像是把责任——更不必说工作量——转移到了医务人员身上。当然，医生和护士别无选择，只能在警示的汪洋里奋力坚持，因为我们必须为患者提供药物。据估计，初级保健医生每天要花整整一个小时的时间应对警示。[2]虽然电子病历（通过剂量标准化和消除书写问题）减少[3]了典型的用药错误，但不清楚对患者的整体**伤害**是否有所减少，因为正如我们看到的那样，电子病历可能会引入新的错误。

瓦赫特将警示疲劳问题从电子病历扩展到医院里响起的所有旨在防止医疗过失的警报和铃声。在他自己医院的五个重症监护室（平均照顾大约 66 名患者）里，每个月的警示数超过 250 万个——包括附在患者身上的所有监视器发出的铃声和哔哔声。其中绝大多数是假警示，[4]这导致医护人员本能地认为大多数警示不重要，并予以关闭。

正是这种轻视和噪声导致马萨诸塞州综合医院一名患者心脏骤停并死亡。[5]一名老年患者因为需要起搏器而住进了心脏科病房。2010 年 1 月的一个早晨，他吃完早餐，与前来探望的家人聊天。而后，他绕医院的楼层走了一圈，回到自己的病房。上午 9 点 53 分，他的心率开始变慢。警报响了，但显然值班的 10 名护士没有一个人注意到，或者即便他们注意到了，也没有意识到这是一起紧急事件。某一时刻，一名工作人员动手关闭了警报。这可能是偶然，也可能有人觉得这是虚惊一场。无论是哪种情况，警报都被设为无效了。因此，当患者的心率进一步降低时，没有进一步的警报。当心率达到零时，一点声音也没有。患者没发出声音，附在他身上的所有百万美元的设备也没有发出声音。上午 10 点 16 分，一名护士进入病房执行例行任务，发现该患者已经死亡。

《波士顿环球报》发布了一份严厉批评的调查报告，发现五年多以来有 200 多例死亡与警示疲劳有关。报告发现，护士被警示轰炸，其中绝大多数是假警示。护士似乎并非普遍无能。相反，警报太多了，以至于它们丧失了警示任何人的能力。它们不过是背景噪声罢了。

如同电子病历中的药物警示一样，这些警报的既定目标是为了增进患者安全。但是，正如本次调查所强调的，它们可能会在无意中造成伤害。警报被设计成尽可能广撒网，因为即便只有一个不良结果也会为这些设备的生产商、医院和电子病历带来数亿美元的责任成本。因此，只要有一丝一毫的异常迹象，警报就会响起，这种设计对他们有利。护士们被困在一大群警示里对他们来说并不是问题。

电子病历和医疗设备**不**会像护士和医生那样思考。

医生和护士总是会优先考虑新传入的信号。我们不可能将每个信号都视为紧急情况，所以我们会把某些信号置于最重要的位置，而把其他信号置于最次要的位置。我们的电子病历确实试图根据严重程度对警示进行颜色编码，但位于中间层的警示数量仍然非常庞大，无助于削减医生必须横穿过去才能完成用药医嘱的警示丛林。心电监护仪上的警报也在做同样的事，只是音高和频率不同，但它几乎没有在普通心脏科护士必须工作于其中的声音丛林中留下印迹。

目标显然是使机器和电子病历的思考更像人类（同时仍然保留人类所缺乏的百科全书式的、不会疲劳的能力）。各种警示和警报必须以生理学的方式协同工作。例如，如果心电监护仪显示无脉搏，这种情况下，通常会发出红色警报。但在一个更智能的世界里，如果血压监测仪仍在记录健康的血压，警报就不会响起。（如果你的心脏**真的**停止跳动，你很快就会失去任何血压的迹象。）"无脉搏"因此会被解释为心电监护仪被移动了，而不是患者濒临死亡。低级别的警示可能会传到护士那里，说机器有待校准。在瓦赫特想象的这个更智能的世界里，仅在各种比特的数据具有临床意义时，警报才会被激活。

类似地，电子病历很可能可以获得某些临床常识，以更符合逻辑的方式对其警示系统进行调整。例如，如果一名65岁以上的患者已经服用赖诺普利12年了，发出"谨慎开具处方"的警示是没用的，因为该患者明显耐受该药物的时间超过了半数工作人员的执业时间。电子病历应该能够综合具有临床相关性迹象的警告（并清除50%毫无价值的警告）。

瓦赫特似乎看好这种可能性，尽管这需要生产商重新调整重点。他们将不得不花更多时间与医务人员一起待在第一线，了解其产品在现实世界中是如何发挥作用的，并获得对医疗实践方式的更务实的理解。他们还必须共同努力，使其产品更具兼容性——这需要将患者的安全置于利润之上。

我无法把所有责任都归咎于生产商——尽管这样做，在极度自以为是的 10 分钟里，感觉正中下怀——因为在我们所有人都置身其中的地方，他们并没有创造出好讼的环境，我会在本书稍后部分讨论这一点。生产商想尽一切办法避免诉讼，这非常合理，即使最终会给医生和护士带来更多工作和额外的痛苦。

然而，好讼的环境是曝光电子病历相关错误的方式之一。一项对医疗事故案例的调查展示了电子病历对患者造成的各种伤害（和严重程度）。马克·格雷伯及其同事分析了 248 起涉及电子病历的医疗事故案例，电子病历要么因为系统本身，要么因为工作人员使用系统的方式，不知怎的与医疗事故关联在一起。[6] 举一个与系统相关错误的例子，"主诉"字段只接受有限数量的字母。在这种情况下，患者诉说"突然出现胸痛，伴有上腹部灼痛，用抗酸剂有所缓解"。由于字段长度限制，主诉仅显示"上腹痛"。没有人给他做心电图，几天后，该患者发生了严重的心脏事件。

再举一个与用户相关的错误的例子，在这个例子中，有人复制并粘贴了以前的笔记。之前的记录疏于提及患者正在服用强效抗心律失常药物胺碘酮。因此，当前笔记再次发生了这一疏漏。这位患者需要药物治疗心律失常，于是他拿到了一张开具了胺碘酮的新处方，结果服用的剂量增加了一倍，并出现了毒副作用。

许多案例集中于延迟诊断或漏诊，尤其是癌症和许多其他重大疾病。在有些情况下，检查结果输入计算机系统时产生延迟，或者检查结果没有发给对的人。在其他情况下，检查结果排在医生的待处理列表中，根本未被注意到。

这很大程度上取决于基本的可用性。即使电子病历是为避免错误而被完美设计出来的，但如果使用起来如此笨拙，以至于护士最终只是为了挺过一天又一天，而凑合着走捷径，那么电子病历也不会成功。即使系统适时提醒每一种可能的药物相互作用，但如果医生感到被警示的暴风雪所淹没，并盲目地同意所有警示，只是为了完成处方开具，那么电子病历也不会成功。

尽管这些与电子病例相关的案件仅占医疗事故案件总数的一小部分，但它们凸显了人类与技术的关系中存在独特的脆弱性。技术小缺陷会与人类小缺陷相互影响，有可能进而导致毁灭性结局。

2014 年 9 月 20 日，托马斯·埃里克·邓肯从利比里亚蒙罗维亚的家中飞往得克萨斯州达拉斯。三天后，他开始感觉不适——胃痛、恶心、发热。第二天（也就是 9 月 25 日）晚上，他去了得州健康长老会医院的急诊室。无论哪一天，都有成百上千的人因为像胃流感这样的症状而出现在急诊室里。但这天并非普通的一天。西非正陷于埃博拉疫情暴发的剧痛中，在受影响最严重的三个国家——几内亚、塞拉利昂和利比里亚——最终有将近 3 万人被感染（并导致超过 1.1 万人死亡）。[7]

考虑到埃博拉病毒非常容易在人与人之间传播，世界其他地区正准备迎接埃博拉疫情在国际上的传播。医院正在将其医疗方案升级到危机级别。我所就职的贝尔维尤医院为各种各样、周游各地的患者服务，所以我们进入全速准备状态。从文职人员到高级行政人员，每个人都接受训练，去寻找两个关键因素：最近去过埃博拉流行地区以及出现发热。当前的第一步是隔离病人。（我们的科室不得不指定一个房间作为埃博拉患者隔离室，我的办公室离入口最近，抽到了下下签。我文件柜里的一摞摞文学期刊不得不搬走，取而代之的是口罩、罩衣和手套，还有装满应急计划的文件夹。维修工在我门上锯了一个洞，做成了一扇玻璃窗，这样医护人员就可以远距离与疑似感染的患者交流，不会有近距离接触的风险。在埃博拉疫情结束后，我的文学期刊重新获得了一席之地，但窗户还在，现在我不得不用复印纸盖上，以保护患者隐私。）

在托马斯·埃里克·邓肯身上，两个红色预警信号兼而有之：发热以及最近去过利比亚。然而，他带着一张抗生素的处方单被打发回家。护士在分诊单上表示，患者最近去过西非。但医生没看见护士的纸条，所以发热和旅行史没有联系起来。因此，他的诊断思维过程中没有考虑埃博拉。

48 小时后，9 月 28 日，邓肯拨打了 911，被救护车带回急诊室，他现在已经病入膏肓——脱水、大量呕吐、打寒战、腹泻、眼睛充血。这一次，在向急诊室陈述症状时，患者被问及旅行史，其后被隔离。（尽管一些护士报告说，并未立即隔离，当时遭到了来自上级的阻力。）[8]9 月 30 日，送往疾控中心的血液检测样本证实了埃博拉病毒的存在。一周后，10月8日，托马斯·埃里克·邓肯去世——这是美国首例埃博拉病例，也是首例死亡病例。邓肯去世后的一周内，护理他的两名护士成为美国第二和第三例埃博拉病例。（病例四是一位曾在几内亚工作的美国医生，10天后抵达贝尔维尤医院，然而这位病人直接去了隔离病房，没有机会使用我的办公室和它可爱的锯齿状的窗户，透过窗户还可以看到过道对面的洗手间。）

　　幸好达拉斯的两名护士（以及来到贝尔维尤的医生）都尽早得到了治疗，并活了下来。然而，在达拉斯的这个例子中，由于一开始的误诊，许多人不必要地暴露在了埃博拉之下，包括在急诊室的每个人、邓肯出院后与他接触过的任何人、把他带回急诊室的救护车工作人员、用救护车运送的任何其他患者，还有邓肯的护士接触过的任何人。由于在应对邓肯病例时存在失误，近200人不得不接受长达数周的监测。

　　与所有医疗过失一样，在该案例中并非只存在一个错误，而是有许多错误交叠在一起，其中任何一个若得到纠正，都可能改变这个案例的结局。最初的错误——没有将旅行史与发热联系起来——理所当然得到了最多关注。如果这两个点从一开始就相互联系起来，那么该患者就会在更早阶段被隔离并受到治疗。他可能就会活下来，而照顾他的护士们可能就不会感染，另外200人也不会被拉入埃博拉之网。

　　医院将责任归咎于电子病历。[9]护士的分诊模板里有字段提示他们询问旅行史，以便触发关于接种必要疫苗的提醒。因为疫苗接种被认为是护理问题，在设计时，就没有把旅行史字段纳入医生工作的屏幕中。所以，当时评估邓肯的医生并不知道护士输入的旅行史。由于电子病历而导致的错误得一分。但当然，考虑到广为人知的埃博拉疫情，他本可以，也应该亲自询问这一点。医生诊断错误得一分。

在尚未使用电子病历的时代里，也就是医生和护士受缚于各自独立的电脑终端之前，他们挤在同一个物理空间里，会做一些像是相互交谈之类的事情。在这个老式的场景中，护士可能会向医生求教，私下里提到关于旅行史的信息。沟通不畅导致的错误得一分。

然而，与大多数医疗过失一样，在这个例子中，错误和责任沿着多个方向发散。这位患者没有告诉航空公司——或医院——一周前他帮助利比里亚一名最终被证明是感染了埃博拉病毒的妇女脱离困境。达拉斯的911系统不像纽约市的911系统那样筛查埃博拉出血热的症状。运送这名患者的救护车整整两天没有消毒，从而让更多患者暴露其中。第二位感染埃博拉病毒的护士得到疾控中心的许可，前往俄亥俄州看望其家人。这么多交叠在一起的错误令人沮丧，因为每个错误都提供了减轻甚至防止——导致一名患者死亡、两名护理他的医务人员感染的——错误的机会，但最终都错过了。

虽然不能说电子病历是一连串错误的煽动性原因，但在对这位患者的护理中，信息（在本例中是旅行史）的碎片化创造了灾难性的分岔。事后，医院修复了他们电子病历中的这个缺陷，但是电子病历中信息的管理不灵仍是未来错误的潜在来源。

就在我写下达拉斯的埃博拉病例这部分的一天后，我正在贝尔维尤监督我们的免预约门诊部。下午晚些时候，门诊前台出现了骚动。一名患者要求看医生，但门诊部已经饱和，所以根据规定，他被转到了楼下的急诊室。他对此不太高兴，结果发现他是医务主任的病人，于是高层参与了进来。政策和等级问题被抛来抛去，分诊治疗方案在过道上被讨论，但最终行政问题得以解决，该患者最终被护士接收。几分钟后，护士走过来对我说："这位患者报告说咳嗽和发热，他两天前刚从沙特阿拉伯回来。"

我不是迷信的人，但我不禁想知道，我刚刚才沉浸在一个最近有过病毒流行国家旅行史的发热患者的病例中，不到24小时之后，我是否会在现实生活中重现这一幕。在这种情况下，令人担忧的情况是中东呼吸综合征（MERS）。

我们已经避免了达拉斯埃博拉病例的第一个错误，因为护士将发热和旅行史联系了起来，并向医生恰当地传达了这一点（使用老式的面对面交谈的技术）。她已经向该患者提供了一个口罩，并单独把他隔离在一个房间里，因而我们避免了达拉斯案例中的第二个错误。

现在，我们可以花几分钟想想。我同事找到了我们的感染控制方案，而我在疾控中心的网站上搜索了 MERS 的详细信

96

第七章 为了记录

147

息。除了询问患者与其他可能患有 MERS 的人的接触史等显而易见的事情，你还必须筛查他与单峰骆驼——也就是 MERS 病毒的宿主（双峰骆驼似乎不受影响）——的接触史。例如，切记要询问患者是否挤过奶或宰杀过骆驼（直接接触），还是只是去过骆驼市场或参加过骆驼比赛（间接接触）。在线数据库对细节的记忆力优于人类，得一分。

我们正在协调单峰骆驼问题（以及我们的防护服和面具），这时一个调查小组突然造访，要求我们摊牌。这一整出事情是一次考验。我们医院正在检查我们诊室是否准备好应付随时随地可能出现的"新兴病原体"。我们在行政处理上有所欠缺——将感染患者转到急诊室可能会导致其他人不必要地暴露在病毒之下。相反，我们应该对该患者进行分诊，即使门诊部没有能力进行全面评估。分诊可以决定是否需要隔离，或者患者是否可以稳妥地去急诊室。

但我们在临床端（clinical end）及格了——了解了旅行史，迅速隔离患者，然后在开始检查患者之前花时间查阅了感染控制方案和疾控中心的信息。

这是一次有效的演练。我们都完全相信这是个真实案例。（这名患者通过反复摘下面罩，与工作人员争吵，并以认识医务主任为由摆架子，而为演练增添了"真实电影"的色彩。）[4]

---

[4] 真实电影（cinema verité），一种纪录片类型，拍摄者介入被拍摄者的生活。——编注

我们认识到了自己的缺点，也了解了骆驼，但这件事主要向我强调了这项任务的艰巨性。达拉斯案例中出现的小错误很容易酝酿出严重后果。我们差点犯类似的错误：让病人漫步到急诊室，可能会一路咳嗽着从几十个不知情的人身边经过。这件事也让我们明白，有时间思考是我们预防错误的最重要的工具之一，但我们当前的医疗保健似乎在合谋消除这一工具。

一天早上，我正在电子病历系统中整理我的收件箱。收件箱里堆满了我为患者开具的检查、护士的单子、社工的笔记、药物补充的请求以及患者的信息、实习生需要签字的说明、我的病人去看过急诊的通知、工作人员发来的电子邮件、专家的会诊单——几乎所有与我的病人或与我有关的东西的集合。

从某种程度上来说，收件箱的出现，是在患者安全方面向前迈出的一大步。在电子病历出现之前，医生必须主动找出其所开具的任何检查的结果。因此，对检查结果的追踪完全取决于各个医生的记忆或待办事项。深夜随叫随到——或深夜聚会——外加其他部门打来的几个相互冲突的电话，有三个会议要参加，候诊室或病房挤满了病人，你就能看到，事情是如何经常被漏掉的。无须漏掉太多就能导致灾难——漏掉的乳房 X 光造影检查显示早期癌症，漏掉的血钾升高可能导致致命的心律失常，或漏掉的淋病感染可能传给其他人。

电子病历使检查结果与单个医生关联起来。我为患者开具的每项检查都将在结果就绪后自动发送到我的收件箱中。在我批准前，任何文件都不能存档。理论上，这是一个伟大的系统，但实际上，收件箱是笨重的野兽。我在开具检查时尽量做到明智，但即便我用尽全力，也还是有源源不断的结果需要整理。我同事和我努力清理收件箱，渴望将其收拾干净，但这永远不可能发生，因为总是有更多检查蜂拥而至。收件箱只能从满变成更满，而且要花数小时来分类。

即使只处理一个检查结果，所涉及的步骤也超乎你的想象。通常，从我为患者看诊到检查结果出现在我的队列中，这之间有一段时间间隔，所以为了适当地评估检查结果，我必须找回该患者的病历，翻出我最后一条笔记，并重读我写的内容，提醒自己该患者的临床情况。如果是血糖之类的东西，我需要将它与之前的结果进行比较。如果是胆固醇之类的东西，我可能必须调出心脏风险计算器（这也需要找出诸如年龄、性别、血压和烟草使用情况等其他必要信息），以决定如何应对胆固醇结果。有些检查结果要求我把该患者转介给专家。有些结果需要更换药物，这就需要撰写处方和发送新处方，还要与患者通话讨论这一药物变化，患者可能会想起她在上次就诊时忘记提出的三件事。之后需要把我们的对话和治疗决定记录在病历中。光是一个检查结果就可能需要花 15 分钟才能解决。

我会定期边喝三杯咖啡，边快速清理收件箱里的东西。然而，胜利是短暂的，因为几分钟后收件箱里会跳出一个新的检查结果，之后又一个。到第二天就有十几个了。我为病人看诊的每一天，都会产生更多检查。我有时真羡慕西西弗斯：至少他每天推上山的是同一块臭石头。对医生而言，这是一片巨石的汪洋，其中任何一个——如果被漏掉的话——都可能会砸在我的某一位病人身上。或者砸在我身上，以诉讼的形式。

某天，我正在整理收件箱，试图在速度需求和专注需求之间保持平衡。我偶然发现，在注射了大量胰岛素的情况下，埃米尔·波特罗的葡萄糖还是高得惊人。他几十年的糖尿病史已经使他失去了一条腿和大部分视力。他还患有严重血管疾病，这是糖尿病的并发症，导致其假体安装不良，所以他现在主要使用轮椅。他的肾脏受到影响，我担心他就快不得不进行透析。

不过，在我向他致电询问化验结果之前，我想先打开他的病历，回顾一下我们上次对胰岛素剂量的调整情况。由于他顽固的糖尿病及其连锁并发症，波特罗先生可以说是医疗系统的大用户。从他的电子病历中能看出这一点，它的加载时间更长。手头有这么多工作要做时，花 30 秒盯着一张旋转的图形甚至都会令我紧张，所以当波特罗先生的病历在加载时，我开始查看待审队列中的下一位患者哈桑·贾洛的化验报告。

贾洛先生确诊糖尿病才一年，他正处于生活彻底重组的阵痛之中。他摒弃了他视之为每日甘露的白米饭，不再吃炖羊肉，糖浆般的果仁蜜饼也成为历史，他还戒掉了芬达橙汁汽水。现在，他能每天用搅拌机很快做好"绿果汁"，成了吃豆

99

类食品的代表人物。当他在一年前确诊时，他需要服用两种药物控制糖尿病。但现在我们已经可以停用其中一种，并正在使他戒除第二种药。

贾洛先生年轻的病历加载起来要比波特罗先生的快得多，所以我决定先给他打电话。"好消息！"我说，"你的血糖保持在良好的较低水平。你所有的努力都得到了回报。我认为我们将可以完全给你停药。"对于像糖尿病这样的疾病，我们通常不会给患者带去不折不扣的好消息，所以这类电话既罕见又令人兴奋。

贾洛先生显然心花怒放。"太棒了，"他几乎对着电话唱道，"这几乎是我第一次听到关于我血糖的好消息！"

第一次？

"你真令我开心，奥弗里医生！我迫不及待想把我所有的注射器都扔进垃圾桶。再见，胰岛素！"

注射器？胰岛素？哎呀。

我意识到，我无意中把电话拨给了依赖胰岛素、截肢、肥胖、需要轮椅、几乎失明的波特罗先生，而不是随身携带小扁豆、迷上羽衣甘蓝、骨瘦如柴的贾洛先生。（只有在数字化电子病历的无菌世界里，才会混淆两位迥然不同的病人。）现在我不得不——在两个事项上——出尔反尔！首先，我必须告诉波特罗先生，我犯了错，把他和别人搞混了。随后我不得不告诉他，这个好消息是空欢喜。他的血糖一点也不低，而是令人沮丧地——且难以控制地——高。

我一再道歉，在接下来的 10 分钟里，我们讨论他的病情，努力寻找他已经完成的试探性的治疗措施以及他可以力争达到的小目标。我努力想找一些乐观的事情告诉他，但很难找到。

我陷入了同时打开两份病历的陷阱里。说我只是一时糊涂很容易。同时打开两份病历是绝对不可以的——我知道！我向实习生和学生告诫过这一点，但任凭我磨破嘴皮也没什么用。然而，现在我正在这样做，并因此犯了个错。我很可能会不小心把贾洛先生的药开给波特罗先生，然后通过电子数据把药发给他的药房。波特罗先生可能很容易就吃了那种药，因为他经常换的药是如此之多，他可能没注意多了一种糖尿病药。

然而，波特罗的肾脏无法应付贾洛的药。那种额外药物可能是压断骆驼的最后那根稻草（当然是单峰骆驼）。一次肾中毒损伤可能足以把波特罗先生脆弱的肾脏推到透析的境地。

我认识到，用户（我）是这个错误的主要推手，但也有来自电子病历的推波助澜。电子病历既累赘，又便于使用，方便得令人难以置信。在纸质病历的世界里，不可能把波特罗那种笨重的病历与贾洛那种轻薄的中篇小说篇幅的病历混在一起。但在电子病历中，这只消点一下鼠标。

人们很容易把几乎所有事情都归咎于电子病历和技术性设备。在我们的日常生活中，使用这些系统的挫败感非常突出（通常比这些技术性设备能实现的许多奇迹任务还要突出）。然而，归根结底，它们只是工具，我们医疗工作者——在考虑到患者和整个社会的情况下——需要决定如何利用这些工具。正如鲍勃·瓦赫特在评论达拉斯的埃博拉病例的文章中所说："我们需要利用这些神奇的工具，但别忘记，行医的不是它们，而是我们。"[10]

电子病历做了许多改善医疗保健的好事。与会丢失病历、记不起 X 光片放在哪里的时期相比，将所有医疗记录放在一处是巨大的进步。这当然比难以理解的笔迹、咖啡渍和泰国红咖喱的残迹更进一步。此外，在需要额外信息时，使用电子病历可以快速访问在线资源，而无须跑到图书馆去查找相关信息。

电子病历改善医疗保健的另一个绝佳方式是对人群进行分析。例如，医院可以调查所有糖尿病患者，找出其中一年多未看过眼科医生的患者，或者胆固醇过高的患者。这有助于医院确定是否需要另行聘用眼科医生或加大对营养教育的投入。这类分析还可以显示各种干预措施是否有效。例如，如果医院另行安排护士在患者出院后向其家里打电话，是否会降低再入院率？

不过，电子病历也会让医疗保健变得更糟并引入错误。复杂低效的使用体验迫使医护人员取道危险的捷径。警示疲劳意味着，重要的警报滚得远远的，因为它们游弋在由责任引起的细枝末节的汪洋里。而由记账需求驱动的诊断代码可能会扭曲诊断过程。复制粘贴的能力可以导致大量记录，类似于那些你一定会认真阅读的在线"服务条款"协议。

然而，对我而言，最大的伤害在于：计算机认为在检查室里最重要的是它自己，而非患者。当一个人的眼睛紧盯着屏幕时，很难进行真正的对话。我哀叹它给交流带来的损害，不只是因为医学方面的闲谈最有趣。我哀叹，是因为与患者沟通是我们减少医疗过失的最有力的策略之一。它不是万能的，但如果医疗专业人士和患者之间能更好地沟通，我认为本书中回顾的几乎每一个医疗过失都是可以预防的，或者说，可以将其危害降到最低。当然，杰伊的案例揭示了许多沟通不畅的事例。医务人员没有很好地解释其诊断推理或医疗方案。当塔拉试图与其交谈时，他们在倾听方面无疑也表现不佳。

　　技术也在过失中占有一席之地，因为工作人员似乎更看重机器的读数（例如，血氧饱和度检测仪的读数在正常范围内，胸部 X 光片阴性），而不是患者正在逐步恶化的临床病情。所谓的客观测量所创造出的患者图像与患者实际躺在床上的情况完全不匹配。鲍勃·瓦赫特在达拉斯的埃博拉病例中提出的关于技术和责任的评论在此成立："行医的不是它们——机器——而是我们。"

　　即使杰伊接受了最细致的医疗护理，他也可能会死亡。毕竟，他得的是一种严重的白血病，在接受了艰难的化疗后，他感染了一种致命病菌——所有这些东西本身就都是致命的，更不用说它们凑在一块儿了。但毫无疑问，他的医疗护理被差劲的沟通破坏了，这是任何技术魔法都无法克服的。沟通并不是杰伊案例中的唯一错误，但糟糕的沟通加剧了每一步的伤害。

第八章　人为的后果

　　你丈夫眼睁睁死在你面前后，你到底**做**了什么？

　　急救的狂乱现在已然消散。工作人员从杰伊的病房里鱼贯而出，脱掉防护服和面罩，推出手推车和设备。一位保洁人员拖着拖把进来。

　　塔拉被推到走廊里，此时就站在杰伊的病房外，试图弄清楚她现在该做点什么。她靠在门口旁边的墙上。她该给谁打电话吗？填写文件？站在那里等？她应该等谁，或者什么？当杰伊第一次被收治入院时，他们收到的用高光纸印刷的"欢迎指南"中没有任何这方面的内容。难以承受的绝望感耗尽了她腿部肌肉的最后一点功能。她担心自己可能会瘫在油毡地板上，溶解在棕色、浅褐色和灰色的工业斑点中。

　　塔拉不知道在这死亡发生后的时间里她该做什么，但不幸的是，她确切地知道在这几分钟里杰伊身上在发生什么。她清楚地知道死后护理是怎样的，因为她经历过，也做过。悲痛欲绝的家属一被带出病房，处理遗体的工作就交给了护士。塔拉颤抖着，知道墙的另一边在进行的事情，她在突如其来的孤独中缩成一团。她试图把这些画面抛之脑后，但它们无情地、突兀地向她袭来。塔拉可以想象护士在擦拭体液——血液、呕吐物和粪便。她可以想象他们取出静脉注射管，取出心电图导线。她希望他们轻柔一点，但她也知道这对他们来说只是工作。护士在从杰伊身上剥下多余的胶带和纱布时，可能很容易谈论起他们即将到来的假期。即使他们恭恭敬敬地执行任务，他们也可能在谈论上周末的一次约会，或对繁重的日程流露出惺惺相惜，因为他们知道病人不可能偷听。

　　塔拉可以想象，他们先左后右滚动杰伊，以便把乙烯基塑料尸袋轻轻地放在他僵硬的身体下面。当他们拉开血迹斑斑的床单时，他们可能会笑着说起他们在食堂里无意中听到的事情。当一名护士推荐街对面的新黎巴嫩餐厅，任何有医院证件的人在此就餐都可以打85折时，腿或者手臂可能会从床沿滑落。对这些护士而言，处理尸体只是一项工作。

　　但对塔拉来说，最折磨人的是设想最后的任务。护士在恢复被急救打乱的日常工作前还有最后一件事要做：他们必须拉上尸袋拉链。先从杰伊的脚那边开始拉。第一次拉时可能会勾住。护士会皱起眉头，更用力地拉。在小磕碰之后，拉链的第一对链齿会钩在一起，随后会坚定地向上挤压，逐渐把杰伊的身体包裹在白色乙烯基塑料中。当护士们绕过胸部并靠近头部时，他们将不得不再向上拉一点儿。然后，最后一次猛拉，他们会拉过杰伊的脸部，合上袋子。

"我知道黑暗最终会把他包裹在那个憋闷的白色尸袋里，"塔拉在向我描述那一刻时说，"这张脸是我用来安抚、亲吻和依偎的脸。一想到杰伊在那个袋子里无法呼吸，我就开始喘不过气来。我开始窒息。我以为我就快要死于极度恐惧和悲伤。"

塔拉受不了站在墙的这一边，被墙另一边杰伊在尸袋里窒息的样子困住。如果她再待下去的话，她会爆炸。这里没有任何东西是她的，没有属于她的人，也没有她的一席之地。她摇摇晃晃地穿过大厅，走出医院。只有一个地方让她感到安全。只有一个地方能让她感到被理解——急诊室。

她想办法开车回到了她自己的医院。她跟跟跄跄进了分诊间，撞到了她遇到的第一位护士。"我觉得我快要死了。"她说。塔拉很快被同事带到了一间安静的检查室，她们围着她，安慰她。有人检查她的体征，而后立即开始为她静脉补液。

"杰伊被杀死了，"她抽泣着告诉他们，"不，**被谋杀**了！杰伊是被谋杀的。"她注意到照顾她的医生和护士相互看了一眼，但她继续说下去。"我没有疯，"她哀求道，"他们**杀了**他。"她在急诊室大家庭面前安心地呜咽和哭泣，在看似永远不会结束的境遇中第一次感到安全。她终于和这些不愿让她去死的人在一起了，尽管死正是她所渴求的。

一位护士把注射器插入静脉注射管，塔拉从眼角捕捉到注射器里液体的油光，认出它是安定文。"只要给我 0.5 毫克，"

她有气无力地说，"我受不了一整毫克。"另一位护士抱住她，轻捧着她的脸，房间渐渐缩窄成一条黑色的裂缝，她陷入了沉闷的睡眠。

萨莎花了整整三天才从中国返程回家。她错过了一次转机，被滞留在上海，15岁的她独自一人，联系不到母亲，还在消化最近父亲被确诊癌症的消息，还在适应旅行突然停止的现实。但萨莎继承了杰伊的足智多谋。她用上了父亲给的应急信用卡，想出了订房间和去酒店的方法，重新安排航班，72个小时后，她抵达美国——出现时差反应、无精打采，但完好无损。

塔拉和能塞满一辆面包车那么多的家人在机场等候。在去机场的两小时的车程中，她几乎不省人事，需要家人扶着她，甚至给她梳头，但她让大家知道，在让萨莎得知等待她的可怕消息前，她想给萨莎时间讲述她的旅行。塔拉想让萨莎有正常的喘息时间，品味完成挑战性经历的青少年时刻，这将是她生命中一个决定性的里程碑——在生命中另一个更具决定性意义的铁砧落在她身上之前。

在回家路上，萨莎讲述了所有旅行故事，故事里满是难忘而平凡的细节。她坐在后排，夹在塔拉和塔拉的姊妹之间——这种坐法是精心安排过的。萨莎喋喋不休地谈论着她在中国的烹饪和语言奇遇（以及不幸遭遇），递给母亲一盒装饰精美的茶作为礼物。萨莎描述了她的寄宿家庭的不同成员，还有城市司机偏爱的自杀式驾驶技术。相形之下，寺院有种她从未体验过的清静。和僧侣们在一起，既紧张又令人感动。

塔拉最小的弟弟在开面包车。本来的计划是，在一小时后，也就是在旅行中途，他会给塔拉发信号。那时塔拉会转移话题。但是，从后视镜里看到扬起的眉毛时，塔拉还是愣住了。她自己怎么忍心让女儿的世界塌陷？塔拉怎么能告诉女儿，她被叫回家，不是因为父亲病了。她被叫回家，是因为父亲离去了。永远。她父亲三周前在机场给她的是永别的拥抱？就是这样。她父亲的最后一次触摸。永远。

塔拉在座位上痛苦不堪。作为母亲，她怎么能把这样的痛苦传递给孩子？就在这时，萨莎从包里掏出一张来自寺院的羊皮纸卷轴，上面用繁复的字体印着中文祈祷文。"我给爸爸买了这个。"她说。

塔拉拖不下去了。正如她回忆时说："我无法再以母亲的身份面对这一幕了，我必须变成护士。"当切换到护士模式的开关在她体内发出咔嗒声时，她悲恸时的那种不知所措暂时被搁到了一边。她向萨莎解释了杰伊的白血病诊断、化疗和发热。塔拉小心翼翼地使用动词的现在时态。她解释了为何他们一开始没有告诉萨莎。"我们不想告诉你他就要进行化疗，因为我们希望你享受旅行，"她说，"我们认为，你回来时，爸爸会头发掉光，骨瘦如柴，有点虚弱。"

塔拉正向女儿诉说这些事情时，突然对在杰伊白细胞计数略低时，自己如此积极地寻求医学评估感到后悔。她坚持要做骨髓活检，他们就此得到了白血病的早期诊断，并有了治愈的希望。但这也把杰伊送进了杀死他的医疗保健的地狱。如果她没有催促医生做骨髓活检，如果诊断推迟几周，他可能现在还活着。虽然诊断延迟可能会给白血病发展的机会，几乎可以保证杰伊在数月内会死亡，但起码萨莎有机会和她父亲说再见。

然而，作为训练有素的护士，她不得不抛开自己的感受。塔拉用通俗的说法向萨莎解释发热和感染是如何压倒她父亲的，以及他呼吸越来越困难的情况。她省略了医生护士无所作为的部分——她不想让女儿也为此烦恼。"他尽全力与感染做斗争，"她说，"但是……我非常非常难过地告诉你：爸爸去世了。"

塔拉记得萨莎刹那出现了反应：她脸色苍白，眼神变得紧张不安。她的呼吸变得如此急促，以至于她似乎快要晕倒。在接下来的无情的沉默中，塔拉拉着萨莎的手撒了个谎。"爸爸一点也不痛苦，"她对女儿说，"他很平静，只是长眠了。"

"我能做的就是这些了，"塔拉告诉我，"我该描述他缓慢而痛苦的死亡吗？让她也知道一遍又一遍地求助，但每次都被拒绝的恐怖，这公平吗？"

塔拉如实告诉萨莎，杰伊的遗言是他有多爱她和克里斯。她告诉萨莎，他去世前的那晚，她给杰伊读了她的邮件，他听着那些丰富多彩的描述笑了。她告诉萨莎，杰伊说他为她骄傲。萨莎把祈祷文的卷轴攥得紧紧的，在回家路上剩下的一个小时里，她把它拿在手里翻来覆去，她再也不能把这卷轴交给她父亲了。

杰伊的海军制服平放在床上，制服上有四排军丝带。塔拉也曾在海军服役，她非常清楚如何整理好制服，但在葬礼那天早上，她几乎站不起来，更不必说安放肩章和徽章的正确位置了。光是想象仪式就让人无法承受。棺材盖把杰伊盖住，这一幕使人想起杰伊奋力呼吸的可怕场景。每当关于他所经历的痛苦的记忆浮现在塔拉脑海中时，她自己的呼吸会收紧到几近窒息。她在出门前吃了一片安定文。这是她能渡过仪式难关的唯一方法。

"当我认出浅灰色的棺材边杰伊的那张脸时，"塔拉回忆起那天，"我感到极度空虚。他就在那里，穿着美国海军蓝色常礼服，一动不动。身体发紫，还带着他为求生而留下的斑点。"**安息**似乎是残酷的羞辱。看着萨莎轻轻地把中文祈祷文的卷轴放入父亲怀里，她竭尽全力才能保持镇定。

礼仪师走过去合上棺材，塔拉突然感到圣殿开始旋转。她已经一周没怎么吃东西了，在心悸的空虚中，她站不稳脚跟。"我看着杰伊，"她回忆道，"开始意识到我再也看不到活生生的他了。"这种想法突然闯入她的脑海，她周遭的一切——周围充满关爱的至亲好友，表示同情的宗教神职人员，杰伊的海军同事的坚定的存在，甚至她的急诊室大家庭构筑的保护茧——都无法冲淡这种念头。

一声不受控制的恸哭从她口中传出，回荡在穹形天花板下。塔拉双腿瘫软，身体搭在杰伊棺材的一边。然而，棺材很结实，她因而没有倒下。"再一次，"她痛苦地回忆道，"在我没有力气的时候，杰伊把我抱了起来。"一种病态的幻想闪过她的脑海，那就是把他那僵硬、发紫的身体藏在家里，就为了和他在一起。这似乎并不比她正在经受的噩梦的其他部分更加离奇。"突然，他的死变得真实可感，"塔拉说，"它严酷，不可否认。我最好的朋友、我的爱人、我孩子的父亲……死了。他被一些人杀死了，那些人不知道自己的决定竟带来这样的终局。"

杰伊的灵柩披着国旗，由一队军人抬进墓地。将灵柩放在墓旁后，军人们带着敬意，将国旗叠得整整齐齐，同时一名海军号手悲恸地奏起《水龙头》[1]。在气派的敬礼后，一名军人突然后转，跪在塔拉面前。"就像你在电影中看到的那样。"她回忆道。他以"代表充满感激之情的国家……"开始，这足以打开感情的闸门。对杰伊军事荣誉的叙述，塔拉一个字也没听到。她把旗子举在胸前，眼泪顺着脸颊流下来。眼泪不光是为杰伊之死流的，也是为多年的牺牲而流的。这种永无止境的军队调度可能是在为感恩的国家效力，但也会让杰伊远离家人。持续的军事承诺剥夺了杰伊见证孩子宝贵的童年时光的机会。无休止的训练使得海军能够随时有人可以调用，但也导致杰伊

---

[1]《水龙头》（Taps）是美国武装部队在升旗仪式和军事葬礼上的号角。官方军用版本由单个军号或小号演奏。这首曲子有时也被称为"巴特菲尔德的摇篮曲"，或者"一天结束了"（也就是第一行歌词），时长可能会有所不同。

缺席了这么多家庭庆典和周末时光。时间一旦失去，就永不再来。

当人们问"发生了什么事？"时，你会说什么？你是否会去除事件中令人不快的内容，提供关于这个癌症悲剧的简洁易懂的主要情节？或者，你是否会把复杂、令人不适、冗长的真相抛给那些善意的人，即使他们并不期待一场医疗海啸？塔拉是一位说话直截了当的护士，从来不爱美化事实。所以，当人们问起时，她总是如实回答。

"答案不简短。"她说。不过，每次塔拉讲述这个故事，她都必须重温一遍。"每次讲述时，我都控制不住地发抖，"她回忆道，"我会被恶心感和强烈的恐惧所笼罩。"即使她**没有**讲述这个故事，她也仍然在重温它。塔拉说："我脑海里反复出现关于杰伊去世的画面，事实上比我亲眼所见的更让人难以承受。"

愤怒是最强烈的。她所能想到的就是让医疗团队因谋杀而入狱。"根据我对他代偿失调的警告，我认为他们知道他快死了，这是犯罪，"她说，"他们不仅什么也没做，还在他濒死的呼吸强占了他虚弱的身体的几个小时前，**关闭**了氧气。"

有朋友建议打官司，甚至为她提供了专注于医疗事故领域的律师的名字。但在杰伊死后的一天天、一周周里，她的状态就是那样，什么都不在乎。"我知道我草草记下了这些信息，"塔拉告诉我，"但当我后来看到名字和电话号码时，我甚至认

当医疗出错时：一位医生的痛与思

不出我自己的笔迹。"

葬礼结束几周后，塔拉坐在母亲的餐桌前，手头堆满了文件。谁知道死亡涉及这么多文书工作？有医院账单和保险表格。有银行和信用卡公司的文件。杰伊的工作和他的退休金账户有待处理事项。军队和人寿保险方面，有些事情需要理清。还有社会保障金和机动车管理处。塔拉必须弄清楚如何处理在线账户和密码以及手机和电子邮件账户。没完没了。

她甚至做不了最简单的决定。"我的智商好像下降了50分，"她说，"杰伊去世，几乎把我变成文盲。"基本表格变得难以理解。数字像致幻剂的刺激性残留物一样溶解又重新聚集在页面上。她变得不敢做任何决定，担心自己勾错框，而无意中引发某种财务灾难。她几乎无法自行关上冰箱门，更不必说计算保险赔付了。

当然，对萨莎和克里斯来说，新学年即将开始，所以通常会有排山倒海般的报名表、体育表、课后许可和家长教师联谊会申请。还有一叠叠写给好心的朋友和家人的感谢信，感谢他们的支持。"每个人都急于提供帮助，"塔拉回忆道，"但死这个概念太无力了。"房子里挤满了人和食物，却感觉从未如此空虚过。

那天她坐在桌旁，沉浸在无法理解的文书工作中时，她弟弟走进了房间。他是一名健身爱好者，硕大的二头肌和胸肌恍如中型山脉。但他现在蹑手蹑脚的，他的大手小心翼翼地捧着一个毛茸茸的小东西。它看起来像是一只受伤的幼鸟。他想说话，但说不出来。他能做的就是站在塔拉面前，默默张开双手。

在他手心里，有一绺杰伊的头发。

就在六周前，这个大家庭在枫树下成立了一家临时理发店，为杰伊举办了一场苦乐参半的欢送会，送他进入病人的世界。对草坪来说，六周可能是一辈子（对病人也说也是如此）。在这六周里，草坪被修剪了三次，充当了蜂拥而来的游客和家人的停车场，它吸收了8月的雨水和9月的早风。然而，不知何故，这一绺孤零零的头发设法嵌在了草丛里。

"当我弟弟把杰伊的头发倒入我手中时，我以为我的心会从身体里掉出来，"塔拉回忆说，"我感到它沉入我的胸膛，永远丢了。我原以为我的眼泪已经干涸，但我握着这只娇嫩的小鸟，颤抖着哭了起来。"

塔拉把头发塞在杰伊最后一件穿过的衬衫里，把这束头发垫在枕头下睡了几周，尽可能地吸入他的气味。

塔拉花了三个月的时间才再次踏足医院。那天是她的38岁生日，她被困在家里，陷入又一日的痛苦之中，这时一名护士打电话来，孤注一掷。那天是她的结婚纪念日，她忘了把时间预留出来了。塔拉，能不能请你在急诊室代班？

在某种程度上，这是种祝福——一个不知道塔拉已经12周没穿手术服的人在紧要关头突然提出了顶班请求。塔拉的护士长不确定塔拉是否准备好表现出她以前的护理水平——处理急救与创伤——所以塔拉被"放逐"到分诊处，在那里进行生命体征检查，并对刚来的患者进行初次接诊。以这种方式，她开始艰难地重返医疗界，从医疗的患者那方被迫而又迷茫地转变为提供者那方。

塔拉慢慢承担了更多轮班工作，但她发觉，即使是最普通的医疗任务也会引发激烈的闪回。只是伸手去拿血压袖带，就会让她重新想起在杰伊床边的监测仪，监测仪记录了他不断升高的心率和骤降的血氧饱和度。他努力呼吸的声音在她耳边回响，当她自己的喉咙开始收缩时，她会喘不过气来。她的脖子和下巴永远紧绷着，她不停磨牙，甚至到了最后不得不拔掉两颗牙的地步。

塔拉发现，她无法容忍那些看起来懒洋洋的医生，她总是直言不讳地指出他们的过失。与此同时，她对患者白细胞计数的轻微异常变得执着，生怕出现白血病暗中潜伏的情况。她和其他员工为无关紧要的事情争执。休息时，她漫无目的地在医院大厅里闲逛。但这让她想起了杰伊待过的医院，而后她被杰伊在床上窒息，肤色从粉变成浅蓝再发紫直至死亡的景象所袭击。她颤抖着，伸手去抓垃圾桶，把胃里所有东西都吐了出来，然后踉跄着回到自己的岗位。急诊室的每一次轮班都让她心跳加速。

她的一位同事终于把她拉到急救室专用停车位的一边，表达对她精神状态的关心。当她告诉杰伊死亡的画面纠缠着她时，他说："你懂的，你可能得了 PTSD。"创伤后应激障碍。

"这是我第一次将这些字母与退伍军人或强奸受害者以外

的东西联系在一起，"塔拉回忆道，"我为自己被归入这个人群而感到羞愧，我几乎无法直视他的目光。但我突然明白了，越南老兵为何会如此轻易地开始使用毒品和酒精。此时此刻，为了减轻我的精神痛苦，我可以做任何事情。"她记下了他推荐的专门治疗创伤后应激障碍的治疗师。

她还决定，她需要远离临床医学。与病人打交道的日常工作简直太痛苦了。塔拉听说有一个临床护理师教育工作者的职位空缺，她急切地抓住了这个机会。教育护士是一件务实的事情，有助于改善病人的处境，并可能有助于疏导她对杰伊身上发生的事情的焦虑。这似乎是个双赢的局面。

但到头来完全不是这样。在讨论涉及过失和未遂事故的案例时，管理者似乎只关心医院的财务责任。"发生了这样两件事，"塔拉说，"首先，他们对病人低劣的护理漠不关心，这样的态度让我很恼火，令我反胃。其次，对于起诉杰伊去世时所在的医院这件事，我不再有任何怀疑。"

在公众的想象中，医疗事故诉讼是个戏剧性的事件，受到伤害的患者或其家属有机会表达不满，就像他们在电视上做的那样。令人信服的法医证据片段被展示给陪审团，整个案件迅速结案；正义得到伸张，坏蛋受到惩罚。当然，在现实中，医疗事故案件的实践远非如此。正如塔拉将会了解到的那样，这是旷日持久的艰难跋涉，很少能提供人们渴望的救赎。然而，她确实得出了这个令人不快的结论："除非杰伊之死影响了其底线，否则医院里的一切都不会改变。"

　　　　　　　　　　　　当医疗出错时：一位医生的痛与思

第九章 剩余时间

杰克·阿德科克是个活蹦乱跳的六岁孩子，来自伦敦以北 90 分钟车程的莱斯特市。2011 年 2 月，一个料峭的早晨，他父母带他去看全科医生，因为他出现恶心、腹泻和发热症状。由于杰克患有唐氏综合征，还有并发的心脏缺陷，需要进行手术修复，所以他特别容易感染。因此，他的全科医生让他住进了当地医院莱斯特皇家医院。在儿科病房，他由主治医师（registrar）哈迪扎·巴瓦-加尔巴医生照护。

英国医疗培训系统使用的术语与美国系统的不同，但主治医师大致相当于高级住院医师或研究医师，主治医师受过几年培训，并会负责一个病房。最终负责人仍是资深医生（美国术语中的主治医师，英国术语中的顾问医师），但主治医师承担了大部分日常医疗工作。

巴瓦-加尔巴医生受过六年儿科培训，但她刚刚休完 13 个月的产假回来。那天，两位主治医师同事不在，没人可以承担其职责，所以巴瓦-加尔巴医生不得不独自承担儿科病房和急诊室的全部工作。她的顾问医师督导不在现场；他在另一家医院为病人看诊，因为他没有意识到他随时待命，所以直到下午晚些时候才来到莱斯特皇家医院。她团队里仅有的其他医生是两名实习生。此外，电子病历发生了故障，因此所有指示都必须手动下达，所有检查结果都必须一个个打电话获取。

那天早上入院时，杰克无精打采，正在发热。他入院时的血检结果显示乳酸盐升高，这意味着可能有脓毒症或脱水。巴尔-加尔巴医生在急诊室为他做了检查，发现他严重脱水。她初步评估后认为，这是由病毒性胃肠炎导致的。她给他进行静脉输液，但也要求做胸部 X 光检查和做培养，以排除细菌感染。输液后，杰克的精神状态有所好转，当天晚些时候，有人看到他在喝水和玩耍。这种快速的正响应支持了病毒感染引起脱水的初步诊断。

由于两位同事不在（也没有人替他们顶班），巴瓦-加尔巴医生正在评估急诊室里所有新入院的患者，还要照顾病房里的所有患者，她总共需要负责近 70 名患者。其中有一名发热的婴儿疑似患有脑膜炎，病情非常严重，巴瓦-加尔巴医生那天不得不为他做脊椎穿刺。

电子病历故障意味着所有检查都需要花更多时间处理。此外，每一份检查结果都需要打电话才能获得，更让一切变得停滞不前。杰克中午拍的胸部 X 光片没有像往常一样立马由放射科医生进行解读。巴瓦-加尔巴医生在下午 3 点左右亲自查看了 X 光片，她注意到有肺炎。她指示在杰克的治疗中加入静脉注射抗生素。抗生素注射大约花了一个小时。

杰克上午 11 点进行的血液检查直到下午 4 点 30 分才出结果。（一名实习生显然整个下午都被绑在电话前，他被派去为团队追踪检查结果。）检查结果表明，乳酸盐水平虽有所下降，但仍未落到正常范围内。

下午 4 点 30 分，顾问医师督导来到医院，与巴瓦-加尔巴医生一起审查所有病例。这是两位医生第一次见面，或者说第一次合作。在这个系统中，顾问医师不会亲自检查每个病人，只会检查需要额外照看的病情更复杂的病人。巴尔-加尔巴医生与他分享了血液检查结果，结果显示乳酸盐升高，但有所改善。显然，他不认为她要求评估这位病人，所以他没有亲自检查杰克。由于杰克一直在输液，病情有所好转，他现在正在输入抗生素，以治疗疑似的肺炎，这个病例似乎"被掖进去了"。注意力转向了更多病情不稳定的患者。

因为有心脏问题，杰克在家里通常服用依那普利这种降压药。当巴瓦-加尔巴医生为杰克写入院单时，她排除了这种药物，这样做是对的，因为男孩的血压很低。然而，她没有明确警告父母不要给药。在这家医院，父母可以给孩子服药，所以晚上 7 点，他母亲给杰克服用了他平常每天晚上服用的药物。

也许正如所料，这种抗高血压药导致杰克血压骤降，晚上 8 点，呼叫急救。巴瓦-加尔巴医生和随叫随到的麻醉师奔赴急救，开始复苏。

当天早些时候，巴瓦-加尔巴医生收治了一名身患绝症的儿童，该儿童已经准备好不施行心肺复苏术的医嘱了。下午某个时候，该儿童接受了顾问医师的检查并出院了，可是巴瓦-加尔巴医生因为一直在为其他病人看诊（以及电子病历出现故障），并不知道这一点。大约在急救的前一个小时，杰克被转到了同一间病房。

因此，当巴瓦-加尔巴医生对急救做出响应时，她一开始认为杰克是身患绝症的那个孩子，因为有不施行心肺复苏术的医嘱，她告诉急救小组停止抢救。厘清混乱大约花了两分钟，就在这时她指示再次开始抢救。急救小组抢救了 1 个小时，但杰克未能苏醒。晚上 9 点 20 分，他被宣布死亡。

第一次读到这个案例时，我发觉整个故事极其令人不安。我能想象的最可怕的情形也不过如此。我也曾是那样的医生，被置于无法应付的超负荷运转的环境中，并犯了错，我也是那个不得不把我孩子的医疗护理交付给陌生人的父母。

我永远不会忘记那天早上，我带着我 18 个月大的儿子去做一个简单的外科手术——在他的耳朵里置入鼓室造瘘管，以防耳朵反复感染。黎明前，儿科手术室是一个欢快友好的地方。护士们唱着歌，外科医生指着他帽子上的大象，我们在扭来扭去的儿子面前晃动一管麻醉剂，试图给他注射足够的镇静剂，好让他上手术台。

我儿子身体一放松的那一刻，手术室里的工作人员就开始行动了。欢快的举止消失了，患者被从我怀里抱了出来。不到三秒钟，他就被系在手术台上，脸上蒙着面罩，异常安静，安静得仿佛不是人类。

那一刻，我对科学的信心陡然下降。我数十年的医学训练，我的博士学位，我对科学方法的基础知识都在瞬间蒸发。看到我儿子——在手术台上纹丝不动，僵得仿佛死了一般——我对"一切都会好的"完全丧失信心。在五个笨重的成年人和庞大的不锈钢设备的援助下，23磅重（算上带有赛车图案的睡衣和尿布的重量）的小男孩显得非常小。而我无能为力。

我记得我紧紧抓住带我走出手术室的护理员的手臂。"请确保我儿子没事。"我向他恳求。他点点头，让我放心，尽管作为护理员，他在手术中发挥不了任何作用。但他穿着蓝色手术服，所以对我来说，他也是吞噬我儿子的可怕的医疗复合体的一部分。

而这一切仅仅是为了一个小手术！因此，我能想象杰克·阿德科克父母的经历，所有父母在把孩子托付给医疗系统时，都是在做无把握的可怕交易。你自己无法帮助你的孩子，所以你把他交给医生。除了信任，你无计可施。

但我也能想象哈迪扎·巴瓦-加尔巴的经历：要照顾一整个病房的患病儿童，以及从急诊室蜂拥而至的住院者，人手严重不足，还要试图在电子病历失灵时获取检查结果，同时被拉向100个迥然不同的方向。

毫无疑问，在对杰克的护理中存在过失，尽管从新闻报道来看，没有证据表明任何人有恶意。杰克的心脏状况使他比普通发热儿童面临更高的风险，或许一开始本该用上抗生素，即便胃肠炎引起的简单脱水被认为是他症状的最可能的原因。在不必要的情况下，有充分的医学理由避免使用抗生素，但是乳酸盐升高足以引起对脓毒症的担忧，从而使更积极的护理显得必要。要知道，如果所有培养都是阴性的，你总是可以在一两天内停用抗生素。另外，巴尔－加尔巴医生本应把杰克标示为病情更严重的患者之一，让她的督导参与进来。

其他过失包括父母施用依那普利（他们没有被明确告知**不要给药**），还有因为搞错了在床上的病人的身份而使抢救暂停了两分钟。这两个过失都非常容易理解，但它们仍是过失。此外，考虑到杰克的病情，护士未能像理应做的那样，经常了解他的情况。顾问医师督导应当一整天都在，他应当亲自检查新近入院的乳酸盐升高的患者，而不管其住院医师是否强调了什么。

如果只发生这些过失中的任何一个，是否足以导致死亡？这很难说，不过我们知道大多数不良结果是由一系列错误引起的。即使预防一两个过失，也可能足以挽救杰克的生命。此外，正如卢西恩·利普在其早期作品中指出的那样，即使过失的直接原因是人为的，也几乎总是有系统问题使过失成为可能。

115 　　这个案例肯定是这种情况。例如，如果电子病历没有故障，所有检查结果会更快出来，杰克可能会更快用上抗生素。

此外，电子病历正常运作的话，能使一名实习生腾出时间协助巴瓦－加尔巴医生处理临床工作，比如检查病情更重的患者，而不是在办公桌前打电话浪费其医疗技能。如果日程安排过程受到更严格的监控，可能会提前发现并修复致使顾问医师被另一家医院的患者预约的过失。如果医院采用更严格的系统监控父母给孩子服用的药物，护士可能就能阻止杰克母亲给其服用依那普利。

因此，尽管每个"过失"都是由人造成的，但有无数的系统故障使这些过失成为可能。显然，医务人员的工作条件明显不安全。一名医生可以全权承担三名医生的临床职责，这样的想法本身就是荒谬的。没有人能照顾那么多病人并且做得很好。这似乎是来自医学训练的黑暗时代的故事，当时没人考虑过员工的工作条件和患者安全之间的关系。

在美国，1984年发生的莉比·锡安之死决定性地激发了这些问题。莉比·锡安是一名18岁的大学新生，某个周五晚上，她因发热和激越住进纽约医院。有人给她注射了一支镇静剂，很可能与她一直服用的抗抑郁药物相互作用，导致体温过高和心脏骤停。这个案例中存在许多复杂因素，包括患者可能使用可卡因（未向医生透露），以及使用身体约束来控制激越。但是莉比的记者父亲西德尼·锡安大力宣传，问题在于见习医生不安全的工作条件。

在这个案例中，实习生执行标准的36小时轮班，负责40名患者。她唯一的后援是一名仅仅比她多一年经验的住院医师。主治医师未被要求亲自到医院，他的帮助仅限于几次简短的电话交谈。（任何在那个年代接受培训的人都可以证明，即使是这样的实时接触也算很多了。作为住院医师，除非在最罕见、最可怕的情况下，你**绝不会**晚上给在家里的主治医师打电话。）那名实习生，就像27年后的巴瓦-加尔巴医生一样，所负责的患者人数远远多于可以安全应付的数量，而资深医生的监督也只限于最低程度。

莉比·锡安与杰克·阿德科克之死是悲惨的、令人心碎的。两个案例中的家属都考虑了医疗事故诉讼，这并不奇怪。没人会主张说这些患者得到了理想的医疗护理。然而，医疗事故通常属于民事法庭诉讼范围，其中一方起诉另一方，胜诉方将获得经济赔偿；但这两个案例都采取了极不寻常的举措，上了刑事法庭。

在纽约，一个大陪审团拒绝起诉这些医生，但其出具了一份严厉的报告，内容是关于受训医生监管不力和不安全的工作时间表的。报告指出，"系统"是导致莉比·锡安死亡的主要原因，在美国，莉比·锡安之死激发了对工作时间的改革。

在英国，巴瓦-加尔巴医生被判过失杀人罪——这一判决震惊了医学界。她被判处两年监禁，并被终身禁止行医。[1]她提出上诉，最终被判暂停行医一年，但过失杀人罪成立。此案搅乱了英国医学界，他们认为一名医生正在为整个系统的缺陷——人手严重不足、缺乏足够监督、不可靠的电子病历——承担刑事责任。当终身禁令被推翻时，杰克·阿德科克的父母悲痛欲绝，他们觉得儿子的死没有得到公正对待。我将在下一章节讨论这个案例带来的一些其他影响，但在此，我想集中讨论工作条件（工作时间、监管、后勤人员）如何使医疗过失成为可能。即便有其他推波助澜的因素，但毫无疑问，不安全的工作条件在杰克之死中发挥了重要作用。

在美国，在莉比·锡安去世和戏剧性的法庭诉讼占据新闻头条后，纽约州召集了贝尔委员会[1]，审查在训医生的工作条件。贝尔委员会 1989 年的报告严厉批评了典型的每周 100—120 小时的工作制和 36 小时随叫随到轮班制。它建议见习医生的工作时长限定为每周最多 80 小时，不得连续工作超过 24 小时。

2003 年，每周工作 80 小时的标准被认证住院医师培训项目的委员会所采用，从而使得这一标准在全美范围内成为强制性的要求。2011 年，根据修订后的规定，见习医生不得连续工作超过 16 小时（更高级的住院医师最多为 24 小时），并强制要求增加主治医师的监督。

---

[1] Bell Commission，这一委员会的正式名称为应急服务特设咨询委员会（Ad Hoc Advisory Committee on Emergency Services），是由纽约州卫生署长戴维·阿克塞尔罗德（David Axelrod）建立的。应急服务特设咨询委员由阿尔伯特·爱因斯坦医学院的初级保健医生贝特朗·门罗·贝尔（Bertrand Monroe Bell）牵头的多位专家组成。贝尔长期批评医生培训过程中的监管不足。该委员会负责评估监管州内医生及其培训过程，还就患者护理问题（包括身体约束的使用、药品系统及住院医师工作时间）制订了一系列建议方案。

对医学界之外的任何人来说，这些限制似乎都再简单不过了。你不会把汽车制动器的维修交付给没有睡觉的技工，那你为何会对你的胆囊这样做？西德尼·锡安在一篇专栏中写道："你无须上幼儿园就知道，36 小时轮班的住院医师不适合做任何主观判断——更不适合考虑生死攸关之事。"对他来说，以及对许多其他人来说，很明显，过长的工作时间会导致更多过失，而减少工作时间能使过失降至最低。然而，许多在医学上看似显而易见的事情，结果却微妙得多，很少能得出可以整齐地写在保险杠贴纸上的明确结论。

我们医学研究院忠实的朋友在 2009 年提出了住院医师的工作时间问题。在长达 400 页的报告中，医学研究院指出，显然需要减少医生的工作量和疲劳，并加强监督。但它也认识到，这些限制工作时长的努力可能会对患者安全产生适得其反的后果。随着新规定的实施，见习医生与患者相处的时间变少，导致教育深度下降。患者护理被移交给更多人，增加了出错风险。特别是对住院医师来说，严格固定的结账出院时间可能会给患者带来灾难性的后果。外科住院医师报告说，他们不得不在手术中途突然离开。照顾病情不稳定患者的住院医师被迫在患者病危时离开床边。[2]

2016 年一项针对外科住院医师的研究表明，推行更灵活的工作时间，不会增加患者的不良事件或使见习医生的教育变得更糟。[3] 2017 年，美国认证机构再次修订规定，把见习医生 16 小时的上限提高到了 24 小时，不过新规定着重提出要加强对这些经验最不足的医生的监管。该规定还允许住院医师在需要时每周额外工作 4 小时，这样的话，就不会有人不得不突然离开危重患者。此外，80 小时工作周将以平均四周而非每周为单位进行评估，这样医院就可以适应患者护理节奏的自然起伏。医生能够应付繁忙的时间段或照顾病情较重的患者，然后在不那么忙的其余几周里得到休息。

2003 年和 2011 年工作时间的改变，促成了这样一个自然实验：跟踪住院医师在这些转变之前、期间和之后的行为与结果。研究结果各不相同，但总体印象是住院医师睡得更多了，感觉没那么疲劳了。但他们经常感到压力更大，更担心会出错，因为新的时间表迫使他们增加了交接的次数。消沉情绪或幸福感得分没有变化。尽管 1996 年至 2016 年间医学委员会考试的通过率没有变化，但住院医师报告称，他们感到临床准备更不充分了。[4]

然而，这些只是观察试验，因此受制于观察法自身固有的限制。1996 年至 2016 年间，除了工作时间的变化，还发生了许多可能会影响见习医生的事情。1996 年，互联网刚刚起步，你腰带上别着的传呼机是高端技术；到了 2016 年，每个人后面的口袋里都装着相当于一台功能齐全的计算机的东西，可以访问每一个医学数据库、每一本教科书、每一家外卖餐厅以及每一项令人眼花缭乱的数字化消遣活动。

在这二十年里，还发生了其他一些不可逆转地改变了行医具体实践的巨大变化——仅举几例，包括先进的磁共振成像

（MRI）、计算机断层扫描（CT）和正电子发射断层扫描成像（PET）的可用性增加，微创手术的兴起，基因测序和免疫疗法的进步，艾滋病和丙型肝炎有效治疗的进展，电子病历的兴起以及医疗行业的日益公司化。因此，很难确定工作时间的减少是造成这些已看到或尚未看到的影响的原因。

当然，正是在这里，这群意气相合的人开始在舞台上为一项宏大的随机对照试验鼓与呼（随机对照试验是研究的黄金标准）。不过，随机选择胆固醇药丸是一回事，在一个拥有像医院那么多活动的、相互依赖的部件的蜂箱中，随机安排时间表则完完全全是另一回事。这就是该领域尚未被这些更强有力的研究所淹没的原因。当然，"毫不知情"是不可能的，因为每个人都很清楚自己每天晚上什么时间蹒跚着回家。但有几个勇敢的研究团体已经做出了尝试。

波士顿的一家教学医院为其重症监护室的见习医生随机分配了传统的工作时间表或缩短的工作时间表，以研究减少工作时间是否能减少过失。[5] 所有见习医生每三个晚上值一次班。按照传统时间表，见习医生只需熬通宵，一直工作到次日（最多连续工作 34 小时）。而在工作时间表缩短的情况下，见习医生夜班班次从晚上 10 点上到次日下午 1 点，按照惯例，见习医生可以回家睡觉。传统时间表的见习医生每周工作 77—81 个小时，而工作时间表缩短的实习生每周工作 60—63 小时。今年晚些时候，这两组人对调，如此这般，最后每个人都会在这两种工作时间表下工作过。

那么，减少工作时间带来了什么效果呢？

与采用传统时间表的见习医生相比，采用缩短的工作时间表的见习医生犯下的医疗错误减少了 25%（根据自我报告和病历审查确定）。就错误类型而言，各组之间在程序性过失方面的表现相差无几。这反映了这样一个普遍经验：当你准备用手术刀进行切割或用针进行静脉穿刺时，无论有多累，我们多数人都能储备必要的肾上腺素。最大的不同在于诊断错误，这需要思考。采用传统时间表的见习医生的误诊数量是工作时间表缩短的实习医生的五倍。此外，他们犯下的用药错误多出了 20%。

尽管如此，患者的结局并没有很大不同。患者死亡率或患者在重症监护室里所待的时长没有差异。然而，这些结果透露出，减少工作时间与增加睡眠时间可能会减轻某些过失。

另一组研究人员尝试开展了一个更大规模的试验，他们为全美 63 个内科住院医师项目随机分配了两个不同的工作时间表，一个受限于标准工作时间，另一个具有更大的弹性。[6]

两组住院医师项目计划每周工作时间都不得超过 80 小时，但在标准时间表中，见习医生必须在 16 小时后离开，并被要求休息 8—10 小时后才能返回医院。而在弹性时间表中，每天没有小时数限制，只要一周工作的总时长不超过 80 小时。每人每周至少休息一整天。

在一个学年的时间里，跟踪了全美 3500 多名住院医师的情况。就这两组而言，住院医师护理的患者的死亡率没有差异，住院医师的瞌睡情况也没有差异，与患者打交道的时间以及参与教育活动的时间也没有差异。

尽管对这些住院医师工作时间的有限数据存在一些疑虑，但人们普遍认为，把工作时长限制在合理水平是有益的，即使许多人对何为"合理"各执一词。对时间表采取一刀切的办法可能过于死板，在每周80小时的工作时间内，似乎还有适应的空间。

然而，医院还是必须运转。无论如何，一周时间就是168个小时。患者昼夜都可能生病，必须有人在那里照顾他们。肾结石不会查看联邦节假日的日历，才一头扎入输尿管。花生在引发过敏反应时，不会坚持使用银行家的工作时间。因此，住院医师项目不得不提出各种富有创造性的调整，确保晚上、周末和节假日都有人值班。这些时间表往往复杂得不可思议。

在一项工作时间规定推出之后，为了合规，我们医院制定了一个错综复杂的时间表。它指定不同住院医师在不同时日里大值班（long call）、小值班（short call）、值早班（early call）和值夜班（late call）。医院里有大夜制度（night-float system）[2]和周末代班安排。不知何故，在这窝匈牙利牛肉汤似的安排中，每个人也必须每周要有整整24小时的休息时间。

120 我们主治医师会拿到一份电子表格，上面是五颜六色的彩色编

---

[2] 原则上是安排一群医生专门负责照护夜班期间的患者，具体实施细节各个医院有所不同。

码行，以记录八个不同病房的各种代班情况。你需要有统计学博士或平面设计博士学位才能把这一切搞清楚，而这两个学位我都没有。

一个周五的早上，我坐在医生站里，当时正值从旧时间表过渡到新时间表的高峰期（或者说实际上是深渊），我完全蒙了，试图弄清楚我团队中哪些成员会在即将到来的周五、周六和周日出现。

今天是即将值班的住院医师的 24 小时**休息日**，因为根据安排，她周六要**大值班**，周日也必须来。不过，她今天不在，这意味着她不会参加对昨天新病例的查房。这对她的实习生（和我）来说是一个巨大缺口。今天，实习医生将在没有她参与的情况下，自行应付这些患者。

另一方面，实习医生今明都会在，但周日休息，因为那是**他们**的 24 小时休息日。只有住院医师和我在，但她从周六开始只照看新入院的患者，不管其他人。这意味着我除了与她一道负责新入院的患者外，还得独自负责其余所有患者。

我的另一组住院医师昨天在**大值班**。我们今天不得不接手他们的新病例。但他们不得不下午 6 点停止收治患者入院，并在晚上 9 点 30 分前撤离医院，以便遵守见习医生 16 小时工作时间的上限。**大夜早班**从下午 6 点开始接收入院患者，**大夜第二班**从午夜开始接收入院患者。所有这些夜间收治入院的患者也将在今天交给我们。

当身穿白大褂的见习医生和住院医师在我四周飞速来回，

只留下带着消毒剂气味的模糊身影时，我攥着患者名单，一言不发地眨眼。我对所有日程安排方面的创新感到晕眩（坦率地说是感到衰老）。总得有某个地方的某个人去了解这件事的来龙去脉，并继续追踪。至少我希望是这样。如此多的交接令我胆绞痛，而这时甚至还没到早上 8 点。随着所有这些患者在值班的见习医生、大夜早班、大夜晚班、周末代班、小值班团队、大值班团队之间来来回回，事情出错的可能性是非常高的。谁会忘记检查卡塔特纳女士的钾含量？谁会漏掉巴尔索蒂腹痛特征的变化？谁会忘了向加德纳女士传达不使用抗生素的理由？哪位患者的精神状态会在不知不觉中陷入低落，而没人注意到？

是的，我打心眼里赞成住院医师应该多睡觉，但我不确定这种权衡对患者的利弊。每次护理交接，顾名思义，却意味着护理将被打碎——连续性断裂，细节丢失，微妙处变得难以理解。代班住院医师充其量只是在灭火，而非主动护理患者——时间根本不够。因此，减少工作时间这项干预措施可能会因为增加了交接次数而增加错误。当然，从医学和法律上来说，归根结底，我需要为在我团队和不同代班类型的医护人员之间辗转的患者负责。坦白说，我心惊胆战。

多达 50% 的医疗不良事件可以追溯到某种交接错误，既包括从一个医生团队到另一个医生团队，医生与护士之间，也包括医疗团队内任何成员之间的交接。[7] 由于目前存在工作时间上的限制，住院患者的护理可以在一开始的 24 小时内（可以说是患者住院最关键的时间段）被移交给三个不同的医生团队，在通常的住院过程中，交接最多可以达到 10 次。我经常想起那场经典的夏令营接力赛，在比赛中，你不得不来回运一大勺水，在每一头把它交给你团队里的另一名成员。最后勺子里盛水最多的那队获胜。每次患者的护理工作交接给另一个人时，不可避免地会洒出几滴水。转移次数越多，溢出水的机会就越大。需要高度专注和真正的主人翁意识，才能使所有波动的水留在一个勺子里。

交接时刻充斥着潜在的错误，然而教学或过失预防从未对它有过足够关注。对多数医生而言，它从未像化验、查房、X光、体征和抗生素等**真实**事物一样，被认为是医疗护理不可或缺的一部分。交接只是在你应接不暇的一天结束时，你必须做的一件小事，差不多就和去卫生间、狼吞虎咽吃东西和找你不知放在哪儿的钥匙一样。各个团队、各个项目、各个医院都有自己的交接方式。即使在一个团队中，每个人也都有自己的交接风格。

我曾观察到一些见习医生会和代他们班的同行一起埋头阅读大量令人着迷的细节。我见过其他人在大摇大摆地离去前，在患者清单上匆匆而随意地写上 "NTD"（nothing to do，无处理）后就交了出去。计算机化的签退系统保证了更全面的交接，但这无法抑制复制粘贴的本能反应，从而导致大量重复的、在分量和风格上都类似于普鲁斯特的小说的信息。（在此，主流哲学是，你可能会因为**遗漏**一些事项受到斥责，但不会因为**留下**太多事情而受到批评。)

122

为了纠正这种杂乱无章的情况，一组研究人员试图通过创建标准化的交接步骤，在简明信息和过载信息之间寻求危险的平衡。然后，他们试图在医院的普通病房（即，不是在重症监护室的小小的、独门独户的环境中）进行测试。[8]

他们创造了一种叫作 I-PASS 的记忆术，按照巴甫洛夫的方式对从医者进行培养，以便对助记符做出反应。虽然我怀疑他们雇用了潜意识营销策略师，但我无法想象他们没有注意到 I-PASS 对医学实习生的下意识的吸引力，他们成日浸泡在高压标准化考试中，处境凶险。

在交接过程中，助记符指导实习生为每位患者传达的关键临床事实是：

I 代表**疾病严重程度**（Illness Severity）：患者病情有多重？

P 代表**患者简要情况**（Patient Summary）：患者疾病和治疗方案的摘要。

A 代表**需要采取的行动清单**（Action Items）：待办事项列表。

S 代表**状态情况和应急计划**（Situation Awareness and Contingency Plans）：如果发生了 X 怎么办？

S 代表**信息接收者的综合复述**（Reciver Synthesis）：接手的人快速重述一下。

186　　　　　　　　　当医疗出错时：一位医生的痛与思

这项研究涉及 875 位住院医师和 10 000 多名住院患者。新的交接系统实施后，研究人员注意到医疗过失降低了 23%。过失减少主要是由于误诊减少以及与病史及体格检查相关过失的减少。与对重症监护室工作时间减少的研究一样，程序相关的过失率没有变化。

因此，像医疗保健的大多数方面一样，应当注意到，当交接受到关注时，它似乎可以得到改善。工作时间表同样可以通过努力和专注得到改进。但是，总体上，强制改变见习医生的工作时间是否在很大程度上产生了影响，目前尚无定论。对大型人口数据库——医疗保险患者、退伍军人患者——进行的研究发现，在美国几十年来发生的变化中，病患的治疗成效并没有如人们希望的那样出现值得大肆关注的改善。另一方面，也没有发生过值得头条报道的灾难。但如前所述，在过去的这几十年里，医学领域发生了许多变化，因此，情况可能是，打哈欠的医生人数的减少**改善**了患者安全，但这些改善可能会被电子病历引发的不良事件、住院时间缩短或细菌对抗生素的耐药性所抵消。

这些规定明确而深远地改变的唯一的事情是医学训练**文化**。住院医师之所以被称为"住院"医师（residents），是因为他们过去全天都住在医院里。随着一系列工作时间规定的出台，这已经演变成许多人嘲笑的所谓的轮班心态。年长的医生对年轻的医生嗤之以鼻，因为年轻医生对患者没有足够的主导权，优先考虑时钟的召唤而非临床护理的召唤。

人们总是很容易谴责新出台的规定，怀念"巨人时代"[3]。当然，我们的记忆总是会有一点理想化。每个时代无疑都有零零星星的巨人，但绝大部分人还是普通的受训者，他们努力跟上他们所置身其中的临床和安排协调方面的挑战。不同时代是无法比较的，至少不能以任何轻率简单的方式进行比较。

批评声沿着学院医学神圣的走廊涓滴而下，随着一套又一套新规定的出台，抱怨声沸沸扬扬。一些批评有理有据，我希望每项新规定都能受到热烈讨论。但也有很多直率的抱怨。"黄金标准"的悄然变化表明，以前的黄金标准——**我们**用来训练的标准——在某种程度上是有缺陷的。这代表了对我们自我意识的一种不那么微妙的威胁，而我们会恢复防御。

我承认我也不能幸免。似乎我刚冲破住院医师的终点线，规则就改变了。调休几天来弥补周末的值班？在最后一名患者被"塞进来"之前离开？在介绍你的病例时错过主治医师查房？亵渎神明！他们怎敢事后改变这些基本规定？

我确信我自己的主治医生也同样对我训练中的窝囊规定感到震惊，但似乎我们就是无法自控。这是本能反应。我们对变化的本能抗拒不仅反映了念旧，还反映了这一事实：医学训练设定了社会、临床和道德的指标，以此衡量几十年的职业与个人生活。这些短暂的年月以一种在许多其他领域都不曾见过的

---

[3] 巨人时代（days of the giants），是指传说中医生会在病房里漫步的更早的时代。这个词的隐含意思是，在某种程度上，无论是因为奉献精神、知识还是因为教学技能，这些早期医生比如今的医生更优秀。

方式在个人身上烙下了印记；你很少听到工商管理硕士或会计师会喋喋不休地讨论崩坏的标准和巨人时代。对他们来说，训练只是训练。然而，对医生而言，训练是对终身身份的锻造，是我们自我成就的方式。

我们始终必须警惕医学上的非预期结果。由于所有注意力都集中在住院医师的工作时间上，没人好好考虑过，督导这些见习医生的主治医生身上会出现什么变化。每次对住院医师的工作时间进行限制，都必须有人来填补缺口。新规定出台后，住院医师项目的规模并没有扩大一倍，由于日程安排复杂，现有的住院医师很快就变得人手不足，最终填补空缺的往往是病房里的主治医师。

主治医师每天花两小时在为数不多的新收治入院者面前畅谈学术，为病房增辉的时日已一去不复返了。现在他们必须整天都在场，每天都在（包括周末），撰写所有患者的每日记录。对许多主治医师来说，生活又完完全全变成了实习时期那样——混乱无序的日子、工作很长时间、奉献出夜晚和周末。在这段时间里，有好几个月，我同时负责的患者多达 40 名。明显感觉身处险境。我经常想起那个曾经照顾过莉比·锡安的见习医生，她的工作强度和我类似。我受过的临床训练比她多十几年，却还是几乎不可能应付这样的工作强度。每天都弥漫着一种恐慌，生怕在某个地方某个时候会有可怕的错误发生。我此刻想到了哈迪扎·巴瓦-加尔巴，她基本上独自负责整个病房和急诊室。在那种情况下，杰克·阿德科克和莉比·锡安竟是**仅有的**受害者，这令我震惊。

最终，我们医院意识到，我们的处境是不堪一击的。医院增加了病房的主治人员，好让各病房只由一组而非两组住院医师负责，以此把患者护理的工作量降到了更容易管理的规模。但这需要时间，而且代价不菲。

不管从哪方面考虑，主治医师住在医院里的日子已经过去了。这种日夜不停的安排之所以奏效，只是因为几代人之前，医学的节奏更加悠闲（以及大多数主治医师都是已婚男性，他们的妻子在家应付生活中的后勤工作）。那时，患者通常一次会在医院里待几周，其中大部分时间是徐缓的康复期。现在，门诊治疗的进步意味着，实际住院的患者的病情比过去的严重得多，而经济压力使他们的住院时间愈发短暂。这些病情更加严重的患者入院和出院的速度之快，使得 36 小时甚至 24 小时的轮班制变得站不住脚。患者安全与医生安全都危在旦夕。

有些医生会继续怀念巨人时代，但时光不会倒流。甚至巨人也得睡觉。无论我们使用什么系统，我们都必须面对这一事实：在一天或一周或值班周期的某个时间点，医生**必须**回家，**必须**把护理交给其他人。管理者将不得不尝试各种日程安排，费尽周折，以应对 24 小时制的不灵活性；所有安排都会有不足，有些也会有长处。我们在批评每一轮变革时，应当富有建设性——并且直言不讳，但我们不要条件反射式地认为，**我们**

的训练方式是评判当前体系的黄金标准。最好把我们的精力放在系统的章鱼式的组织运作上。每一代医生和护士都必须这样做。过度乐观只会使人更难看清挑战。

一个在很大程度上没有受到关注的领域是护士的工作条件。由于长期人手不足，许多护士到头来都要加班。在一些医院中，所谓的权宜之计已经成了标准操作程序。

在一项对 11 516 名护士的调查中，每周工作时间超过标准的 40 小时的护士报告的用药错误增加了 28%。[9]他们自己遭受的针刺伤害也多了 28%。[10]由于法律对护患比有要求，医院经常发现自己处于水深火热之中。如果护患比不足，他们要么不得不强迫其护士加班，要么从外部机构雇用按日计酬的护士，而这些护士可能不熟悉医院的日常工作。这两种情况都为医疗过失埋下了隐患。

一项对超过 232 342 名手术患者的研究考察了护患比与死亡率之间的关系。不出所料，各位护士负责的患者越多，死亡率就越高。根据研究人员的推算，护士名册上每增加一名患者，患者在 30 天内死亡的概率就会增加 7%。护士的职业倦怠感会上升 23%。[11]

随后的一项研究深入调研了一家医院的细节，检查了护理人员的每日变化和轮班变化。[12]研究人员特地选择了一家公认具有高质量护理、护理人员数量充足的医院。他们检查了197 961 名患者，发现医院基线死亡率低于患者疾病严重程度的预期。即便在这家优秀的医院，在护理人手不足的病房中，死亡率也有所上升。研究人员能够推算出，**每一次**护理人员数量低于目标水平的**轮班**，死亡率就会增加 2%。

此外，他们指出，当患者流动率（入院、出院、转院率）高时，死亡率也会每班增加 4%。这些事件占用大量护理时间，通常是以牺牲病房里的其他患者为代价的。这项研究强调，充足的护理人手至关重要，在忙碌时段，以及在患者病情较重的情况下，需要增加人手。在护理上吝啬是对患者安全的危害。

还有另外两种工作时间怪癖可能会增加医疗过失，就是七月效应和周末效应。尤其是七月效应，已经成为不光彩的传奇。这也难怪。7 月 1 日，医学日历年的伊始。请想象一队初来乍到的医学生，他们毕业证书上的墨迹还未干透，就手里拿着针、手术刀和处方笺杵在你床边。当然，令人担心的不仅仅是那些临床技能尚未破茧成蝶的新手实习生。负责你团队的住院医师 24 小时前还只是一名见习医生。为你做透析的肾内科研究医师刚刚结束住院医师生涯。不过，幸运的是，他们都受到主治医师的督导。（当然，其中一部分主治医师几小时前才脱下他们住院医师的白大褂……）因此，街头巷尾流传着这样一句话：别在 7 月生病。

这方面的数据参差不齐。当日历翻到 7 月 1 日这一页时，虽然我们没有看到密密麻麻的患者在轮床上被撂倒，但还是有充分的理由让人担忧。缺乏实际临床经验的医生大量拥入，再加上精通该系统工作原理的医生大批离开，一场巨大风暴就此形成。目前，一项最大规模的数据综述对处理这一问题的 39 项研究进行了剖析。[13] 许多研究都不够严谨，限制了我们厘清细节的能力。然而，若干研究表明，错误、低效和死亡率确实在学年开始时有所攀升。许多研究**没有**明确指出这些影响，但仍提出需要注意这个特别脆弱的时期。在包括核电和航空业在内的其他高风险行业中，不存在这种奇怪的现象，即大量有经验的专业人士从舞台右侧离开，同等数量的新手从舞台左侧进入，所有这些都发生在同一天。

幸运的是，新手实习生敏锐地意识到了自己的不足（相信我，他们甚至比你更清楚），并高度警觉，近乎强迫症。医学科学中公认的最吹毛求疵的典型代表可能要数病房里的新手实习生了。他们例行清单上的每个细节都经过疯了一般的三重和四重严密检查，尽管无可否认，这些检查并不完美。

大多数医院都意识到了这种经验匮乏的高潮期，并采取了预防措施，例如，加强督导，减少患者护理工作量，并提供模拟培训，以便新实习生可以用演员和／或塑料模型（用于手术）而不是实物小试牛刀。稍后会详细介绍。

127

很不幸，有一件事——在过渡期增加护士人手——没有成为惯例，而这很可能会在 7 月为患者提供重要保护。即使在最好的时候，医院也很难获得充足的护士人手，而且他们也没有资源在 7 月把人手增加一倍。然而，从患者安全角度来看，这是因小失大。

从七月动荡的好的一面来看，也有人认为，这股新浪潮对患者有益，会带来新视角和迸发的调查热情。从头开始重新评估复杂案例是捕捉误诊的最佳方法之一。当我同事在罗梅罗女士身上发现了我没有注意到的贫血（后来发现是癌症）时，我痛苦地意识到，新视角有着无可估量的好处。此外，实习生往往会向住院医师和主治医师提出没完没了的问题。这些问题常常看起来过分简单，反映出他们的知识库尚处于萌芽阶段，但实际上，他们迫使他们的上级说出其决策的逻辑。这是揭示错误的另一种重要方式。

在医院传闻中，与七月效应并列的是周末效应。周末或节假日收治入院的患者的死亡率往往会更高。[14] 医院通常会在周末配备更多的基干人员。专业服务要么不可用，要么需要等到介入放射学技师或围产期医生从睡梦中醒来，从家开车过来。因此，对时间敏感的急诊病例在周末经历更多过失和不良结局也就不足为奇了。

当然，导致更糟糕结局的未必是人员配置。也可能是敏锐度。毕竟，谁会在周末长途跋涉去医院和急诊室呢？是那些病情最重、最急的患者。病情较为温和的患者通常会等到周一再去。因此，周末出现较多不良事件可能与病情较重、涉及更紧急情况（因而也就带来更多出错的机会）的患者有关。

这些因素可能很难区分，但似乎疾病的严重程度是周末效应的主要驱动力。（夜间入院的患者，由于病情更加危重，死亡率也就可能更高。）认识到这一点的话，医院可能会考虑在

　　　　　　　　当医疗出错时：一位医生的痛与思

周末、节假日和夜间**增加**资源，而不是像目前这样减少资源。然而，时间安排的最终仲裁者往往是成本。

医护人员的工作时间表无疑会影响医疗过失率和不良结局，不过数据没有我们大多数人希望的那样一目了然。虽然我们无法预料，如果莉比·锡安或杰克·阿德科克的医疗团队在更合理的条件下工作，他们今天是否还活着，但在医护人员没有超负荷工作时，平均来看，过失可能会更少。

不幸的是，许多看似显而易见的解决方案都可能因为意想不到的后果而导致更多过失。但若我们就这样举手投降，那就太莽撞了。我们应当继续调整系统，看看能如何改进。在出现利润优先于安全的情况，比如护士人手不足时，我们应当指出来。最重要的是，我们必须诚实面对日常安排的双重现实：每个医生、每个护士在某个时候都必须睡觉，新的实习生必须不断被纳入系统中来。在我们拥有永远不睡觉、不生病、不退休、不死亡、不放弃，也无须就读法学院的人工智能完善的机器人之前，我们必须在一个始终有缺口需要弥补的系统中工作。

这些解决方案需要医疗系统这一方做出承诺，确保员工不被视作契约奴仆。但这也要求医务人员重塑对自我的看法。在我们的集体意识中，如此出众的巨人是粗犷的个人主义者，他们以其纯粹的意志力与患者护理之艰苦斗争。但医学已然变了，那个时代的力量观如今看来颇具蛮干意味。医学现在是团

第九章 剩余时间

195

队运动；疑难杂症需要复杂精细的、多方面的治疗，无法由逞英雄的医生或护士单枪匹马地安全医治。然而，重要的是，我们必须向实习生灌输团队工作仍然需要主人翁精神这一关键的价值观。假如团队努力分摊了责任，那么我们最终会遇到像杰伊这样的情况，也就是没有医生或护士会采取行动，为一个突然代偿失调的患者负起责任。个人责任与团队医疗之间的这种平衡是可以实现的，但只能通过明确关注和自上而下的有意识的建模来实现。

第十章　亲眼所见

这名年轻人闯进了急诊室后角的一个医生站，一个医疗团队正聚在那儿。"你们在干什么？"他抱着穿粉色衣服的约莫两岁的孩子质问道，"我孩子噎住了，你们什么也没做！"当他愤怒地对医疗团队说话时，他的玉米辫的末梢在他灰色的连帽衫上鞭打着。这个特殊的医生站并不在公众视野之内，而是设在一个员工工作室的后面，所以很明显，这个男人穿过了通常禁止患者进入的区域。他一喊出开场白，团队里的每个人（几乎全是女性）都愣住了。

医学生埃凯内惊恐地看着。一位"愤怒的黑人"侵入了医生的空间——这不会有好结果的。作为医学生，她觉得自己没有资格评估这种情境的医学价值，但作为白人医生中唯一的非裔美国人，她敏锐地意识到了不安的张力。

就埃凯内有限的临床敏锐度所及，这似乎不是急性事件——孩子看起来是在咳嗽，而不是噎住了。埃凯内动了个念头，她想上前一步，提出陪这对父女回到其病房，开始医学评估。这可能会平息局势。但她的等级最低，她知道这会儿不该由她来负责。

目前，医疗等级最高的人是急诊室的研究医师，她接管了。"回你的诊室去，先生，"她语气平静，但很有威信，"我们一会儿就来。"

这位父亲朝远处挪动了几步，但还是近得令人芒刺在背。太近了，所有人都一动不动。随着时间一分一秒过去，态势愈发紧张。埃凯内的目光在这位父亲和医疗团队之间来回扫视，所有人都像是粘在了原地。谁会先眨眼呢？

"去你的，"父亲终于啐了一口，转身就走，"我只想带我孩子离开这里，去别的地方。"

急诊室的研究医师没有犹豫。"叫保安，"她厉声说道，"别让那人离开。"

当我第一次从埃凯内那里听到这个故事时，我想到的是医疗中无处不在的偏见，既有对患者的偏见，也有对工作人员的偏见。然而，在写作这本书时，我也开始从医疗过失的角度考虑该事件。埃凯内没有参与对这名幼儿的最终医学评估，所以她无法得知最终诊断和治疗方案，但我常常想知道，急诊室的研究医师和患者之间是如何合作的。医生也是人，很容易被这种遭遇搞得慌张、不满或分心。她可能对这位父亲表现出了无意识的种族偏见，这种偏见一直蔓延到他的女儿身上。也可能没有。她可能进行了较为草率的身体检查，或者考虑了一种较为局限的鉴别诊断，或者推荐了更低水平的治疗方案。也可能没有。我不知道发生了什么，医疗护理可能非常好。但这种情况起码对开展诊断和治疗来说是一个不太理想的背景。不难想象，在这类紧张的情境下，医疗过失率可能会更高。

此外，在这种特殊的遭遇中，可能会影响判断的或许不只有种族偏见。许多偏见交织在一起，甚至会相互冲突。这场急诊室的对峙主要是关乎一个黑人挑战一群白人吗？是关乎一个男人对一群女人咄咄逼人吗？是关乎一名患者违反医生地盘的不成文的规定吗？是关乎一个白手套[1]机构在一个经济弱势社群中的冲突吗？除了孩子的实际症状，还有很多因素可能会影响这种特殊的互动。

一个无可回避的事实是，偏见，尤其是种族偏见，是医学中一股强大的力量。例如，在美国，非裔孕产妇的死亡率几乎是白人孕产妇的三倍。[1] 糖尿病、癌症和心脏病的结局也存在差距。社会经济因素无疑发挥了作用，但即便把经济差异排除在外，依然存在这种明显差距。[2]

与过去几代人相比，显性歧视可能不那么公然，但隐形或无意识偏见依然根深蒂固。[3] 即便是他们这一代中最秉持平等主义的医生护士，也仍然可能表现出无意识的偏见。

在临床环境中很难衡量偏见对患者的影响，因为这种情境

---

[1] 白手套在这里指白手套服务，简单来说就是非常细致、贴心的服务，形容服务人员戴着干净的白色手套为你服务的那种谨慎认真的样子。

不适合进行通常的随机试验、双盲实验或安慰剂对照试验。但在实验室环境中，有许多发人深省的研究表明，偏见可能会增加医疗过失。在一项此类研究中，医生被指定进行个案研究，并被要求推荐治疗方案。所有病例的临床情况都是相同的（可能是心脏病发作的症状），只是患者种族不同。[4] 令人遗憾但不出所料的是，尽管临床情况相同，但医生为白人患者推荐的治疗方案比黑人患者的更合适（也更积极）。这并不能证明偏见会导致医疗过失，但在这项研究中，假定的黑人患者的诊断和治疗都受到了损害。

该研究还对这些医生进行了测试，测量其内隐和外显偏见。值得思考的是，事实证明，**内隐**偏见的程度与对黑人患者较差的治疗最为相关。即便是那些在外显种族偏见测验中没有表现出偏见的医生，这一点也是显而易见的。至少，该研究表明，即使医生没有意识到自己受到患者种族的影响，他们也仍然可能怀有内隐的种族偏见。这种内隐偏见可能是造成医疗保健不平等和医疗过失的一个原因。

有一些数据表明，医务劳动力的多样性可以改善结局。在加州一项有趣的研究中，1300名黑人被随机分配给白人医生或黑人医生。医生们不知道这项研究是关于种族的，他们被告知要鼓励患者接种流感疫苗，并对糖尿病、胆固醇、高血压和肥胖进行筛查。那些被分配给黑人医生的患者同意健康筛查试验的概率要高出一大截。[5]

可能起作用的因素——信任、沟通、文化意识、执业风格、成见——过于复杂，在此无法一一剖析，但此类研究透露出，增加劳动力的多样性可能会改善患者安全，尤其是在误诊领域。

当埃凯内告诉我急诊室里的那个男人和他蹒跚学步的孩子的故事时，我问她，是否认为她团队里的医生是种族主义者。对她来说，这是个难解的结，因为这些医生与她是**一个团队**的。她与他们密切合作，喜欢作为个人的他们，并深深感谢他们慷慨提供的医学知识和鼓励。这些人都是她尊敬的榜样，是强大的女性。然而……

然而，她目睹了他们对一个黑人进入他们自己地盘的无意识反应。"'种族主义'这个词我可不是随便用的，"她说，显然在有策略地组织措辞，"但我想，我没有意识到他们的偏见的力量。"当这位父亲闯进医生站时，埃凯内从他的行为中看到了恐惧和担忧，而她的医生同事看到了侵略性。

埃凯内描述了她与这位父亲之间的复杂的亲切感。一方面，他们的生活毫无共同之处。她获得过常春藤联盟的几个学位，就读于美国最顶尖的医学院之一。而这位年轻的父亲生活在一个贫困的城市社区中，仰赖慈善医疗服务。

另一方面，埃凯内观察到："在外界看来，那位父亲和我是一样的。"她谈到，与其他黑人医生一样，她经常被认为是技术人员或文员。社会对犯下医疗过失的医生的态度中肯定存在种族偏见的迹象。试想一下前一章中哈迪扎·巴瓦-加尔巴医生的例子。她在英国因杰克·阿德科克——一名患有唐氏综合征、死于脓毒性休克的 6 岁男孩——之死被判过失杀人罪。一开始她被终身禁止行医。尽管终身禁令在上诉中被推翻，但过失杀人罪依然成立。

杰克去世两年后，英国移植外科医生西蒙·布拉姆霍尔医生被发现在手术过程中用氩离子激光在患者肝脏上烙下了他姓名的首字母。不知道他这么做了多少次，但有两例患者在接受第二次手术时发现了这些字母。尽管这种烙印没有对肝脏造成任何医疗伤害，但患者在得知此事后大为惊骇。布拉姆霍尔因为这一越轨行为被处以相当于 13 000 美元的罚款，并被判以从事一年的社区服务。[6]

这些案例中的差异令许多医学观察者震惊。在巴瓦-加尔巴医生的案例中，杰克的情况在临床上很复杂，诊断方面存在合理的不确定性和几种貌似合理的方法，可以合乎逻辑地进行讨论。此外，还有许多外部因素可能会导致最认真的医疗专业人士出错——不得不承担另外两名医生的患者护理工作量，电子病历故障，病患更换房间。虽然在对杰克的护理中肯定存在过失，但从各方面来看，没有迹象表明这其中存在主动的恶意。

相比之下，在布拉姆霍尔的案例中，毫无暧昧之处。不存在任何组织工作上的挑战，也不存在诊断上的不确定性，不存在负担过重的时间表，也不存在可能会无意中导致医生姓名首字母被烙在患者内脏上的临床难题。这是有意、有预谋和不道德的行为，即使该行为没有造成任何医疗损害。然而，布拉姆霍尔医生仅仅被处以罚款和少量社区服务，而巴瓦-加尔巴医生被判处过失杀人罪，并在一开始就被终身禁止行医。

巴瓦-加尔巴医生是一名穆斯林黑人妇女，戴头巾，原籍尼日利亚。布拉姆霍尔医生是一名在英国长大的中年白人男子。虽然无法证实，但我们肯定会感觉到，在这些案例中，种族、民族和性别偏见可能是造成巨大差异的因素。

当然，这些都不能改变这样的事实：一名6岁男孩死了，他的死亡可能是可以预防的。不管情况如何，最终结果是一名患者在医疗系统那里遭受了严重的、不可逆转的伤害。杰克的父母是间接受害者，医院里发生的事情给他们带来了痛苦的伤害。面对如此悲剧性的死亡，对医生经历的侮辱进行分析可能令人难堪，但重要的是，要认识到，我们**如何**处理医疗过失，将对未来的过失是否可以预防以及如何预防产生强有力的影响。如果对责任分摊不当，或者处罚时存有偏见，医务工作者更有可能掩藏过失和未遂事故。对患者而言，这种保密只会让医疗护理变得更加危险。

塞缪尔·谢姆在其讽刺小说《上帝之屋》中写道："心脏骤停时，第一步是测量你自己的脉搏。"这个建议适用于所有紧张的情境，尤其是那些刻板印象、偏见和直觉反应对医疗过失及其后果都产生持久影响的情况。检查周围其他人的脉搏也同样重要。其他人都有什么反应？

几年后，回想起在急诊室的遭遇，医学生埃凯内告诉我，她希望自己当初主动帮助了那位父亲，并可能化解这一局面。"我不再想当然地认为，"她说，"我们医生是对的。"这是一张可以让我们医学界许多人受益的处方。她开始探索朋友和家人在医疗行业中的经历，既有痛苦的经历，也有美好的经历。"我现在在找那些故事。"她说。

埃凯内突然想到，如果她是一名患者，也许因为生病或者候诊了六个小时而很烦躁，她走进急诊室时，这些她真正尊敬的医生可能会像对待那位父亲一样对待她。她可能会得到有瑕疵的或不合格的医疗护理服务。

但站在医生这边，事情也同样复杂。在急诊室的对峙中，埃凯内经历了尴尬的失调。她首先是一名医学生，是被一名愤怒的患者问话的临床团队的一员？还是说她主要作为非裔美国人经历这种情况，目睹白人团体预先判断一名黑人的意图？而作为女性面对一个自认为有权挑战女性权威的男性，这个问题又该如何处理？

除了这些复杂因素，权力的动力学也以矛盾的方式展开。她是强大团体——医生——中的一员，但作为医学生，她异常无力。对这位父亲来说，她看起来像是"他们"中的一员。然而，对于团队中的其他医生来说，他们对医学生几乎视若无睹。我在回顾这些年观察到的紧张遭遇时——外科医生对护士尖叫，医院员工与愤怒的患者对峙，住院医师训斥学生——总是**另一个人**背负责任。

134

即便爆发的人最终认识到自己行为不当，但不管怎样，这都是另一个人"挑事儿"：护士提供了错误的仪器，患者表现得咄咄逼人，学生的工作做得很差。总有现成的解释。

作为人类，我们的自我需要一个背景，可以减轻我们不明智行为的罪责。这些合理解释看起来总是客观的，因为我们**知道**我们不是种族主义者、性别歧视者或恐同者。我们是好人，我们选择了一份致力于帮助他人的职业，对吗？我们的行为怎么可能带有偏见呢？

"当一个人自己的行为可以做负面解释的时候，"研究人员黛布拉·罗特尔与朱迪斯·霍尔在其一项分析中敏锐地指出，"这个人特别倾向于将其归咎于另一个人。"[7] 对于那些完全沉浸在医疗保健体系的等级制度中的人来说，克制住、不去指责是一项艰巨的任务，但这是消除偏见的第一步，偏见如此严重地影响着我们所在的医疗领域，危害我们患者的健康。

解决偏见是目前医学领域的当务之急，至少公开宣称如此。然而，说得好听，资源还没就位，坦率地说，我怀疑它们永远不会。让战舰转向是一个艰巨而渐进的过程，在危机通常发生的时刻，转动战舰肯定没有任何帮助。不管怎么说，这把解决偏见的大部分问题留给了身处第一线的人。

个人无法解决社会的所有弊病，但当下，我们这些个体肯定可以"找出那些故事"。例如，如果急诊室的研究医师在面对愤怒的父亲时，简单问一句："你孩子怎么了？"会出现什

135

么情况呢？它未必会消除数小时的挫败感，也肯定无法修复几个世纪以来约定俗成的种族主义，但它至少可以减少火气，降低医疗过失的风险。一触即发的局面可能就会变成一个不带感情色彩的、平常的局面。如果医生愿意真诚地倾听他们的回答，对所有相关方来说，这甚至有可能变成一次积极的经历。

尽管医学上有许多技术创新，但它仍是高度人性化的领域：疾病是以人的方式体验的，医疗保健是以人的方式提供的。我们人类具有偏见和刻板印象——的确如此——但我们也具有交流和倾听的能力。当然，我们永远不会在与他人的互动或医疗保健中臻于完美。无论我们如何下定决心，要对每个人公平尽责，但总会有做不到的时候。但是，如果我们花时间真诚地倾听，我们至少有机会窥视我们不完美的人类同胞的生活，并尝试提供尽可能最好的医疗服务。我们可能无法代替别人，但我们可以悄悄溜到他们身旁的长凳上，跟随他们的目光。我们可以比平时更努力一点，尝试看一看他们所看到的东西。这可能不是高科技，但它很可能是我们用以消除危害医疗保健的根深蒂固的偏见的最有力工具。

回想杰伊的例子，我想知道，如果他的医疗团队中有人花时间滑到塔拉身旁的长凳上，跟随她的目光，试图看一看她所看到的东西，事情会如何展开。就算医疗结果不变（尽管可能会变），但这个小小的行动可能会避免一场诉讼。然而，随着事情的发展，没有人真正理解塔拉的观点，她的声音——一个女人的声音，而且"只是一名护士"的声音——基本被忽略了。对于历史上受到歧视的群体中的许多人来说，丧失发言权是一种熟悉的经历。

起诉可能是重获发言权的一种方式。

第十一章　我们法庭上见

对医疗过失进行法律救济的想法可以追溯至近四千年前的巴比伦《汉谟拉比法典》。这部法典非常严格，至少如果患者是有钱人的话："如果一名外科医生用青铜柳叶刀为一名贵族做了个大手术，导致了这个人的死亡，那他们应该砍掉他的手。"[1]今天的外科医生肯定会松一口气，因为现代医疗事故处罚主要为经济赔偿，而非截肢，但汉谟拉比国王提出了这样一个观点，即，如果医疗保健伤害了患者，医生就得承担责任。此外，汉谟拉比开创了审判的先河，审判时由一组法官审理案件，证人提供宣誓证词，判决以书面形式宣布，并且可以选择上诉（当然是向国王本人）。

美国第一起医疗事故案件发生在 1794 年，其焦点在于违反合同，而非医疗不当行为。医生承诺会"娴熟地"进行手术，但显然没有做到，导致患者死亡。患者的丈夫寻求违约赔偿并胜诉。半个世纪以后，"护理标准"概念才问世，从而为"医疗保健应该是什么样的"设定了基准。1847 年，美国医疗学会成立，很大程度上就是基于这一观点：医疗保健**实际上**应当有标准。

在现代法律制度下，要证明存在医疗不当行为，必须满足四个标准：

> 1. 存在实际医患关系（即，你不可任意起诉一名医生，对方必须是一个真正护理过你的人）。
> 2. 医生没有遵守医疗保健的标准。
> 3. 医生不称职的护理实际上是患者受伤的原因。
> 4. 患者受伤造成了可量化的损害。

第二点和第三点是大多数医疗不当案例的核心。律师不仅要证明医生没有提供最好的医疗护理，还要证明疏忽实际上**造成伤害**。实际上，在审判开始之前，可能需要数年调查才能得出结论。双方的律师必须正式询问医生、患者、专家证人——也就是所谓的取证过程——以确定医生的行为是否真的违反了护理标准，以及是否确实造成了伤害。 **137**

这一过程非常昂贵——律师、专家证人、研究人员、独立审查员、法庭书记员和拍摄证词的摄像师，都需要钱。在还没有人踏进法庭之前，花费的费用就可能已高达数十万美元。因此，医疗事故律师对其受理的案件非常挑剔。和我交谈过的大多数律师都说，他们不得不拒绝大多数患者移交给他们的案件。这些律师致力于胜诉；也就是说，他们只有赢了才能拿到报酬。因此，除非律师确信能打赢官司（满足全部四个标准），并且损害赔偿能弥补成本，也能为患者，当然还有律师，提供一笔数目可观的补偿，否则他们甚至不会碰这个案子。在此，第四点也即可量化的损害变得至关重要，因为正是这些损害决定了会有多少经济处罚。如果患者只是脚指甲折断（即使这种损害显然是由医生的疏忽所造成的），这笔赔偿也无法承担追究此案的巨额费用。因此，律师通常只接患者受到严重伤害的案件。

杰伊的情况似乎符合条件：塔拉觉得她可以证明医疗团队在护理杰伊时存在疏忽，这种疏忽造成了伤害。伤害的确很严重。一位律师应允接下了案子。

作为关键证人，塔拉必须出庭做证。她希望确保自己很内行，所以她像准备护理考试一样进行准备——让自己完全沉浸在材料中，直到她能倒背如流。据她自己说，她开始沉迷于细节，想要知道血氧饱和度的每一个精确波动。但一遍又一遍地重温这些细节是一种创伤。"不得不记住杰伊死亡的每一刻，这样我才能准确地做证，"塔拉说，"这在我的心里撕开了一个火辣辣的口子。"

这也损害了她的身体健康。塔拉身材苗条，体重通常为115磅，但在杰伊葬礼那会儿，她的体重掉到了100磅。她不得不向女儿借衣服穿，因为自己的衣服都不再合身。两个月后的一天，她低头看自己的肚子，可以看到她的主动脉——也就是靠在脊柱上的血管——的搏动。那时她体重92磅。甚至连运动裤都会从臀部滑落。

如同大多数追究医疗不当案件的人一样，塔拉很快意识
到，诉讼无助于疗愈伤痛。从理智的角度，起诉可能会在揭露
事实方面带来些许满足，但从情绪的角度，这更像用砂纸包扎
伤口。有一天，塔拉开车经过河上的一座桥，止不住地想象自
己从桥的边缘开下去。她能想象得出她的车在空中飞驰，撞击
水面，而后沉没的样子。"我想象自己平静地坐着，等着水把
我吞没，就此我将不复存在。这样的话，或许我的孩子会过得
更好。希望警察会认为这是因为我一边开车，一边发短信造成
的，或者，在检查我的医疗记录后，认为我有较长一段时间心
动过速，导致我失去意识。那么，就不会有自杀的问题，我的
孩子也不会在我的人寿保险赔付上遇到问题。"

不过，塔拉还是坚持了下来。她必须这么做。她觉得这
是能为杰伊讨回公道的唯一方法。她也觉得自己有道义上的责
任，来帮助未来的患者。她希望，诉讼能阻止胸腔科医生彼得
森和血液科医生穆勒继续行医。她希望终止他们伤害患者的能
力。为了做到这一点，她希望参与杰伊护理的每一个人都提供
宣誓证词（书面证词），如此，她的律师就可以证明，面对杰
伊持续恶化的病情和塔拉不断的警告，漠视无处不在。

但事实并非如此。塔拉很快了解到，就像医疗体系一样，
法律体系很大程度上是由金钱引导的。每次取证都要花钱，所
以成本必须以最终可能的支出为准。她的律师必须提前支付所

有取证费用支出，如果他们没有打赢官司，他将无法收回这笔钱。类似地，扩大诉讼范围、扳倒两名医生（而不仅仅是了结杰伊之死的案子）会增加案件成本，但不会增加赔偿。因此，吊销医生的行医执照并不是本案的既定目标。

"每一个司法举动，"塔拉说，"似乎更多地关乎律师赚钱，而不是为我丈夫寻求公道。"这种感觉与她作为临床护理师教育工作者的经历惊人地相似。在那份经历中，医院管理者似乎更关心财务责任，而不是患者的健康和对未来错误的预防。

塔拉参加了每位医生的取证环节。"在我理想主义的头脑中，"她说，"我认为每个人都会说真话。"在她的临床经验中，即使是令人不快的医生或粗鲁的护士，也仍会基本坚持医学事实。但在取证时，事情并非如此。她本以为，彼得森医生可能会图方便，退到诊断的不确定性或相互冲突的临床判断的暧昧地带中去。或者，他会说他只是记不清了。谁能反驳这一点呢？然而，他公然说的一些事情，与塔拉在杰伊床边观察到的情况直接冲突。彼得森医生讲述了他在杰伊生前最后一天出诊杰伊的经历。他报告说，杰伊在下午 1 点时临床情况稳定，他与这名患者进行了一场"完整而轻松的谈话"。

那天发生的事情，塔拉历历在目。她一整天在床边看着杰伊艰难地呼吸。他几乎无法一次性说出两个词，更不必说参与一场完整而轻松的谈话了。彼得森医生在证词中进一步指出，没人提醒他注意患者下午情况迅速恶化。在被问及塔拉一再要求杰伊搬到重症监护室，以及她发疯般地催促提高护理水平时，他唯一一次回答，"我不记得了"。

令塔拉震惊的不只是彼得森医生说的谎话，还有他这么做时轻松和确信的姿态。但从法律体系的角度来看，这不过是塔拉和彼得森医生各执一词。将由陪审团来决定谁听起来更可信，因为唯一能证实发生了什么或没有发生什么的目击者，当然是杰伊。

对塔拉来说，在谈到护士时，这种背叛感更加强烈。**护士**！他们是致力于忠实记录——有时是记录错误——的医院步兵，这些宣过誓的护士怎么可能不诚实？然而，她听到他们板着脸说了些令人难以置信的话。

例如，一名护士重写了她在 12 小时轮班过程中记录的全部 8 条笔记。然而，哪怕事后只是重写一条笔记都是非同寻常的。重写 **8 条**笔记则发出了一个危险信号。当被问及这种极不寻常的行为时，护士说她无意中写错了时间和日期，所以她认为最好重写所有笔记，而不只是更正时间和日期。

塔拉目瞪口呆。首先，每个护士都知道，如果你写错时间或日期，或者真的写错了什么，正确的做法是仅仅划掉错误的信息——尽量使其清晰可辨——然后在错误信息的旁边写下正确信息和你的小签。这表明，你已经注意到了错误并加以改正。在划掉部分留下清晰的原始错误，表明你没有什么要隐瞒的。

其次，哪个护士会在值班期间犯 **8 次**相同的错误？当你完成 12 小时的轮班，记录下你所负责的病房里每位患者的每个生命体征和每个器官系统时，你可能不记得自己的名字，也不记得你最后一次上厕所的时间，你唯一**记得**的是日期。

另一个护士否认杰伊皮肤发灰、出现斑点是化疗的副作用。不过，这一次，塔拉家里一个朋友也在场，所以塔拉知道有人会证实她回忆的事情。尽管如此，看到她的同行在宣誓之后竟然说了一些完全不真实的话，还是令她大吃一惊。

取证和调解过程耗费了三年时间。有令人心力交瘁的谈判，也有没完没了的文件和证词需要审阅。这一路上，每经过一个步骤，就意味着要把杰伊死亡的可怕细节重温一遍。除此之外，塔拉必须斟酌与孩子分享多少内容，是多一点还是少一点。"我一边告诉他们，父亲去世时，表达了对他们的爱。"她说，"另一边，我对他去世的残酷现实充满愤怒。"萨莎和克里斯开始避免与她讨论杰伊，渐渐疏远了。"但我无法自控。"塔拉说，因为诉讼中的细节和情绪渗入了她生活中每一个清醒时刻。她能阻止自己给孩子带来更多痛苦的唯一方法就是停止说话。"有些时候，我根本不和他们说话。"她说。

在此期间，医院向塔拉提出了几项财务上的提议，都是带着钱来的，但医院没有承认存在任何不当行为。庭外和解会迅速结束这场磨难的痛苦，也会为还在努力偿还医疗账单的塔拉提供直接的经济救济。更重要的是，这将使她免于上法庭和可能败诉的风险，并带来和解的可能性。没有杰伊的帮助，没有他的工作收入，塔拉无法忽视作为单身母亲需要养育两个孩子一辈子的财务现实。他们积蓄不多，需要支付的账单也很可观，而她不再相信自己有能力担任护士。经济补偿可能会大大缓解这种不确定性。

可是，在取证期间，塔拉从她的专业同行那里听到的谎言和托词令她厌恶。"我感觉不到，无论是个人还是集体，有人在承担过错，为糟糕的临床决策负责。"她说。杰伊是个正派人，会为自己的不足，甚至是最微小的事情承担责任。她无法想象他能忍受医务人员说的懦弱的含糊话。"我不相信他们会承认医院的系统性问题。"她说。作为护士，她无法在没有看到事情好转的情况下就接受和解。"我希望这些事情得到解决。"她说。

塔拉拒绝了这些提议。她的律师支持她，认为她很有可能 **141** 在法庭上打赢这场官司。医院不断提高赔偿金数额，这表明他们很紧张。毕竟，患者死了。陪审团在面对不幸的死亡时往往会表示支持。

不过，假如说取证过程是痛苦的，那么受审准备完全就是讥讽。在选择陪审团成员的前一周，塔拉的法律团队进行了一场模拟审判，好让塔拉熟悉诉讼程序。律师事务所设立了一个模拟法庭，塔拉坐在证人席上。律师们纷纷向她提问，她被要求直接回答陪审团的问题——在这种情况下，是要对着对面墙上贴着的一幅陪审团的壁画作答。塔拉尽最大努力对墙说话，但这种感觉尴尬而不自然。她本能地回头看向询问她的律师。然而，更糟糕的是，她在回答问题时磕磕巴巴的。简单的问题她答错了，熟悉的问题她也答不出来。

律师一度要求她转达杰伊去世前一天晚上对她说的话。是三个简单的词。三个令人痛苦的词。直到今天，这三个令人痛苦的词还萦绕在她心头："我……无法……呼吸……"

然而，那一刻，在模拟证人席上，她记不起来了。塔拉发疯似的颠来倒去地想，试图回忆那三个烙进她灵魂的细胞膜里的词。她变得心烦意乱，因为很明显，她无法从记忆中提取这句话。

律师们注意到了这种恐慌，于是转向了更简单、更普通的问题。他们向她提出关于时间和地点的简单问题，但她依然无法给出答案，即便只是基本事实。糟糕透了。法律团队最终取消了模拟开庭。塔拉颤颤巍巍地站起来，踉跄着走向门口，几乎无法站直。

五天后，也就是选择陪审团成员的前一天，医院大幅提高了赔偿金。此时，塔拉几乎每天都想吐，浑身发抖，几乎吃不下什么，也睡不着。她的体重在前一年已经恢复，但现在又降到了 90 磅。"我感觉失去了活动能力，"她说，"好像有什么东西在勒住我。我不相信我能挺过这场审判。我知道我的孩子会出席，他们会看到我崩溃。我终于意识到，我救不了这家医院出了毛病的系统，就像我救不了杰伊一样。"她接受了庭外和解，尽管医院不承认有任何不当行为。

就任何人类逻辑而言，失去心爱之人后用钱弥偿都是刺耳的。试图取代独一无二的人已经断无可能，甚至就连想想都令

142

　　　　　　　　　当医疗出错时：一位医生的痛与思

人痛苦不堪。用最俗不可耐的东西填补这个缺口仿佛是对人类精神的侮辱。然而……

然而，我们的法律体系就是这么来纠正医疗过失的。塔拉在失去一生挚爱后，收到的就是这样一张支票。看起来，用一句话来思考这两个概念——一个爱人和一张写有数字的纸——几乎让人毛骨悚然。

不公平至极。然而……

然而，金钱可以带来切实的改变。除了有账单需要支付，塔拉发现，实际的康复训练收费高昂。治疗并不便宜——也不容易——但它能帮助塔拉和孩子应对杰伊突然离开他们的生活所带来的创伤。塔拉接受了多年的心理治疗，才逐渐消除了目睹杰伊死亡的令人崩溃的闪回。这笔钱也使她能够在孩子上大学时去看望他们，帮助他们克服多年来困扰着他们的痛苦情绪。

但这笔钱并未让塔拉恢复对医疗系统的信心。它无法修复与家人朋友的紧张关系。它无法带回遗失在痛苦和悲伤中的岁月。它当然也无法让杰伊死而复生。它无法为萨莎和克里斯造出一个父亲。它无法填补因失去人生伴侣而产生的阵痛和无底的空洞。它只不过是把一段糟糕经历的糟糕程度减少了几分。

塔拉完全明白，如果**没有**这笔钱，生活将会有多么糟糕。经历悲伤、创伤后应激障碍和失眠，同时努力在正在经历毁灭性情感摧残的孩子面前表现出力量和坚强，这已经够难的了。

这么做的同时，还身陷财务困境之中，这种残酷性简直无法形容，尽管这是许多人面临的命运。

医疗不当诉讼远非完美。由于牵涉的成本、精力和严格要求，在遭遇医疗过失的患者中，只有很小一部分人能够起诉。此外，医疗事故法律内部几乎没有一致性：不同陪审团可能会对相似的事实得出完全相反的结论，对患者的赔偿也大相径庭。此外，还存在防御性医疗的副作用——医生唯恐发生诉讼（无论是真实的还是想象的），因而进行额外检查和治疗。

除了在防御性医疗上浪费的450—550亿美元的估计成本，这种不必要的治疗还可能会造成实际伤害。仅仅是多余的CT扫描，就可能会因为静脉造影剂而造成肾脏损伤，因额外辐射而造成额外癌症，当然，还有雨后春笋般大量偶然发现的假阳性诊断。

考虑到所有这些不利因素，有理由问诉讼是否有效。医疗事故体系是否使医学更安全？这个问题很难获得可靠的回答，因为你不能进行真正的随机对照试验。据剖析数据的研究人员估计，在因医疗疏忽而受到伤害的患者中，只有大约7%会得到赔偿。另一方面，在获得赔偿的人中，实际上只有不到20%的人遭受了护理疏忽。此外，一半以上的赔付金额用于支付诉讼费用，而不是落入患者自己的口袋中。因此，不管怎样，这都是个低效的体系。[2] 许多医学界人士认为，该体系非但没有改善患者安全，反而导致医生采取防御性医疗。

大多数医疗事故律师表示，医疗事故体系对患者安全有益；律师们的看法或许并不让人意外。"事实上，"来自西雅图的律师彼得·马莱尼克斯告诉我，"医学界在监管方面做得并不好。"医疗事故案件不仅是在责备粗心大意的医生，"也是在责备所有认识那位医生的其他医生"。它在整个医学界产生了连锁反应，既影响了个体行医者，也影响了监管委员会，从而使这些诉讼充满了挽救生命的强大潜力。"每一个医疗事故案件，"马莱尼克斯说，"都能够让15名左右的医生看了之后说：'我最好不要那样做！'"他用汽车安全类比："我们现在之所以拥有安全带、安全气囊和出色的制动器，是因为事故体系要求汽车行业担责。"

　　大多数医生对这种观点不敢苟同，你对此一定不会感到惊讶。当然，自哈迪扎·巴瓦-加尔巴在年轻的杰克·阿德科克去世这一事件中被判犯有过失杀人罪之后，大多数英国医生并未出现此类反应。总体情绪更类似于"若不是靠上帝恩典，眼前的这位就是在下"这种痛苦。他们看到的是一个他们都经历过的场景——劳累过度、人手不足、处理技术故障，或许还会为了应付不可能完成的工作量而偷工减料。他们没有就此吸取教训，了解到他们不该做的医疗行为，而是把法院视为一种将整个医疗系统的不足怪罪到医生头上的武器。

　　但是，即使在这个极不寻常的刑事定罪的极端案例之外，诉讼的威胁——即使是在理论上——也会在大多数医生的心中引发恐惧。即便知道医生在大多数情况下都能胜诉，也不能减轻这种恐惧，或是减少防御性医疗所导致的过度检查和过度治疗。我在先前的《医生的感受》(*What Doctors Feel*)一书中采访过精神病学家萨拉·查尔斯，她向我描述过一场头破血流的诉讼，可以说是许多医生的典型经历了。萨拉的一个病人试图从屋顶跳下自杀，虽然受到了永久性的伤害，但还是活了下来，并起诉称萨拉对她的护理存在疏忽。病人认为，萨拉在治疗她的抑郁症时存在不当之处，这种疏忽导致了她的自杀行为和严重伤害。

萨拉最终"赢"了这场官司，但哪怕是她也会给赢这个字加上引号。陪审团判定她并未玩忽职守，但这一事实几乎不可能弥补萨拉所遭受的痛苦的五年时光。这段经历对她个人及职业生涯造成了极大摧残，被证明无辜也几乎无法令人释怀。当萨拉开始研究医疗事故时，她意识到，她的遭遇在医生这个群体中常见得令人沮丧。此外，她的病人最终也没有在这一经历中受益。对病人来说，这同样是不幸的五年，到头来一无所获。诉讼未能改善这位病人的处境，也没有让萨拉成为更好的医生。对萨拉行医而言，唯一的变化是，她开始犹豫是否要接收患有更严重精神疾病的病人。

虽然有些过错是由真正玩忽职守和不合格的医务人员犯下的，但绝大多数过错是由原本尽职尽责的医生和护士无意中犯下的。对这些人来说，医疗事故诉讼并不能起到教育或改善的作用。对其患者造成毁灭性结局一事，通常就会带来足够强烈的悲伤、羞愧和对过错的意识。对于那些认识到自己的过失并感到懊悔的人来说，医疗事故诉讼很少能带来多少建设性的收获。像萨拉一样，许多人在那之后会回避病情复杂的患者，从而减少了重症患者的医疗选择。在一项对 4 000 名医生的调查中，超过半数被起诉的医生报告说，对医疗事故的恐惧影响了他们对每个或几乎每个患者的治疗。甚至那些从未被起诉过的医生也有这种感觉——其中 40% 的人报告了同样的行为。[3]

被起诉的医生通常会出现抑郁、焦虑、孤立感，并丧失对医患关系的信任。这种影响可能会给人带来极大打击，以至于出现了"临床司法综合征"一词，以涵盖这种影响的深度和广度。[4] 尽管临床司法综合征从未否认首先受到损害的是"第一受害者"（患者），但它指出，医疗过失也可能造成"第二受害者"。医生们经常有这样的经历：个人生活和职业生涯在公开的、羞辱的过程中被搞垮，这个过程可能会持续数年。许多人把情绪创伤比作经历亲人死亡，有些人永远无法从中恢复。虽然公众可能不愿意同情收入颇丰的医生，这或许是可以理解的，但重要的是，要注意到，多达 40% 的诉讼最终证明，完全不存在医疗过失。[5] 因此，相当多的医生在没有做错任何事的情况下，其生活被颠覆了。

彼得·马莱尼克斯对此持有不同看法。"医疗事故的奇怪之处在于，"他说，"与其他职业不同，医生似乎认为，他们应该不受他们粗心大意造成的后果的影响，因为他们的终极目标是助人。"他指出，许多其他行业中也存在利他主义。建筑师、工程师、律师和水管工都在努力助人。"各行各业都会有人做出草率选择，这些选择有时会伤害到人。但似乎只有医生会认为，法律应当保护他们免受错误选择的伤害，因为他们的动机是助人。如果律师有渎职行为，律师会等着面临法律后果。但医生认为这不公平，他们已经能够建立这一医疗事故体系，以避免承担责任，除了最恶劣的情况。"

当涉及机构而非个人时，似乎有证据可以表明，直接的法律行动和经济处罚可能是有效的。例如，当美国国家老年人医疗保险制度（Medicare）开始针对某些被认为是可以避免的高发病率并发症（褥疮、跌倒、血凝块、院内感染），对医院处以罚款时，医院洗心革面，迅速采取行动。与汽车行业一样，盈亏底线是一种强大的动力。

然而，对个人而言，盈亏底线并不总是有效。与医疗机构不同，对大多数医生和护士来说，金钱充其量只是一种拐弯抹角的激励。我们都希望患者康复。没有一个心脏还在跳动的临床医生希望她的病人在院内感染，或在身体不正确的一侧做手术，或在癌症诊断上有所延迟。要灌输这一重点，没必要以诉讼相威胁。

诉讼的对抗性质也与医学学习的一般模式背道而驰，后者需要逐渐累积证据以达成共识。医生和护士通常自认为是与患者一伙的，他们希望事情能更顺利。尽心尽力的临床医生预计在他们失职时会被追究责任，但是对抗性诉讼往往以怨愤而非参与告终。我们更希望不利结局可以让医护人员团结起来改善医疗体系，而不是使他们躲在防御性医疗的高墙之后。

对于明目张胆的医疗疏忽或恶劣的医疗护理，诉讼显然是适当的。但是，就大多数不良结局以及那些并非由于无情漠视而导致的过失来说，医疗事故体系是一个笨拙的工具。从患者角度来看，它是低效的，因为它只能帮助那些可以量化其巨大经济损失的人。如果潜在可收回金额没有超过巨额诉讼成本，就不值得患者或律师花费功夫，所以什么也不会发生。

医疗事故律师彼得·马莱尼克斯告诉我，他不得不拒绝找上他所在事务所的 99% 的案子，要么是因为这些案子无法证明因果关系，要么是因为损害程度不够，不值得付出成本。他估计，他所在事务所的每件案子的成本高达 20 万美元，所以他必须确保最终赔付金额要足以支付这笔费用。他们不得不雇用医疗标准专家来研究当前的医疗问题，雇用医疗记录专家以及损害赔偿计算专家。有时，律师事务所还不得不雇用经济学家和政府法规专家。他们必须为控辩双方进行宣誓做证。证人和专家可能身处各地，所以还要算上差旅费用。

考虑到这一点，他们只会接看似可以胜诉的案子，也就是医生明显负有责任，且行为十分恶劣的情况，比如忽视明确感染或误诊显而易见的癌症。要达成潜在的解决方案（足以支付所有成本，外加律师费，以及为患者带来一笔有价值的赔偿金），意味着事务所只能受理医疗损害十分严重的案子，比如涉及数百万元的医疗账单，以及永久瘫痪或需要终身护理或已死亡的患者。

在找上事务所的案子中，只有大约 1% 的案子符合这些标准。

马莱尼克斯说，他发现，如此多患者无法满足具有胜算的案子的条件，即使所遭受的过失受到法律认可的患者也是如此，这令人难过。一遍又一遍地解释是痛苦的，即使你受到伤害或遭遇不良结局，医疗事故体系也不能帮助你。他对自己专业领域的影响范围是如此狭窄而感到沮丧，他就此走上了倡导患者安全的舞台。

马莱尼克斯加入了华盛顿患者安全倡导者组织（Washington Advocates for Patient Safety，简称 WAPS），以帮助那些对其而言医疗事故体系不够完善的患者。WAPS 致力于将医疗过失和患者受到的伤害降到最低。这涉及立法、提高意识、教育医疗专业人士、教育患者与家属，以及提供资源。马莱尼克斯对医疗器械领域——涉及人工关节、起搏器、手术工具等等——特别感兴趣。当他得知，对医疗器械的监管是多么浮皮潦草，销售代表经常和外科医生一起出现在手术室里时，他震惊不已。

正如我将在第十三章中讨论的那样，患者安全倡导者已经成为努力减少医疗过失的脚手架上的另一根横档。大多数倡导者是在经受极为痛苦且常常是孤立无援的医疗遭遇后，艰难地进入这个舞台的。通常情况下，患者安全倡导者们通过网络或口口相传的方式与志同道合者相认，彼此都熟悉对方身上的厌战情绪。即使对于极少数被证明正确并打赢官司的人来说，创伤依旧存在。正如塔拉认识到的，这笔钱可能有助于支付巨额

　当医疗出错时：一位医生的痛与思

账单，但它永远带不回已逝的至爱，也无法弥补任何她所遭受的永久性的伤害。它也当然无法修复系统。

"确凿无疑的是，杰伊死于其中的医疗体系出了问题，"塔拉思忖道，"部分原因是，那里有一种保密的气氛。护士们没有办法承认有些事情他们不知道。我怀疑医生也是这样的。彼得森医生为自己二十几年的职业生涯感到自豪。我感觉他经常说那句话：'以我二十多年的经验，如何如何。'他似乎是那种人：他对任何资历不太光鲜的医生都不屑一顾，还会恫吓他周围的人不要质疑他的判断。"

当医院提议庭外和解时，塔拉希望，医院能够承诺改善她认为导致杰伊死亡的环境。她希望他们能解决工作人员之间沟通不畅的问题。她希望他们能降低将患者转入重症监护室的门槛。她希望医院能强制要求开展脓毒症的护理教育。她希望医院领导承诺患者和家属能以有意义的方式参与进来。

医院是如何回应的呢？医院提议在骨髓移植病房挂一块匾来纪念杰伊。对此，塔拉几乎怒不可遏。一块匾？！再有创造力，塔拉也想不出一个恰当的比喻来形容医院的短视——在墙上钉上一块木头，而不是对工作人员进行脓毒症、重症监护和沟通方面的培训。

医院在回复中提议以杰伊的名义举办年度讲座。这激起了塔拉的兴趣，因为讲座实际上可以相当于教育和更好的患者护理。但事实证明，讲座只面向医学生，不包括骨髓移植病房里的工作人员。当塔拉询问她是否可以成为演讲者时，医院断然拒绝。

万念俱灰之下，塔拉要求与骨髓移植病房的工作人员进行单独会面，做一场圆桌讨论会，至少，他们可以在会上回顾病情，并吸取教训。乍一看，这是和解中最不可取的事情：与你认为杀死你丈夫的人进行亲密接触。但在某一时刻，几乎所有面临医疗过失的患者和家属都发现，他们已经精疲力竭，根本无力复仇。这太痛苦，太消耗人了，终究是一场徒劳。错误不会消失。你所爱之人不会走进门来。损害无法逆转。

历经三年的法律程序，饱尝她自己的还有她两个孩子的悲恸，塔拉已疲惫万分。在那条无尽的隧道中，唯一微弱的光就是有机会保护未来的患者免受杰伊经历的那种伤害。在这一点上，她唯一能做的就是与骨髓移植病房里的工作人员进行面对面会谈。医院同意了。

塔拉把她剩下的全部精力都投入这次圆桌讨论中。她坚持不懈地为会议做准备，她花了几个月的时间整理文件和讲义，排练她要说的话。她不想与工作人员格格不入，她希望成为他们在医疗第一线的同伴。她理解他们的世界——她希望他们知道这一点——但她需要他们理解她的世界。她希望能让工作人员记住他们行为的人性向度，以及如何防止在未来犯错。

圆桌会议在医院会议室举行。工作人员鱼贯而入时，塔拉扫视了一眼——里面一个医生也没有。也没有任何一个来自骨髓移植病房楼层的护士。塔拉只认出来里面有康斯坦斯——

骨髓移植病房的护士长，她更像是管理人员——以及医院的律师。塔拉得知，埃弗里特医生去了一家新医院，而两位血液科研究医师萨米尔医生和乔杜里医生此时已经完成了研究医师阶段的培训，但穆勒医生和彼得森医生还在职。在杰伊这一案例中，主治的血液科医生和胸腔科医生对决策负有最大责任。他们在哪？还有塔拉向其告知自己的观察、为杰伊提供日常护理的楼层护士——他们在哪？他们的缺席令人不安。

塔拉要求开会时，她的初衷不是这样的。她希望与临床工作人员，也就是那些实际上照护患者的人进行直接讨论。那些照护杰伊的人。但相反，她面对的是十名管理人员和护士长，他们看起来就像是被人用枪逼着进来的。

然而，她别无选择，只能继续。会议一开始，塔拉分发了杰伊的照片。她想让他们看看他是谁——父亲、丈夫、朋友、飞行员。但桌子周围的气氛冷冷清清。没人说话，也没人重视这种连接。塔拉所希望的讨论变成了一场独白，但她坚持了下来，她描述了杰伊这个人，以及他在骨髓移植病房里逗留的 100 个小时中所发生的事情。塔拉分发了州护理规范的复印件，把复印件顺着那铅灰色的冰凉的橡木大桌滑过去。

这些话有什么意义吗？她感到疑惑。那些护士出身的官僚们还会记得，看着一个惊恐万状的危重病人的眼睛是什么感觉吗？还是他们已经走得太远了？沉浸在月度报告中，无法回忆起发热皮肤下跳动的脉搏。太纠结于政策手册，以至于记不起用注射器打针的感觉或纱布上的短毛的触感。他们还留有如何将患者从轮床转移到床上，而不扰乱静脉注射、导管或患者信任的本能反应吗？他们的手部肌肉还能启动快速挤压，给血压袖带充气吗？

塔拉告诉他们，她非常了解急性髓细胞白血病的严重性，她对杰伊的预后不抱任何幻想。她从自己的护理经验中知道，MRSA 脓毒症很严重。她知道，即使杰伊的脓毒症得到恰当治疗，他也可能已经死亡。但杰伊的脓毒症并没有得到恰当治疗，正是因为这样，她现在置身于这个会议室中。

如果在杰伊无法呼吸时，有人给他插管，并在他病情危急时把他转到重症监护室，她会理解他的死。她会认为，杰伊之死是一种因致命感染而恶化的可怕疾病的悲惨结局。但事实并非如此。"没人注意到他表现出的脓毒症的迹象和症状。"她告诉他们。这种医疗本身就是不合格的。但是，即使工作人员没有注意到杰伊病情恶化，塔拉——患者的妻子，是的，她同时也是一名训练有素的注册护士——一遍又一遍地向他们指出了这一点。"没有人倾听我的担忧。"她对这群人说。

因此，杰伊从未得到过重症监护室的高强度护理，而这种护理本可以给他的身体一个机会，为根除 MRSA 感染而一搏。诚然，就算在重症监护室，他也可能活不下来，但他有可能活下来的机会。如果他熬过了脓毒症，就可以继续治疗急性髓细胞白血病，目标是进行骨髓移植，这是杰伊治愈的唯一机会。塔拉知道，骨髓移植风险巨大，治愈的机会渺茫，但也不是零。如果你已经 39 岁，有两个孩子，你应该得到这个机会，不管它有多渺茫。但是，由于忽视了脓毒症恶化的迹象，骨髓移植病房的工作人员剥夺了杰伊——以及他的孩子们——唯一的机会。

塔拉谈到对骨髓移植病房护士进行脓毒症培训的重要性，因为该病房里的患者得脓毒症的风险特别高。她还谈到，护士能发挥作用，教育家属注意并报告任何相关迹象。塔拉事后了解到，家属自己可以发起"快速反应"，召集急救小组来到床边。如果她早知道的话，她会这么做的，但没有任何护士和她说过这一点。她强调，护士告知患者及其家属有这一选择是多么重要。

塔拉的听众坐在那里，一言不发。没人有任何动静，也没人说话。桌子周围聚集的 430 块面部肌肉没有丝毫颤动。如果房间里有心脏监测仪的话，仪器会显示这个集体的数值呈一条直线。但是塔拉坚定地继续着自己的发言。"我一点也不紧张，"她回忆道，"这种感觉很好，我觉得杰伊的能量包围着我，无处不在。"

塔拉告诉这群人，她深怀愧疚：她，一名经验丰富的急诊室和冠心病监护病房（CCU）的护士，让杰伊在她眼皮底下死去。她永远无法原谅自己。她向他们描述了她在杰伊床边的困境，试图将她作为提供支持的配偶角色与本能的护士角色区分开来。那一刻，她发出了一声孤零零的呜咽。它回荡在房间里坚硬的桌面和沉默的身体之上。塔拉很快镇定下来；她不打算在这些人面前崩溃，不希望被认为是一个感情用事的妻子。

150

第十一章　我们法庭上见　　229

她恳求他们从杰伊之死中吸取教训，恳求他们花更多时间和金钱教育护理人员。塔拉解释说，她不想起诉——这既不是她的天性，也不是她生活的信条。起诉她自己行业的专业人士简直是毁灭性的事情。她最终提起诉讼，是因为她了解到，医院只有在大笔资金岌岌可危时才会去处理问题。

但她觉得，她说的话似乎正在被涂成符合企业规定的灰色的墙壁之间消失。坐在桌边的每个人似乎都在看时钟上的秒针倒计时，等着回到电子表格和季度报告中去。塔拉正要结束会议，这时骨髓移植病房的护士长康斯坦斯问，她是否可以发言。

"我记得杰伊，"康斯坦斯平静地说，"这一楼层的其他人也记得。他没有被遗忘。"泪水开始在她的眼眶里打转，塔拉感到自己的心在痛。也许，塔拉想，我不是唯一一个被内疚困扰的人。

"发生的事情太可怕了。"康斯坦斯说，这时，医院律师明显在椅子上不自在地扭来扭去。"那一天是我医疗生涯中最糟糕的一天，"康斯坦斯没有理会律师，继续说道，"我对发生的一切深感抱歉。"

然后，她直直地看着塔拉说："你比任何人都更努力地去救杰伊。"

几乎可以听见，塔拉那令人窒息的内疚感有了第一次微小的松动。有人——**有人**——认可她的努力。康斯坦斯的话给她带来了第一次稍稍喘息的机会。也许塔拉**并不是**她自认为的那

当医疗出错时：一位医生的痛与思

个不中用的护士，也不是一无是处的妻子，更不是懦弱无能的倡导者。也许杰伊**不是**因为她不够聪明、不够顽强、不够敬业而死的。也许，只是也许，杰伊的死不是她的错。

塔拉铁了心在这次会议中不哭——没有什么能比一摊眼泪更能让人不把她当回事儿了——但她再也抑制不住了。很明显，没有任何一个医生会来解决这个问题。也没有任何一个护理杰伊的楼层护士会来解决这个问题。"谢谢你，"她哽咽着对康斯坦斯说，"谢谢你救了我一命。"与护士长的这一次交流将是塔拉从医院系统得到的唯一一次人性的回应。

第十二章　有没有更好的办法？

　　如果说美国医疗事故系统使用起来是如此费力和昂贵，绝大多数经历过医疗过失的患者都无法使用，那么，有理由问是否有更好的办法。别的国家是如何应对医疗过失的呢？

　　无论是自行组装的家具、利用空气动力学制作鞋底的鞋子、监狱改革、回收利用、桑拿浴室，还是简简单单的幸福，斯堪的纳维亚都被视为明智之地。因此，关于应对医疗过失的最为周到的一些想法来自需要强效保暖内衣的纬度地区，这或许并非偶然。

　　丹麦是个有趣的案例研究，因为尽管它的医疗保险体系（国家医疗保险体系，而美国主要为私人医疗保险体系）与美国的截然相反，但实际上，它一开始的医疗事故体系与美国类似，虽说规模要小得多。1992 年之前，那些认为自己在医疗系统中受到伤害的患者不得不将其案子告上法庭。他们面临着与美国患者一样的困难——如果损害赔偿金在经济上没有吸引力，就很难提起诉讼，而更难的是要证明实际存在疏忽。实际上，大多数经历过医疗过失的患者都没有追索权。

1992 年，该国决定与北欧邻国保持一致，采取无过错赔偿制度。[1] 这一制度旨在向任何治疗未达到应有水平的患者，或经历过罕见或严重并发症的患者提供适度赔偿。无论不良结局是由过失、疏忽还是纯粹运气不好而引起的，都无关紧要。

通过消除证明疏忽的举证责任，更多患者可以受益。通过去掉对抗性的成分，医生就不会处于防御状态。在丹麦，它被称为"患者赔偿制度"，这种制度剔除了患者在旧式医疗事故法庭系统中面临的主要障碍。它更方便使用，因为无须去找愿意接你案子的律师。也更简单，因为需要填写的文件只有一张纸。它还是免费的，所以对患者而言没有经济上的阻碍。医生和医院甚至可以代表患者提起诉讼，他们经常这么做。

这些案件由类似于美国劳工赔偿委员会的行政小组裁决。该小组由法律专家和医学专家组成，他们审查患者案件的详细情况，以及相关医生或医院的回应。如果医疗护理服务被认为不合格（与该领域训练有素的专业人员的护理标准相比），或者不良结局被认为"超出了患者应该合理承受的范围"，患者将会获得赔偿。[2] 通常，约有三分之一的案件被认为值得赔偿。赔偿被拒的患者可以走上诉程序，尽管很少有患者走这条路。

因为患者不用面临证明存在疏忽这种令人生畏的负担，所以，在丹麦，受到伤害的患者中，获得经济补偿的比例要高得多（按人口规模调整后，大约是美国的四倍）。丹麦患者通常会在七到八个月内收到赔偿，而提起诉讼的美国患者平均需要五年才能收到赔偿。

以美国标准来看，这笔平均三万美元的赔偿相当微薄，但没必要进行巨额赔付，是因为国有化医疗服务可以保证，丹麦人永远不会像美国人那样面对堆积如山的医疗账单。即便对那些未能胜诉的患者——或那些懒得提出索赔的患者——来说，大多数丹麦人也不会因为受到伤害而破产，因为社会公益服务更容易获得。尤其是，失业和残障福利非常慷慨。所有丹麦人退休后都会领取养老金。他们不会因日托和上大学等高昂项目而负债，因为这些都是免费的。当然，与美国人不同，丹麦人从不担心失业后会失去医疗保险，因为人人都有医疗保障。

丹麦是世界上最幸福的国家之一，对此你可能不会感到惊讶。毕竟，他们发明了乐高，并拥有世界上最古老的游乐场——从 1583 年就开始运营了。但是，如果你正在预订去哥本哈根的机票，请记住，在隆冬时节，太阳会在午后落下。而且，总是会有克尔凯郭尔或《哈姆雷特》令你心情阴郁。

1997 年夏天，在患者赔偿制度首次亮相几年之后，贝丝·利亚医生与家人在卡里亚库度假。对于忙碌的产科医生来说，加勒比海的一处偏远岛屿似乎是放松身心的理想场所——在它 12 平方英里的土地上，除了原始海滩，一无所有。但偏远有偏远的问题。在利亚读完她的阅读材料之后，她了解到，岛上没有任何书店可以为她补充存货。因此，当她的同事从纽约赶来和她一起度假时，她就很快找到了他的随身行李里鼓出来的《纽约时报》周日版，那是他特意带来的。

周日专栏的封面故事立刻吸引了她的眼球，标题引人注目："我们如何拯救下一个受害者？"[3]这篇文章简单讲述了两个月大的何塞·马丁内斯的故事。他是一个患有先天性心脏病的婴儿，他通过静脉注射了地高辛，治疗充血性心力衰竭的症状。地高辛最初是从毛地黄的钟形花中提取而来的，它的安全边际非常窄——这意味着治疗剂量和毒性剂量相差不多。（除了恶心、呕吐、心律失常和死亡，服用地高辛的副作用还包括能看到不寻常的黄绿色晕。一些历史学家认为梵高服用了毛地黄——他画过自己的医生拿着这种花的样子——可能正是因为这种副作用，他才得以在《星夜》这一作品中画出了瞩目的黄色旋涡。）

由于安全边际狭窄——尤其是在儿童身上——地高辛的剂量是根据体重，以毫克每千克计算的。住院医师和护理何塞的主治医师一起做了计算，得出了0.09毫克的正确剂量。住院医师随后在病历上写下了药物处方，但无意中移动了小数点，写下了0.9毫克，而不是0.09毫克。婴儿何塞因服用了10倍之高剂量的地高辛后死亡。

利亚觉察到自己既惊恐又专注。它就像一部歌剧，你提前知道了悲惨的结局，却无法阻止角色沿着致命之路跌跌撞撞地走下去。这篇文章详细介绍了所有步骤，这些步骤旨在提供保护，却不断出错。例如，作为标准监督的一部分，主治医生必须复查住院医师的医嘱，他做了。但他的眼睛没有捕捉到不明显的十进制移位错误。关心剂量的药剂师呼叫了住院医师，但没想到住院医师那天已经离开了。后来，药剂师收到了应急订单，他不知道另一名药剂师的疑虑，所以按方配药了。收到药物的护士担心剂量，因此适时要求值班医生重新检查计算结果。这位住院医师重新用计算器算了一遍，但在他从正确答案为 0.09 毫克的计算器看向 0.9 毫克的小瓶时，没有注意到小数点位置的不同。最后一次检查时，相关护士要求另一名护士重新检查药瓶，将其与订单进行对照；第二个护士看到的两个数字都是 0.9，确认这没错。致命剂量得以施用。

利亚特别感兴趣的是，这篇文章中的分析关注的是系统问题，而不是医务人员的无能或疏忽。事实上，工作人员看起来相当认真，每一步都付出了额外的努力，试图避免错误。然而，就像巴勃罗·加西亚服用了 38.5 片复方新诺明片一样，不正确的剂量还是迅速穿过了所有防护层。

在丹麦，医疗领域的普遍看法是，撇开个人偶尔会出错不谈，医疗实践基本是安全的。尽管新的患者赔偿制度并没有把重点放在找茬上，但重点仍然是识别老鼠屎，帮助其改正错误。这是利亚第一次读到，研究人员明确制定策略，要使系统对下一个患者更安全，而不是研究要解雇哪些医生或护士。

利亚把这篇文章与她的防晒霜一起打包，把它们带回了丹麦。巧的是，她开始了一份高级产科医生的新工作，不久将与医疗总监礼节性会面，医疗总监将礼节性地询问她的研究兴趣。现在她有了现成答案。

几十年来，每周发行的《英国医学杂志》（或称 *BMJ*）始终会在封面上放上目录，为其增色不少。这不是什么高级艺术，但它有其目的。医学期刊不会在杂货店的杂志架上与《大都会》（*Cosmopolitan*）和《人物》（*People*）争夺空间。它们无须外科手术般精确雕刻出来的电影明星，或无耻、走样的标题吸引读者阅读。在这方面，由医生和研究人员构成的固定读者群一般都是些简单的人：他们只需要知道他们必须了解哪些研究，翻到哪一页。长期以来，一份实用的蓝色背景的本分的文章清单就足矣。

156

然而，2000 年 3 月 18 日，*BMJ* 丢弃了其内敛外观，在其封面刊登了一张飞机失事的照片。这期杂志受到美国医学研究院 1999 年报告《犯错乃人之常情》的启发，专门讨论患者安全事宜。（16 年后，还是在 *BMJ* 上，刊登了医疗过失是第三大死因的文章。）自从卢西恩·利普 1994 年创造了用巨型喷气式客机类比医疗过失这个比喻以来，媒体就一直拿它大做文章。在这期关于患者安全的特刊中，*BMJ* 借用了这个引人入胜的意象。它传达的另一个不那么隐晦的信息是，医学应该从航空业理解并减少飞机失事的努力中有所学习。

贝丝·利亚对这期杂志记忆犹新，通读了一遍。这期里的每一篇文章都在关注系统修复，而不仅仅是对老鼠屎进行再教育。与此同时，她参加了一场关于患者安全的国际会议，她在会上碰见了利普和患者安全运动的许多先驱人物。

据医学研究院估计，每年约有 10 万美国人死于医疗过失，受此启发——或者更确切地说，受此惊吓——利亚及其同事自行展开研究，以评估其祖国的医疗过失情况。每个人都认为丹麦的医疗系统堪称典范，拥有最高标准的医疗服务。但事实上，利亚的研究表明，丹麦的医疗过失率与美国医学研究院引用的数据相当。她的报告旨在颠覆丹麦的现状，就像《犯错乃人之常情》在美国做的那样。但因为出现了意外情况，这份报告是在 2001 年 9 月 11 日上午发表的。

由于时差的缘故，美国"9·11"恐怖袭击直到 9 月 12 日才登上丹麦报纸头版。所以，丹麦医疗过失研究在 9 月 11 日登上头版，但很快就被淹没了。利亚被安排在之后一周接受电视采访，但她记得有人告诉她，她的露面是有条件的，"取决于我们是否会有战争"。

利亚最终接受了电视台采访，但在接下来的数周和数月里，国际恐怖主义占据了所有人的注意力。"这份报告没有受到太多关注，"公共卫生医师路易斯·拉伯尔告诉我，"但结果证明这是一个有利条件。"在"9·11"事件之后的沉寂气氛中，丹麦的新兴患者安全团体能够在没有太多政客或媒体干涉的情况下仔细审查报告。国际社会的阴郁气氛，加上丹麦人与生俱来的实用主义，促使人们冷静地寻找解决方案，既不哗众取宠，也不满腹牢骚。只是感觉不太对。

这份报告在医学界逐渐获得了关注。拉伯尔认为，对于一向为几乎每一种社会疾病提供高效解决方案而受到赞许的丹麦人来说，承认医疗过失高发率"是一个真正的警示"。几个月内，医疗保健系统的主要参与方创建了丹麦患者安全协会，该协会包括来自利益绑定的各个群体——医生、护士、助产士、医院、研究机构、患者组织、药店和制药公司——的代表。该组织远离当时地缘政治的动荡，开始制定框架，通过寻求改善整个系统，来解决医疗过失。

他们很大程度上被忧心忡忡的外部世界所忽视，因而各方合作时所遇到的摩擦比通常情况下更少。他们的目标是使医疗系统对过失公开透明，没人会害怕报告不良事件。此类报告将为未来的改进提供路线图。但为了实现这一目标，必须有一部法律规定相关条款。

当利亚带着《患者安全法案》的想法与卫生部长接触时，他说："如果你能保证，重要组织不会阻止它，我就去做。"利亚开始着手，正如她所描述的那样，挨家挨户，和她能找到的任何医疗过失的既得利益者进行交谈。与她交谈的大多数医生对公开承认错误情绪复杂。理论上，他们对此表示支持，但在涉及具体实践时，他们犹豫不决。

利亚的一位在她看来"非常保守"的同事最初反对这个想法。但随后他给利亚讲了一个故事。当他还是一名实习生时，有一天，有人呼叫他给一名患者静脉注射抗生素。他那时在出门回家的路上，但他按照指示回到了病房。他被告知哪位患者需要抗生素，尔后开始注射。正当他快注射完时，患者几乎是随口说道："你知道，我对青霉素过敏。"医生愣住了，因为他手里拿着一个几乎空了的青霉素注射器。

年轻医生害怕极了，对患者、护士、同事什么都不敢说。于是，在接下来的两个小时里，他待在患者床边，每五分钟为她测量一次血压，这样一旦发生过敏反应或潜在致命过敏反应时，他就可以发现迹象。两个小时过去了，没有发痒，没有皮疹，也没有红肿。血压和脉搏丝毫没有变化。像许多人一样，她小时候可能出现过青霉素的轻微副作用，并被错误地告知她过敏。这些年来，这一"事实"固化在她的病史之中。

这位实习医生当晚回家了，宽心的是，他没有伤害患者，但他窘迫不安。"我本可以告诉这位患者，她实际上没有过敏，"他对利亚说，"对她来说，那将是有价值的信息。"但这意味着要承认他犯了错——这是一件丢脸的、令人不安的事。他会受到同事的指责，甚至嘲笑。他将不得不忍受官僚主义对医疗过失的猛烈攻击，每走一步都会被指责打倒。保持沉默更容易，尤其是在没有造成伤害的情况下。

"那位患者今天可能仍然认为，她对青霉素过敏。"他懊悔地说。他知道他伤害了这位患者——如果她将来需要用青霉素相关的抗生素，结果却用了一种不太有效或毒性更大的抗生素，那该怎么办？这个念头困扰了他多年。他对那件事的长时间的后悔情绪最终使他转而接受了利亚的观点。医疗过失的透明最终将造福每个人。

当《患者安全法案》的建议被提交给公众和政治家时，丹

240　　　　　　　　　　　　当医疗出错时：一位医生的痛与思

麦社会中每一个对患者安全感兴趣的部门都参与了进来。该法案于 2003 年提交议会时，得以全票通过。

《患者安全法案》的主要成就是创建了国家事故报告系统。任何在医疗机构工作的人都可以报告任何不良事件。这个数据库的唯一目标是改善医疗保健系统，向该系统报告的任何内容都不得用于赔偿、纪律处分、投诉或诉讼。该法案明确规定，不能根据向事故报告系统报告的信息起诉医生。"我们用词很小心。"利亚说，因为如果医生认为自己会受到牵连，他们就不会报告不良事件。

如果不良事件被单独报告给患者赔偿制度（例如，由患者报告），那么医生的行为可能会受到调查。但是，任何向事故报告系统报告的事情都是被合法封锁的。报告事故甚至可以匿名进行，但这种情况只占所有报告案例的 3%，这是对系统的信任。

"我们上班时都尽力做到最好，"拉伯尔说，"所以如果出了问题，我们想知道如何改进。"事故报告系统旨在鼓励所有医疗工作者——看到实际情况的地面部队——向系统报告任何问题。"为此，"拉伯尔说，"我们不把这个叫作提交报告，而只是报告一个问题。"这项法案后来被扩展到也允许患者和家属报告事故。

这些报告累积起来就是大量数据，这极其重要。从而，研究人员可以确定问题的范围，并针对性地努力改进。拉伯尔引用了压疮（也称作褥疮）的例子。过去，这些压疮被认为是住

159

院患者一次卧床数天或数周的必然结果，它们甚至不被当作不良事件。对大多数医疗工作者而言，压疮与患者因静脉注射和抽血而产生的青一块紫一块的印记属于同一思考范畴。

从 2004 年开始，医务人员被告知不仅要报告问题，还要报告**每一件**不属于预期治疗范围的事情。突然间，压疮似乎在丹麦流行起来。当然没有这种流行病，只是现在这些压疮被报告出来了。

一旦问题范围变得清晰，医疗系统就开始积极预防。几年之内，压疮率直线下降。如今，在丹麦，几乎看不到后期压疮（2 期、3 期和 4 期压疮）了。只能看到 1 期压疮，甚至 1 期也已经不太常见。"当我们开始关注的时候，"拉伯尔说，"我们可以将其消除。但如果我们把视线移开，它们就会回来！"

丹麦处理医疗过失的整个方式令我印象深刻。这一切看起来如此冷静明智，如此合理，如此具有彻底的丹麦式风格。"这很有效，因为我们信任我们的国家，"拉伯尔笑着说，"我们不互相起诉。我们对社会高度信任。几乎不存在腐败现象。我们很乐意纳税，因为我们知道纳税人的钱得到了很好的利用。"

这样的系统在美国可以奏效吗？显然，丹麦的国家医疗保健和美国的私有化医疗保健之间存在巨大差异，很难直接套用。此外，规模上也有显著差异：丹麦人口仅仅比布鲁克林和皇后区加起来（550 万人）多一点点，而美国人口为 3.25 亿。另外，所涉资金数额也存在巨大的不平衡。美国在医疗保健上的支出几乎占其国内生产总值的 18%，约为 3.3 万亿美元。相比之下，丹麦的医疗保健支出仅占其国内生产总值的 10%，约为 30 亿美元，低于美国人在牙线和文身上的总支出。[4]

那么，来自**惬意**（hygge）之地的明智方法有可能在傲慢资本家的蛮荒西部成功吗？在美国个人主义强有力的主旋律面前，针对医疗事故的对抗性的法律手段不太可能在短期内消失。然而，有一些小试验提供了诱人的可能性。但这些试验都不是来自丹麦式的冷静、意见一致的、协作的决策。更确切地说，这些美国的试验是由扼吭拊背的突发公共卫生事件引发的。

20 世纪 70 年代和 80 年代，美国医疗事故案件的数量和赔付规模都迅速上升——尤其是与分娩相关的伤害。产科医生的保险成本变得如此高昂，以致许多保险公司停用医疗事故保险，尤其是在弗吉尼亚州和佛罗里达州。在五年时间里，佛罗里达州的二十家保险公司撤出，导致其余保险公司纷纷涨价。医生的保费翻了两番。在佛罗里达州的一些地区，产科医生面临的保险账单比其在纽约或加州的同行高出七倍，他们威胁要关门大吉。随之而来的——可能是由过度热心的媒体所灌输的——是一种日益增长的危机感，一种若隐若现的幽灵：临盆妇女被医院拒之门外，只能在人行道上分娩，倒霉的出租车司机承担了大部分产科护理工作。

州立法机关别无选择，只能进行干预。他们决定把重点放在引起神经损伤的备受关注的分娩损伤上，这些损伤被松散地归在脑性麻痹这一总称之下。传统上，脑瘫被认为完全是由分娩过程中婴儿缺氧造成的（也就是说，是医生的错），但新的研究表明，它受到包括遗传、环境暴露和相关医疗条件在内的一系列复杂因素的影响。由于很难找出这些案件中的因果因素，就需要进行大规模的审前调查和大量专家证人，因而，追查这些案件的费用特别高昂。此外，这些婴儿需要长期的密集医疗护理，导致了过高的支出。所有这些因素加起来使得这些诉讼异常昂贵，结果，整个医疗生态系统出现了滚雪球效应。

20 世纪 80 年代末，弗吉尼亚和佛罗里达为分娩相关的神经损伤设立了州立赔偿金。当时的想法是，如果大量此类费用高昂的案件从法庭撤下，那么医疗事故系统中的其他一切将会稳定下来。医生的保费将会趋于平稳，医生不会成群结队地退出，出租车司机可以专注于不打信号灯就变道，而不是用跨接电缆为脐带打结。

联邦层面，在同样动荡和充满危险的情况下，制订了国家疫苗伤害赔偿计划。[5] 在诉讼不断的 20 世纪 70 年代和 80 年代，针对疫苗生产商的诉讼激增。尤其是，有一种观点认为，接种疫苗会引起自闭症（最终证明是假的），与之相关的诉讼吓坏了生产商。因为疫苗的利润率一开始并不是很高，所以许多公司进行了实质性分析，认为生产疫苗根本不值得。生产商一个接一个地停止生产疫苗。彻底失去儿童疫苗的威胁非常真切。

161

就像被拒之门外的孕妇的形象一样，成千上万新近因骨髓灰质炎而瘫痪或被过去几代人的疾病所折磨的儿童形象在公共舆论可不怎么受欢迎。国会被迫采取行动，创设了国家疫苗伤害赔偿计划。这一计划使得家庭可以获得与儿童疫苗相关的伤害赔偿，尽管赔偿只针对那些有科学文献记载的副作用。生产商免受破产诉讼，可以恢复生产疫苗。（然而，有一些公司没有重返该领域。遗留问题今天依然存在，许多疫苗仅由一两家公司生产，这种情况下，公众容易受短缺和涨价影响。）

和丹麦的制度一样，美国的这些计划是无过错制度——患者无须证明疏忽。案件由行政小组裁决，如果他们认为伤害与分娩或疫苗有关，就会支付赔偿金。总的来说，这些计划相当成功：成本得到控制，受到伤害的患者得到赔偿金，相应的保险和疫苗紧急情况稳定下来。丹麦的制度是由公众资助的，而疫苗基金是由对所有疫苗收取的少量费用资助的（可以说，这些费用是由公众资助的）。生育伤害基金的费用来自医生、医院和保险公司。

那么，这种模式能在更全面的范围内发挥作用吗？美国能否像北欧国家一样，从诉讼制度转向无过错赔偿制度呢？斯坦福大学的法律学者米歇尔·梅洛花了数年时间研究这种可能性，她提出了一个后来被称为"健康法庭"的计划。[6]就像劳工赔偿一样，这种伤害赔偿制度——名不副实——存在于法庭之外，由受过专门训练的行政官施行。患者不必证明疏忽，只需表明，如果采用了最好的做法，伤害是可以避免（可以预防）的。利用针对常见医疗过失和伤害的指导准则，无须律师就可以快速判决很大一部分案件。

当我问梅洛，健康法庭的最大障碍是什么呢？她笑着说："庭审律师。"把这些案子从普通法院挪走，减少对法律代理的需求，将会使律师的收入减少一大块。

2010年，当健康法庭的考虑作为《平价医疗法案》的一部分被提出时，美国司法协会的一名发言人表示："健康法庭将需要创建一个极其昂贵的新的官僚机构，以处理现存的数量极少的医疗过失赔偿……每年有98 000人死于可预防的医疗过失，该计划对这些人毫无帮助。"[7]美国司法协会的名称并不起眼，但当你得知它曾被称为美国庭审律师协会时，你不会感到惊讶。

健康法庭的一个主要优势是，它将引入一致性的衡量标准：类似伤害将以标准化的方式进行处理。对于哪些类型的伤害应该得到赔偿以及赔偿多少，将会有公认的标准。这与律师协商（或陪审团裁定）的赔付情况形成鲜明对比，后者在这方面差异极大。

此外，在梅洛看来，健康法庭"与患者安全及成本节约相关"。因为它们有可能揭示更广泛、更具代表性的患者伤害的样本——而不仅仅是医疗事故诉讼凸显的灾难性案例——医疗保健系统将会接收到关于哪些方面需要改进的更准确的信号。

然而，健康法庭的最大卖点——也是丹麦转变背后的驱动力——仅仅是公平而已。这一设置可以使更多患者获得赔偿，而且获得赔偿的时间也比我们目前的诉讼系统更快，即使赔偿金额更低。

不过，同阶陪审团[1]保护普通民众的这一看法被紧密地编织进了美国的肌理中，即使很少有人能够有机会上法庭。梅洛注意到，"国会总是说，'我们需要陪审团保护小人物'，但在80%的情况下，小人物会在陪审团审判中败诉"。当然，这种对陪审团的浪漫依恋可能只是潜在经济利益的遮羞布。毕竟，梅洛指出，"许多立法者过去是庭审律师"。

鉴于医疗事故体系仍是处理患者伤害的主要结构，至少在美国如此，因此，一个问题是，是否可以改革医疗事故体系，以使其更好地与更广泛的患者安全目标保持一致。米歇尔·梅洛与其同事艾伦·卡查里亚提出了许多迷人的改革构想，这些改革可能有助于改善医疗事故体系整体的安全性，同时仍然满足提起诉讼的个别患者的需求。[8]一个例子是，要求**机构**与个别临床医生一起（或替医生）承担责任。正如卢西恩·利普有力地指出的那样，这也就承认了这样一个事实：几乎始终存在系统问题，导致人类犯错。除了迫使机构在财富上有更多利益绑定，解决方案还将包括获得授权，以修复系统问题（在个别患者可能获得的任何赔偿金之外）。

---

[1] 同阶陪审团（jury of one's peers），是说陪审团成员必须是与被审判者具有相同社会背景、处于同一阶层的人士，在这种情况下，陪审团被认为能够很好地理解被审判者所做的一切。这一"同阶陪审团"理念强调陪审员应当大众化，广泛吸纳社会各阶层人士。

　　另一个建议关乎医生和医院必须持有医疗事故保险。正如我们在佛罗里达和弗吉尼亚看到的那样，不断上涨的保险费用——对于高风险的医学专科而言，这一费用更高——可能会降低医疗保健的安全性，尤其是如果所有医生都停止执业的话！但是，或许政府可以为满足某些患者安全目标的机构补贴保险费率。这可能会将医疗事故的威胁引入更有成效的渠道，从而有可能改善整个系统。

　　还有一个更大的问题，亦即法律系统——无论是通过医疗事故诉讼还是行政健康法庭——是否是解决医疗过失的最佳场所。有可能完全在医疗系统内部处理过失吗？与其让患者与医生作为对立方一决胜负，有没有办法让患者获知其所需信息，在适当情况下获得赔偿，使医生能够承认过失并为此道歉，而不必让人人都受到指责？

　　经过几年研究，米歇尔·梅洛得出了一种叫作沟通和解决方案的东西，我将在下一章介绍的案例的最后讨论这一点。和梅洛一样，这个家庭最终找到了通往沟通和解决方案的路径，但走的是一条更曲折，也痛苦得多的路。

第十三章　寻找答案

在这段婚姻中（至少在他们共同生活的 46 年中的过去 20
年中），他们分工明确——南希负责打理庭院和花卉，格伦负
责照料水果蔬菜。格伦种了苹果树、桃树和梨树，还有覆盆
子、蓝莓、黑莓和葡萄，外加足够供应整个社区的西红柿、四
季豆和南瓜，甚至远不止这些。作为科学老师，格伦从未失去
对环境的惊奇感。如果有一堆古怪的葫芦种子，有望长成像是
现代艺术装置的形状，他会第一个去尝试。即使在他已成为校
长后，结束了一天的工作，回家后他做的第一件事还是在花园
里走一走，看看有什么需要修剪、收割，或有什么其他东西从
堪萨斯州喜怒无常的土壤里长出来。

格伦对木工活儿也极有兴趣，他会收集废木料，也会说服
建筑工人把他们没有用完的材料送给他，他可以用这些材料制
造玩具汽车和飞机。每当他的木工成果和庭院里的果实越积越
多时，他和南希就会把这些东西拖到当地农贸市场去卖，甚至
送人。"他只是喜欢为孩子做些事情，喜欢木工。"小学老师南

希告诉我。当他们的女儿梅丽莎四岁时，她想要一个工作台作为圣诞礼物。格伦做了一个迷你工作台，里面有适合四岁孩子的加工工具。（第二年圣诞节，梅丽莎索要电动工具，格伦没有同意。直到梅丽莎上大学时，电动工具才作为圣诞礼物出现。）

在离格伦和南希家两分钟路程的地方，有一个波光粼粼的泉源湖，湖水四周是一道 500 英尺长的土坝，以此保护山下的房屋不被水淹没。在堪萨斯州的农村地区，大坝的维护工作由当地社区负责，他们必须遵守州的规定并通过定期检查，而格伦是关心大坝的业主委员会的一员。土坝面临的挑战之一是要把树根和当地生物挡在外面，这两者都会挖洞，会使大坝变得不结实。为实现这一点，州鼓励每年进行"可控的焚烧"，以便清除灌木丛、树木以及任何可能将这类植物群落视为家庭生活主要场所的动物。

3 月底的一个傍晚，格伦与邻居正在为一年一度的焚烧做准备。大多数人已经一起做这件事好几年了，尽管前一年因为干旱而暂停了焚烧。这一暂停意味着今年灌木丛的厚度增加了一倍。入侵杂草石茅的暴长使情况变得更糟，石茅顽强的茎秆可以长到七英尺高，它的根系构成了一个潜伏在地下的植物的蔓延网络。

大坝上装有溢水管，用于防止湖水溢出，尤其是在大雨期间。从这条管道流出的水在大坝干燥的一侧形成了一条小溪，流向 500 英尺长的堤坝的西头。正是在这条小溪附近，格伦和他的伙伴正在用燃气割草机清理蔓生的灌木丛。清理管道周围的灌木丛很重要，这样火就不会靠得太近而熔化管道内衬。

对于一个年近七旬的人来说，格伦身材极佳。他对园艺满腔热情，总是待在户外工作，对他来说，铆足用以对付灌木丛和火势的劲儿不是什么难事。他们计划由一小队人在大坝东头生起主火；大火会向西蔓延，越过大坝进入湖中。然后，在大坝西头更靠近流出管突出的地方，生起迎面火。迎面火会向东，并向大坝顶部蔓延。

接下来发生的事情并不完全清楚——格伦后来告诉南希，他认为迎面火生得太早了——总之小溪附近的区域着火了，火焰在两个人周围蹿了起来。格伦的搭档得以逃到与大坝平行的道路上。而格伦在意识到他无法避开大火之后，从溢水管上跳入小溪，尽可能把自己浸没在浅水中。

这个策略奏效了。当格伦爬出小溪时，他知道自己左脸被烧伤了，但他基本没事。这一切事情中，最令格伦沮丧的是，当他从小溪里爬出来时，他的眼镜不见了。他在泥里四处找了几分钟，但没有找到。他放弃了，走到路上，爬进了车厢里。另一个人开车送他，两分钟到家。

站在家门口的格伦整个人都是炭黑色，浑身湿漉漉的，南希回想时，他看起来就像刚从 20 世纪 50 年代的沼泽电影中走出来一样。格伦问的第一个问题是："我的眉毛还在吗？"她向他保证，眉毛还在，可是看着他烧焦的脸，她提议他们应该去趟医院，做个检查。

他们都认为，格伦应该至少先冲掉几层烟垢。南希帮他脱下沾满泥浆的及膝长靴。格伦把它们放进车库，这样就不会弄脏屋子，然后去淋浴。当格伦在浴室脱下湿漉漉的被熏黑的衣服时，他发现他背部也被烧伤，并且起了水泡。所以，洗完澡后，他穿着睡袍和拖鞋，爬上了他家车的副驾驶座，南希开车送他去十分钟车程外的当地医院。一路上只遇到两个停车标志，但格伦告诉她不要停车。

　　"待在这儿。"到医院时，她对格伦说，她匆忙赶到急诊室门口，索要轮椅。没有现成的，但候诊区的一名年轻人提出帮忙。不过，他们还没来得及出门，格伦就穿着卧室拖鞋和镶着灰边的深蓝色长袍轻步穿过了停车场。此时已将近下午 6 点 30 分了，但多亏了夏令时，天空还是下午时那么亮。

　　急诊室护士很快对格伦做了检伤分类。"他很可能要去**烧伤中心**。"她说。**烧伤中心**听起来很严重，南希记得她当时是这么想的。他或许不得不被空运到丹佛或达拉斯。

　　但当急诊室医生为格伦做身体检查时，他变得更令人放心了。"烧伤没那么严重，不需要去烧伤中心，"医生告诉南希，"但是我们会让他住进我们的重症监护室。"南希依旧被这些事情搞得晕头转向，但暂时松了一口气：事情没那么糟糕。不过，她想知道，格伦脸上会不会因为烧伤而留疤。但好处是，他可以离家这么近，而不是去几小时车程之外的另一个州。

　　当地医院是家新医院，或者说，起码这栋楼是崭新的。一直以来，乡村医院面临的决定性的医疗挑战就是要吸引并留住

　　　　　　　　　　　当医疗出错时：一位医生的痛与思

足够多的医生。医生可能很难接受在偏远死寂的小镇里工作，他们往往会聚集在接受培训时所在的城市中心。因此，具备诸如重症监护室等高端服务的新的医疗场所雨后春笋般涌现，期望这些条件可以吸引大城市的医生。

与许多小城镇里的急诊室一样，这家急诊室由医院里的医生轮流负责。事实上，在 1979 年急诊医学成为公认的医学专科之前，这种模式是全国通用做法。如今，大多数大医院都配备了全职的急诊医生，但乡村医院不得不将就使用旧的做法。

同样，这家重症监护室没有 24 小时重症监护专家，它还在靠医生轮班运作。事实上，这家重症监护室不得不开放，好接受格伦入院。他从急诊室赶到时已是深夜。在为格伦静脉输液时，重症监护室护士转向南希说："我会试着把格伦转到烧伤中心。"南希那时才得知，烧伤中心离威奇托只有一个小时的路程，并不像她想的那样在另外的州。

烧伤患者就医时，有两种方式对其进行评估——烧伤的**严重程度**和**烧伤面积**。严重程度由烧伤部分相对于皮肤和下层组织的深浅决定：浅层（一度）、部分厚度（二度）或全厚度（三度）。烧伤面积由受到影响的身体部位所占的百分比确定。九分法是一种快速粗略估计烧伤面积所占百分比的方法——手臂和头部各占 9%，腿、胸和背各占 18%。

烧伤越深，涉及的身体比例越大，情况就越严重。格伦的面部、胸部、背部和腹部都有烧伤。急诊室初步估计，他体表面积的 30% 受到影响，属于二度（部分厚度）烧伤。

烧伤治疗的原则有四个要点。首先是保护气道，因为吸入的烟雾对肺部有剧毒。此外，烧伤后产生的大量液体变化会导致气道肿胀和关闭。因此，通常会对严重烧伤的患者立即插管并辅以呼吸机。

第二个要点是补液，因为皮肤是保持我们体内液体的主要屏障。二度烧伤和三度烧伤的患者都需要输液，好保持足够的血容量，以维持肾脏和大脑的功能。不过，液体管理需要非常小心，因为烧伤引起的大量炎症会使血管"渗漏"。如果不仔细滴定，大部分静脉注射液最终会淤积在组织中。这对关键器官的血容量毫无用处，反而有害。烧伤部位水肿松软的组织阻碍愈合。它还会导致皮肤进一步破损、感染和循环受损。

168　　　　基于这些原因，会对输液进行精确考量，不仅要考虑到体形大小和烧伤范围，也要随时间推移而变化，以与身体炎症反应的时间进程匹配。但即便是这些严格的公式，也只是估计，因为补液需要根据每个患者的实际情况调整。必须为每个患者分别调整液体，以确保流量足够高，能确保患者器官正常运作（例如从肾脏获得稳定的排尿量），但也要足够低，以防止灼伤部位周边和肺部积液过多。输液管理的复杂性是烧伤中心得以发展起来的主要原因之一。

烧伤治疗的第三个要点是预防感染，因为皮肤脱落无异于对我们的细菌邻居开门揖盗。烧伤需要精心护理，避免污染，这种护理疏忽不得，哪怕一秒钟都不行。（你可能永远不会遇到比烧伤病房负责换药的护士更疯狂的强迫性患者了。)

第四个要点是疼痛管理。烧伤是人类最痛苦的经历之一。深度烧伤本身可能并不疼，因为神经被烧焦了，但换药是出了名的疼。有些烧伤患者会告诉你，他们在治疗期间认为自杀是个非常合理的选择，只是为了逃避疼痛。

对格伦来说，在重症监护室的那晚很不好过。他口渴难耐，不停向南希要冰块。但他的血压在下降，肾脏也在挣扎。他服用了很多药物，包括抗生素、类固醇、阿片类止痛药和抗恶心药。等到他用上升压药（一种提高血压的强效药），他就不再说话了。午夜刚过，他们当地的牧师过来拜访，这时他已经没有反应了。

早上，格伦被转至威奇托的烧伤中心，南希不久就到了。烧伤中心的医生不是那种拐弯抹角的人。他立即告诉南希三件事："格伦本该立即转到烧伤中心来。""他输的液体不够。""我预计他会在今天结束前死去。"

这些话对南希来说几乎无法理解。前一天晚上，格伦还穿着浴袍走到了急诊室。他在重症监护室里还一直要冰块。现在说预计他会在今天结束前死去？

结果证明，医生的第一个说法是正确的，第二个说法基本正确，第三个说法是错的——尽管遗憾的是，错得不够多。格伦再也没有恢复意识，尽管他强健的身体使他得以挺过十多天令人疲累的密集治疗。透析恢复了他肾脏的功能，但无法挽救他。他的大脑和其他器官受到的损伤太大了。4 月 11 日，南希从未谋面的一名医生建议移除维持生命的设备。在与两个成年孩子和医疗团队商量之后，南希做出了她一生中最艰难的决定，签署了移除生命支持设备的文件。与她共度 46 年时光的丈夫在几分钟之内就去世了。

格伦故事中吸引我的与其说是烧伤管理的复杂性，不如说是**过失**管理的复杂性：过失出现**后**会发生什么？尤其是，患者和家属如何获得信息，以便了解发生了什么？

在格伦一开始治疗期间发生的过失可能不消十分钟就能解释清楚。但他家人花了近四年时间才从医院挖出这些信息。令人遗憾的是，格伦一家所经历的令人难以忍受的艰难跋涉很常见。每个人都遇到过在车管所或政府部门与官僚机构做斗争的故事，但没有什么比得上在重大医疗过失的情况下试图打入医疗保健官僚机构内部。

即使格伦被立即转到烧伤病房，他也完全有可能死亡。实际上，这是鉴定医疗过失最具挑战性的方面之一——确立因果关系。这也是对试图确定医疗过失导致的死亡人数的研究的最大批评之一。许多患者经历过医疗过失，许多患者死亡，但这远远说不上患者是**因为**医疗过失而死亡。过失顺理成章地聚在重症患者周围，因为其医疗保健的活动部件的数量相比其他人来说可谓指数级，因此从统计学上来讲，他们遇上过失的概率更大。在复杂病例中，不可能弄清楚是过失导致了死亡，还是严重的潜在疾病导致了死亡，而过失只是随同发生。

毫无疑问，格伦应该被立即转至烧伤中心。对格伦的治疗中还存在其他过失，后来才被发现。然而，无法确定是不是这些过失导致了其死亡。不过，可以肯定的是，一个挚爱的男人从其家庭中被夺走，留下了一个裂开的、破烂的伤口，任何协议、算法或诉讼都无法治愈。

事故发生时，格伦和南希的女儿梅丽莎正在西海岸攻读生物医学信息学的博士学位。梅丽莎的学生生涯蜿蜒曲折，她一开始学的是细胞生物学，后来转向了设计，最后来到了生物医学信息学这一领域。她对利用设计原理，以使人们更容易理解的方式构建生物医学信息很感兴趣。

事实证明，拥有生物医学信息学的博士学位并没有使从医疗系统获取信息这件事变得更容易。格伦死后，梅丽莎和她母亲一样震惊与困惑。根据烧伤中心医生第一天的评论，梅丽莎和南希想知道，为什么她们当地的医院没有立即转移格伦。（就这件事而言）你不需要博士学位（或医学博士学位）就可以在美国烧伤学会的网站上查找转院标准。梅丽莎花了大约10秒钟找到了指导准则，准则看起来相当简单——任何身体30%烧伤，也就是二度烧伤的人都应该转院。

梅丽莎和南希未必有兴趣为此起诉医院。她们只是想知道，为何格伦的医生决定不为他转院。她们都认识到，医学是个复杂的领域，人们的行为处事不总是符合教科书里的描述。

或许格伦的情况暧昧不明？或许有人担心半夜转移一名不稳定的患者有风险？或许是后勤方面的原因导致转移无法进行？她们想知道发生了什么，以及为什么会这样。她们希望确保下一个来到急诊室的烧伤患者能得到适当的治疗。她们似乎有这样一种朴实的认识：任何出现悲剧性结局的医院都应当愿意为家属提供帮助。梅丽莎和南希很快了解到，500 英尺长的土坝挡住了整个湖泊，但与害怕诉讼的医院那堵阻止提供信息的墙相比，土坝不过是一堆牙签而已。

在科系等级的大多数方面，研究生都位于最底层，在房产方面更是如此。在梅丽莎的系里，研究生是不可能有办公室的。看起来也是不可能有隔间的。但她能在教职员工办公室中间的走廊上找到一张桌子，每天各路人士在此来来往往。

梅丽莎在父亲的葬礼后回到了学校，但无法马上开始学习。她心里还是一团乱，五味杂陈，还有一种始终存在的人突然就此消失的超现实感。而且，还有无数问题悬而未决：为何格伦没有被立即转到烧伤中心？当地医院认识到它的过失了吗？医院对此做了些什么吗？

从调查中，梅丽莎得知，出现任何严重的医疗过失，都应当启动内部调查。她想知道，医院是否认为她父亲遭遇的情况是严重的？他们有没有改变程序，好让此类事情不在下一名患者身上重演？他们实际上在乎吗？

梅丽莎在走廊的办公桌前坐了好几个小时，不是在思考博士工作，而是在想如何获悉关于她父亲的答案。她的家人如何能获得所需信息，来应对失去格伦的巨大痛苦呢？在没有完全理解他的死亡之前，他们怎么能一起重新开始生活呢？

梅丽莎意识到，她位于走廊上的简陋的办公桌实际上是种资源。并不是每个经历过医疗过失之痛苦的人都有这样的运气，能够置身医学院里，而且就在专门研究医学信息的系，真令人啼笑皆非。梅丽莎找到她的教授，提问说：当经历医疗过失的家庭希望从医院找到信息时，他们该怎么做？教授向她介绍了汤姆·加拉格尔。他原本主修宗教，后来转到生物伦理学，并成为华盛顿大学的内科医生，擅长医疗过失。加拉格尔建议梅丽莎请求与医院首席执行官会面。但他提醒她，考虑到医院普遍害怕诉讼，医院可能会谨慎应对。

结果证明，这一提醒说得太轻描淡写了，但同时也是预言性的。格伦去世大约六周后，梅丽莎和南希发现自己坐在医院首席执行官的办公室里。他们邀请了一位当地牧师参与会议，希望这样可以缓解紧张的局势。结果并没有。

对梅丽莎和南希而言，这次会议的主题是格伦。但如果你记下首席执行官的话，你会发现不是。除了礼节性的"对你们的不幸遭遇我感到抱歉"，言谈中从未出现过格伦。听上去，首席执行官甚至不承认格伦曾是他医院的患者。似乎格伦——可以说是这次会议存在的理由——根本不存在。

南希向首席执行官讲述了她看着她丈夫受苦，看着护士们疯狂地试图转移格伦的经历。这位首席执行官的肢体语言可能不是故意的，但它仍然铭刻在梅丽莎的记忆中："他靠在椅子上，挥挥手，就像在驱赶一只苍蝇。"

首席执行官告知南希和梅丽莎，根据法律，医院不得与她们讨论格伦治疗的细节。据他称，不得分享医疗记录和细节。南希和梅丽莎都回忆说，当时几乎惊呆了，无法回应。**是真的吗**？医院什么都不能告诉过世患者的家属？

会后，南希和梅丽莎细细琢磨，她们想知道，医院是否对这些事件感到疑惑，或者是否仍在进行内部审查。这就可以解释他们不愿透露细节的原因。但她们觉得自己的要求足够合理——她们只是想要了解其丈夫和父亲身上发生的事情。因此，她们给首席执行官写了一封信，大概描述了她们关心的事情。她们询问这个病例是否向州进行了汇报，并想知道正在采取什么纠正措施。

在首席执行官的回复中，他重申，法律"明确禁止我们向外部人士披露信息"。**外部人士**？直系亲属被认为是外人？"你信中提出的很多问题，"首席执行官写道，"不允许被披露或讨论。"

南希和梅丽莎觉得这一点令人困惑，决定去看看法律是怎么说的。成文法的措辞很难懂，但要点似乎是，法院不能传唤对不良事件进行内部审查。内部审查只能用于相关许可委员会的纪律听证会。据推测，这项法律的通过是为了防止医院因害怕诉讼而不检查其医疗过失。然而，南希和梅丽莎在法律中并未看到任何禁止与**家属**交谈的条款。

直到 10 月，南希才争取到与首席执行官再次会面。这次会面中，一名医院律师和医院董事会的一名成员也在场。但她得到了同样的回应——州法律禁止他们透露信息。他们谈下来的结果是："如果你想让我们告诉你这些情况，你必须修改法律。"奇怪的是，他们甚至主动提出协助。

在接下来的几个月里，南希试图与首席执行官保持联系，甚至再度与其会面，但她几乎没有获得任何信息。他确实说过，他同意医院应当能够与患者及家属谈论医疗过失，但不幸的是，法律阻止这么做。南希确实了解到的一件事情是，格伦在重症监护室过夜期间，护理人员不断提议要把他转到烧伤中心。至少这还能令人聊以自慰，但没有其他细节。梅丽莎确信，首席执行官帮助起草新法律的提议只是一种拖延战术。这是多么巧妙的办法，可以让纠缠不休的家属不再烦你——让他们去修改州法律。这够他们忙上几年的。

不过，梅丽莎和她母亲南希并未被吓倒。如果改变州法律是打破医院周围的沉默之墙的必要条件，那就这么做。同年年底，她们开始起草第一份法案，要求医院向患者和家属披露严重的医疗过失。她们不希望法律只是**允许**医院与患者及其家属交谈，她们希望医院**被要求**披露关于医疗过失的信息。医院的首席执行官安排了一次与州代表的会议，州代表同意引入该法案。

与此同时，由于医院没有提供进一步信息，南希向堪萨斯治疗艺术委员会（州许可机构）和堪萨斯医疗保健基金会（医疗保险授权的质量改进项目）提出正式投诉。

三个月后，堪萨斯医疗保健基金会回复了一封信，信中写道："我们确定你丈夫接受的一些护理不符合专业认可的护理标准。"但结果证明，他们与梅丽莎和南希分享的全部信息就只有对这一点的承认。没有细节。没有结论。也没有行动。

堪萨斯治疗艺术委员会展开了调查。这是最有希望的线索，是对格伦受到的医疗护理服务的真正的医学调查。梅丽莎和南希心想，终于会有一些答案了。然而，她们被告知，只有在最终决定采取纪律行动的情况下，才会公布调查结果。否则结果会被封存。

调查花了整整一年时间。梅丽莎和南希谨慎地希望这将是一次详尽的分析，她们最终可以了解到格伦在医院的那一夜里发生的事情。经过一年等待，调查结束了，南希收到了如下回复："根据纪律小组对调查证据的审查和全面的法律分析，公共纪律行动未得到批准。"就这样。结案了。

各种各样的人——医生、医院管理人员、州许可委员会、医疗保健质量改进基金会——似乎都能评估格伦医疗护理服务的细节。唯一不知道格伦内情的"一方"似乎是格伦的家人。

当梅丽莎还在读博士一年级时，她会坐着听完整场医疗过失的必修讲座。她回忆说，这是个令人不太舒服的话题。"这不是我想思考的事情。"她说。然而，后来回过头看时，她才

174

领悟到，医疗过失作为一个教育性话题，讲座时所呈现的角度只是来自医疗保健系统：医生、护士和医院。没有一次是从患者角度出发的。所有关于医疗过失的教学、研究和政策工作都来自犯错的一方，而非经历过失的一方。

和大多数项目一样，在梅丽莎的项目中，过失被视为有待解决的问题，需要预防的问题。过失很重要，是的，但这些过失从来没有表现为患者及其家人所遭受的伤害。它们没有表现为击溃人们生活的死亡和毁灭。没有任何迹象可以表明梅丽莎和南希此时正在经历痛苦。

当梅丽莎思考自己在这些导论性讲座中的样子，年轻时的自己是如何刷完这些恼人的必修课的时候，她从中几乎看到了一种可笑的天真。"谁会想去考虑医疗过失呢？我从来没有想过，我会成为医疗过失的接收方。"她告诉我。

但现在，她和母亲面临一个艰难的决定。堪萨斯州的法律规定，医疗事故诉讼必须在受伤之日的两年内提出。如果她们希望起诉，就必须在诉讼时效期间届满前提出。她们很难想象她们的生活中会出现比这更不合意的项目了。但她们还能做什么呢？格伦去世已经快两年了，她们还是不知道他在医院的第一个晚上发生了什么。

提起医疗事故诉讼需要精力和斗争——当你为挚爱之人的死亡而悲恸时，显然是非常缺乏这两者的。但似乎没有别的办法。"我们很幸运，"梅丽莎说，她这么说时充分意识到了这个词的讽刺意味，"因为我们可以证明存在伤害，医院方面有所疏忽，而疏忽造成了伤害。"因为结局——死亡——足够可怕，她们的案子赢得了"经济上可行"的医疗不当奖励。梅丽莎和南希知道，绝大多数遭受伤害的人无法起诉，因为其案件不符合所有标准。

然而，她们不知道的是，诉讼过程有多痛苦，多令人疲累。在南希决定起诉时——就在法定诉讼时效期间届满之前——甚至要再过十个月才能开始审前取证。而一旦取证开始，又花了十个月时间才完成取证，在此期间，南希和梅丽莎，还有梅丽莎的兄弟、他们家的两个朋友，外加四名护士、三名医生、一名医生助理、一名医院管理人员和五名专家证人，这些人中的每一个都需要做证。

说"折磨人"那是说得太轻了。对南希的盘问持续了整整八个小时。梅丽莎的情况也是一样。她们被问到的一些问题似乎毫无意义，而且是重复的。当梅丽莎用表格列出这些证词的页数时，她注意到，她与母亲的证词要比医生和护士的证词长两倍多。她们的证词可与专家证人的匹敌，甚至比后者的更长。她俩分别是研究生和小学老师，都没有参与过格伦的医疗护理，也不具备丝毫专业知识，医院律师有这么多问题要问她们，这似乎很奇怪。在梅丽莎看来，这是战略性的攻击，是消磨这家人斗志的手段，甚至可能是因为她们起诉而惩罚她们，更不必说这是一种增加计费工时的便捷方式了。

除了梅丽莎和南希试图获取信息的那两年，又花了将近两年时间，但这场诉讼最终在没上法庭的情况下谈判结束。梅丽莎和南希不被允许讨论双方达成的条款，但在整个过程中，她们终于了解到格伦在当地医院过夜期间发生的事情。

她们已经知道了出现的第一个错误——没有立即把格伦转到烧伤中心。而她们了解到的第二个主要错误是液体管理。烧伤中心的医生认为格伦补液不足，这部分正确。但事实证明，错误远比这要复杂。格伦在错误的时间接收了错误的液体类型和数量。

对于烧伤患者，推荐的液体类型是乳酸林格氏液，但医生为格伦输入的是葡萄糖盐水。格伦的血糖随后急剧上升，他需要在烧伤中心接受胰岛素治疗来降低血糖。然而，在格伦的液体管理中，一个更大的错误是，第一个晚上，液体滴下的速度没有经过仔细考虑。尽管人们会不禁希望为烧伤患者尽快补充尽可能多的液体，但对严重脱水的患者来说，烧伤治疗方案在一开始的几个小时里需要非常小心，因为由于身体对烧伤的严重炎症反应，血管非常容易漏。

格伦第一次到急诊室时，医生为他注射了大量葡萄糖生理盐水。这些静脉注射的过量液体令他渗漏的血管疲于应付，它们淹没并破坏了周边组织。一位专家证人的结论是，格伦的某些二级（部分厚度）烧伤由于组织内液体过多和肿胀而转化为三级（全厚度）烧伤。（标准治疗方案确实建议在一开始的八小时内使用较高流速的液体，但不建议大量使用液体。）

不过，从生理学的意义上来说，烧伤中心的医生对格伦没有获得足够液体的评估基本正确，也就是说，格伦的血管里没

176

有足够的液体。因此，尽管格伦补了一升又一升液体，但几乎没有多少留在他血管内，因而他最后陷入了血容量休克：血管内没有足够液体运抵关键器官。（这强调了液体管理最重要的原则不是遵守标准护理方案——无论该方案有多么复杂——而是根据各个患者的器官功能，特别是尿量和神经功能，仔细滴定液体。）

然而，使问题更加复杂的是，为了应对格伦在重症监护室里经历的低血容量性休克，医疗团队选择使用升压药。升压药（有时也叫血管升压药）挤压血管使血压升高。在某些低血压的病例中，使用这种药是有意义的，但是如果血管内没有足够液体，用升压药就像发动一辆没有汽油的汽车。

这种情况下，升压药不仅无效，还具有潜在的破坏性。它们紧紧挤压血管，会使仅有的一点液体无法前进。肾脏等敏感器官往往是最先陷入这种局面的，格伦那晚的情况正是这样。这导致了另一个医疗过失。

当格伦的尿量开始减少时，急诊室医生开了一剂利尿剂。利尿剂确实可以促使肾脏产生更多尿液，但它只能在肾脏功能正常的情况下做到这一点。如果肾脏因为血流量减少而缺氧，你就算用上尼亚加拉大瀑布那么多的利尿剂，还是不会有什么效果。这里，还是可以用发动一辆没有汽油的汽车类比。

那天晚上，在格伦的治疗中还存在其他一些错误。考虑到格伦烧伤的程度以及之后很可能出现的不稳定情况，他一到医院就应该立即插管。格伦还服用了一定剂量的类固醇。虽然类固醇偶尔被用于治疗与感染相关的感染性休克——尽管用得很谨慎，因为它们是双刃剑——但它们对低血容量性休克不起作用。

至于疼痛，给格伦开了病患自控式止痛器——这是一种在患者需要时按下按钮就能为其输送止痛药的静脉注射装置。这种安排对腿骨折的患者来说是极好的。但在来到重症监护室后的几个小时里，格伦几乎没有意识，他的身体状况也不适合自行调整止痛药。虽然这一过失不会危及生命，但它确实表明没有人仔细检查患者。

177

除了上述治疗中的过失，还有判断失误。重症监护室里护理格伦的护士当晚联系了值班医生，试图把格伦转到烧伤中心，但医生决定不转院，而是通过电话给他开了药。他没有选择开车五分钟去医院亲自评估患者。虽然肯定有很多医疗状况可以通过电话安全应对，但对于任何病情严重到需要住进重症监护室病房的患者来说，都是需要全面评估的。尤其是在现场没有其他医生的情况下——没有住院医师团队能在现场充当耳目，也没有心脏病专家、肺科专家或肾脏专家能够处理并发症。因此，格伦在重症监护室第一晚的护理是根据急诊室医生（他不是急救医学专家）的初步印象，以及之后与没有亲自评估患者的医生从家里打来的通话进行的。

在医生和护士的证词中出现的一连串医疗过失令南希和梅丽莎感到震惊。难怪医院拒绝透露格伦的护理细节。堪萨斯医疗保健基金会的结论是"你丈夫接受的一些护理不符合专业认

第十三章 寻找答案267

可的护理标准"，这样的结论太轻描淡写，就好像在说堪萨斯州的大草原不值一提。

但对格伦的家人来说，真正可怕的是了解到当晚工作人员之间交流的详情。第一个急诊室护士告诉南希，格伦很可能会被转到烧伤中心，但随后急诊室医生说没有这个必要。南希和梅丽莎后来得知，急诊室有人从医院收藏的政策手册中拿出了转移至烧伤中心的指南。房管员（医院当晚的护士长）复印了这一页，用荧光笔画出了转移标准后递给了急诊室医生。但医生还是拒绝为格伦转院。

第一个急诊室护士没有与医生对抗，尽管她不同意后者的临床评估。在她的证词中，她说"她永远不会违背医生的话"。

不过，房管员仍在继续争取转院。他给值班的管理人员打了电话。通常，这一角色在医院高级管理层的不同成员之间轮换，其中一些人有临床背景，另一些人来自管理领域。那天晚上，值班的管理人员碰巧是护理主任。南希和梅丽莎以为，护理主任会支持房管员（护士长）努力说服急诊室医生将格伦转到烧伤中心。相反，她拒绝给医生打电话，说这样做没有任何好处。（房管员周一早上做的第一件事就是去医院首席执行官那里报告所发生的事情。）

重症监护室的夜班护士做证说，她觉得自己不适合应付像格伦这样严重的病人，第一天晚上她基本上是一个人，因为值班医生拒绝来医院。当重症监护室的日班护士第二天早上出现时，她显然对所发生的事情感到震惊。她说的第一句话是这样的："为什么这个病人没有被转到烧伤中心？"她立即打电话给当天负责重症监护室的医师助理，助理让格伦立即插管。医师助理打电话给格伦的主诊医生，后者同意把格伦转到烧伤中心，转移发生在当天上午晚些时候。

十一天后，格伦去世。

"我信任医生，"南希告诉我，"我信任医院。"但做证的数周和数月令人大开眼界，也让人揪心。得知一些工作人员拼命争取格伦所需要的护理，却被其他人否决，简直是毁灭性的打击。南希想起在这家医院的新大楼启用后，她在当地报纸上读到的一篇文章。文章说，新设施的好处之一是它们可以留住更多患者，而不是把患者转到更大的医院去。

南希本质上不是一名阴谋论者。但她忍不住想知道，在这个过程中，钱是否发挥了作用。工作人员是否被劝阻不要转移患者？是否存在让患者留在医院里的无声压力？或许这根本不是钱的问题。或许是护理格伦的某些人不称职，或者起码他们有些力不从心。或者，问题可能是由医院的文化造成的。也许这家医院存在这样一种文化：承认无知或寻求帮助是不可接受的。也许等级制度是如此根深蒂固，以至于根本没有一种可接受的方式来对一个决定提出质疑，即使是有能力、有爱心的工作人员也是如此。

梅丽莎和南希都知道，格伦伤势很重，即使被转到烧伤中心，他也可能已经死亡。她们更加知道，过失时有发生，甚至是惨痛的过失。她们不能理解也不能接受的是，她们不得不抗争了四年才完全了解发生了什么。那几年本应属于她们，让她们沉浸在悲恸与爱中，沉浸在走向疗愈的漫漫荆棘路上。那些年本应属于她们，由她们决定如何哀悼。然而，她们不得不抗争。

"在这整个过程中，"梅丽莎说，"没有人和我们一起坐下来谈谈发生了什么，一个都没有。我们必须自己从证词中拼凑。"除此之外，争夺信息使梅丽莎的博士项目陷入困境。要平衡学生与第二份工作实在太难了——打电话，写信，熟悉证词，当然还有照顾家人极度悲伤的情绪。

梅丽莎在她父亲去世不久之后就开始专攻医疗过失。过去二十年的文化转变之一，是认识到医生需要公开承认错误并直接向患者道歉。一些州甚至通过了为医生提供合法保护的法律，如此，真诚道歉就不会用来对付他们。对梅丽莎来说，这是对患者的侮辱。似乎，所有人关心的都是让医生这方的处境更容易。他们可以选择道歉，但不要求披露信息。一切都是从医生的角度出发的，那患者和家属呢？

梅丽莎和南希意识到，她们不得不为此挽起袖子大干一场，这需要付出甚至比她们为格伦的个人案件做的还要多的努力。在格伦去世后的几个月里，她们根据汤姆·加拉格尔及其同事[1]的工作，开始起草一项法案，并决定将其立法。患者和家属必须有合法途径从医院那里获得信息。

倡议立法是一个艰难的过程。梅丽莎安排与医疗及法律协会代表进行电话沟通。南希来来回回跑托皮卡，与州代表及政府官员会面，一遍又一遍地解释情况。堪萨斯州没有患者权益团体，所以立法者总是从医疗机构那边获得最新信息。从患者角度提出索赔是一场艰苦卓绝的战斗。

长久以来，州内政治是场混战，难以进行理性分析，但堪萨斯州深陷于一场关于州预算的高压战争中。一位不得人心的州长削减了对学校和公共服务的拨款，以弥补州预算的缺口，几乎所有地方的所有人都对此感到愤怒。她们花了整整两年时间，但其法案最终在堪萨斯众议院司法委员会获得听证。

三大医疗机构也出席了会议，以推动一项旨在保护医生的道歉不会被用来对付他们的单独法案。南希和梅丽莎的法案包含了这种保护，但它也包含了向患者披露严重医疗事故的授权。南希和梅丽莎曾希望她们能与医疗机构合作，制定一项能着手解决所有人的关切的法案。然而，当这三个医疗团体都站出来**反对**她们的法案时，她们意识到这是痴心妄想。

最后，这两项法案都没能在委员会通过。"立法者告诉我需要继续努力，"南希说，"他们说，这些事情需要花很多年才能搞定。"南希和梅丽莎没有泄气，她们起草了第二项法案。这项法案只关注向患者与家属披露医疗过失。她们的第二项法案又花了两年时间才获得听证，但这次是由参议院司法委员会召开的。但是，医疗机构再次反对，并提交了书面证词列出反对理由。梅丽莎告诉我："我想他们在说，'我们有自己的做事方式。我们不希望有人告诉我们该怎么做'。"

她们的两项法案都没有提交至众议院或参议院表决。但在她们的立法之旅中，南希和梅丽莎发现，几乎每个和她们交谈过的人——无论是在游说还是在日常生活中——都遭遇过医疗过失。无论事关他们自己，还是亲朋好友，医疗恐怖故事总是触手可及。医疗过失和患者伤害几乎是普遍现象。

　　由于立法领域没有取得成功，是时候尝试其他方式了。南希飞到西雅图去看望梅丽莎，并要求与汤姆·加拉格尔见面。早在我读到格伦的故事和梅丽莎与南希的旅程之前，我就为这本书采访过加拉格尔。因而，这两部分研究走到了一起，多少有点出人意料。

　　汤姆·加拉格尔是一位训练有素的内科医生，但他在 CRP（Communication and Resolution Programs，亦即沟通和解决项目）中找到了容身之处。CRP 旨在快速、公平地解决医疗过失和不良事件问题，并努力满足所有相关方——包括患者、家属、医生、护士和管理人员——的需求。例如，许多医疗专业人士对与患者谈论过失感到难堪，反过来，许多患者在与他们的医生对峙时也感到不舒服。CRP 促进交流，并对事件进行及时调查。一个重要目标是为患者提供及时信息，因为这往往会对各方的情绪产生影响。CRP 致力于做出建设性的回应，帮助机构制订计划，防止今后出现此类错误。CRP 甚至可以帮助谈判财务和解方案。做得好的话，CRP 将避免医疗事故诉讼的拖沓步调（和敌对性的破坏），并有助于在此过程中修复系统。

181

像理论上的健康法庭一样，由于没有过高的准入门槛，CRP 有可能会比医疗事故诉讼帮助更多的人。

加拉格尔指出，人们常常会误以为这会让医生逍遥法外，但 CPR 不是这样。"医生应该对此负责，"他告诉我，"但是他们不该为系统问题负责。"系统故障就像陷阱，他说，迟早会把原本尽职尽责的工作人员（及其病人）困住。这可能是对巴瓦-加尔巴医生与杰克·阿德科克的情况的恰当描述。

加拉格尔谈及了"公正文化"（just culture）的概念，在这种文化中，不同背景下的人会对错误做出不同反应。如果一名护士伸手去拿一袋乳酸林格氏液，却误拿了一袋生理盐水，医院不该解雇他。这种偶然的无心之失是人类境况的一部分。在处理了对这位患者造成的任何伤害后，恰当的应对方式是修复存储系统，这样就不可能混淆两种类型的静脉注射袋。同样重要的是，要注意护士的情绪反应，他可能会感到崩溃，因为他一瞬间拿错了，可能会伤害到他的病人。

然而，其他过失来自风险行为。例如，许多医生图省事，在电子病历中写笔记时会从以前的笔记中"剪切"。这样的话，医生可能会漏掉患者的肾功能不全问题，从而忘了要适当降低药物剂量。在处理了对患者造成的伤害后，恰当的应对方式将是教育工作人员为何剪切是个坏主意：在 99% 的情况下，你都可能侥幸成功，但**每次**都会使自己置身于犯错的风险之中。同样重要的是，要实实在在地看一看这个系统，会发现它是如此耗时，以至于工作人员不得不偷工减料好跟上进度。医院最好主动询问医生和护士，系统迫使其使用哪些省事的方法；大量的危险行为可能会被曝光。

还有一些过失是由彻头彻尾的鲁莽造成的，比如外科医生醉醺醺地出现在手术室，或者医生故意忽视护理标准。即使患者没有受到伤害——就像西蒙·布拉姆霍尔医生用激光在患者肝脏上烙下自己名字的首字母一样——真正的疏忽也需受到纪律处分。诉讼可能是处分的一部分。（而且，即使个人对这种疏忽负全责，依然有必要对系统中使之恶化的原因进行检查。例如，等级制度和有罪不罚的文化可能会让像布拉姆霍尔医生这样的人认为他的行为"无害"。例如，职业倦怠和药物滥用的高发率可能反映出工作条件恶劣或士气低落。这些情况对工作人员和患者都是有害的。）

182　　CRP 的基本原则是公平（fairness）。患者应得到公平对待，医务人员也该如此。像丹麦的患者赔偿制度一样，CRP 将使更多患者的案例得到处理。然而，与丹麦制度（或健康法庭）不同的是，CRP 承诺提供的赔偿相当于患者通过法庭和解可能获得的赔偿。这是"公平"原则的一部分。

医院会计可能会对这种公平怀有偏见。如果 CRP 允许更多患者讨论其案例**并**提供与法院系统相当的和解金，医院可能会为更多患者支付更多的钱。那么，医院可能更愿意冒险打传统的官司，因为很少有患者能进入这个系统，即使他们打上了官司，通常也会败诉。从注重实际的预算角度来看，CRP 似乎是一个无望的提议。

米歇尔·梅洛——从事过健康法庭相关写作的法律学者——对这个问题进行了研究。她与同事研究了波士顿四家实施 CRP 的医院。他们计算了每家医院在该项目的前四年必须支付的责任成本的数额，并将其与项目开始前的四年进行了比较。他们还将其与四家不使用 CRP 的类似医院进行了比较。他们得出的总体结论是，CRP 并没有使医院花更多钱，事实上，诉讼数量下降了。[2] 他们怀疑，在与患者开诚布公地讨论不良事件的情况下，较少患者会提出索赔。考虑到包括南希和梅丽莎在内的许多人正是因为无法获知发生了什么而起诉的，这种怀疑是有道理的。

CRP 的原则——特别是它注重与患者和家属的直接沟通——对南希很有吸引力，她提出，希望用她的一部分和解金资助堪萨斯州的 CRP 培训。汤姆·加拉格尔愿意试试，格伦去世五年后，首个 CRP 培训在向日葵州[1]举办。这件事说大不大，说小不小。当地 20 家医院的代表出席了培训，大多数是中层管理人员。梅丽莎第一个站起来，感谢听众参与，并解释了会议的议程。她的演讲风格是中西部式的，直白、可靠、朴实无华，但当她说起她父亲如何未被及时转到烧伤中心，以及他如何在 11 天后去世时，她还是哽咽了。尽管如此，她还是坚持讲了下去，花了 30 分钟向听众逐步解释她家人的经历，

---

[1] 向日葵州，即堪萨斯州。向日葵是堪萨斯的州花，也出现在堪萨斯的州旗与州徽上。

使大家了解到在她父亲的护理中发生了什么。

"事情就是这样。"在放映记录了电话、信件、询问、信息请求和几小时的证词的第 33 张幻灯片的最后，她平淡地说。**183** "但事情**应该**是这样的——"她很快接着说，"当地医院一从烧伤中心得知应该立即进行转移，他们就该联系我的家人。"

梅丽莎制订了明确的行动计划。"他们应该让我们知道他们意识到了这一点，他们会进行调查。几周后，他们应该回来告诉我们，'这是我们学到的。事情为什么是这样的。以下是我们正在采取的措施，以免这种情况再次出现'。"

"如果他们那么做了，"梅丽莎继续说，"这会让我们知道他们意识到自己搞砸了。这会传达出这样的信息：他们认真对待自己的责任，他们有一定的诚信。如果他们那么做了……"说到这里，梅丽莎停顿了一下，当她指着屏幕上数据密集的幻灯片时，这些年长途跋涉的疲惫显而易见，"这上面的**一切都不会**存在"。

接下来南希走上讲台。她的第一张幻灯片是格伦的肖像照。这是一张学校风格的肖像照，照片上是一个穿着棕色夹克、打着领带的面带笑容的慈祥的男人。他看起来像一个平易近人的校长，是那种永远向你敞开怀抱的学校管理人员。

在南希的演讲中，她再现了格伦医疗保健的细节，这些细节是花了多年心血才设法得到的。她用四年级老师那低沉、严肃的声音进行了陈述。但当她讲到最后，也就是烧伤中心的医生建议她停止生命支持设备时，她的声音颤抖了。"这是我一生中最艰难的决定，"她说，她的话里几乎听不出情绪，"他不到五分钟就去世了。"整个房间鸦雀无声。

南希的最后一张幻灯片又回到了格伦的肖像照。他的出现似乎给了她继续说下去的勇气。"事后看来，"她说，声音越来越大，尔后变成了愤怒，"我真希望当那个医生把格伦送进重症监护室时，我**大吵大闹**。"她的话在房间里回荡，它们铿锵有力、令人震动，恰似你四年级老师说脏话时可能会带给你的感受。

她坚持完成了演讲的其余部分，声音因决心和痛苦而绷得紧紧的。南希站在她深爱了 46 年的丈夫的肖像旁，以一句简单的话结尾："我现在知道发生了什么。但有个问题我一直没有得到答案，那就是：'为什么会这样？'"

第十四章　带上大脑

　　"你无法把果冻钉在树上。"

　　认知神经科学家易提尔·德罗尔就是这样向我描述改变文化所面临的挑战的。在此，我们谈论的是医疗文化，特别是因为它涉及医疗过失的修复。诸如等级制度、沟通方式、培训传统、职业道德、自我、社会化、职业理想等事项——扎根在这种文化中，它们在错误的铸成和防范方面都发挥着作用。

　　此外，还存在着医学界所置身其中的更广泛的文化。例如，美国有着狂热的个人主义传统。这也很容易引起诉讼。总的来说，欧洲国家更愿意在医疗保健和过失诉讼方面限制个人追求。即使具有减少医疗过失的高尚意图，试图重塑这些文化也是徒劳的。就像是把果冻钉在树上。

　　每个国家和每家医院都充斥着由金钱、责任和监管机构管理的层层现行规定——有成文的，也有不成文的。德罗尔认识到，当前系统不会很快发生巨大变化。在当前这个问题重重的系统中，我们能做的充其量不过是稍稍有所改进。

不过，德罗尔对我们稍稍调整医疗系统的典型方法非常不满。每次我们训练医务人员解决一种类型的过失，很可能他们几个月后就会忘记其中大部分指导。每次我们在电子病历中创建另一个检查清单时，很可能大多数工作人员很快就会对它置之不理。走廊上贴满了宣传最新质量改进举措的海报，但从认知角度而言，这些海报效果不佳，毫无疑问，它们在几周内会淡入模糊的背景之中。

"问题是，"德罗尔说，"这些方法不适合大脑。"他用密码的例子来说明这一点。作为一名典型的医务人员，我有电子病历的密码、台式机的密码、医院电子邮箱的密码、医学院电子邮箱的密码、州处方药数据库的密码、预约系统的密码、值班系统的密码、X光检视系统的密码和心电图检视系统的密码。

而这些仅仅是医务工作者每天工作时所使用的密码。我们都另外有十几个私人密码，塞满了我们的大脑。这些密码每三到六个月更换一次，并且每个密码对大写字母、数字、特殊字符以及你宠物沙鼠的基因组分析都有严格的且完全不同的要求。此外，IT部门那些还不到投票年龄的自以为是的人劝告我们说，**永远不要**两次使用同一个密码。**永远永远不要把你的**密码写下来。

"这个政策仅从字面上看起来不错，"德罗尔说，"但它没有考虑人的因素，也就是我们大脑真正运作的方式。"作为一个会反复使用同一个密码，并悄悄把它们全部写下来的人（好吧,写在不为人知的地方,但还是会写),听到他这么说我非常欣慰。"你不必是认知神经科学家,"他说,"才能知道人们**必须**记下密码和／或在各种场合使用相同的密码。"

有无数例子表明,医学领域中所使用的许多东西是完全不适合大脑的。例如,在我们电子病历的一次迭代中,医生被要求在笔记中的特定一处对两个不同的筛查问题回答是／否。在一种情况下,你必须按 1 或 2 来表示是或否。在另一种情况下,你必须按 Y 或 N 来表示是或否。这只是很小的一点,但每一次都令我发狂。为这样一件小事烦恼,我几乎感到难为情,但它总能让我生气。

与德罗尔交谈使我理解了原因:电子病历的设置缺乏认知一致性。我可靠的大脑总在寻求效率,所以当我遇到第一个是／否问题时,它没有浪费时间"思考"——我的手指会自行伸出去按数字键 1 或 2。当我遇到下一个是／否问题还这样做时,我自然碰壁了,这时需要按 Y 或 N。对我来说,这不过是没完没了的烦恼,但对德罗尔来说,这是个不必要的认知负荷,因此是潜在过失的源头。电子病历让我浪费了宝贵的认知资源,用于厘清是去找数字键还是字母键。鉴于我们大脑有限的容量,我每天都被迫在每个患者身上忍受的这种"是／否"的白痴行为浪费了我一部分思维能力。因此,我用于思考患者的实际医疗情况的认知能力减少了,用于留意错误的认知能力也减少了。

适合大脑的电子病历将提供另一种回答是／否问题的方

式，并且它会在整个系统中的任何地方都保持一致，无论你回答的问题是关于你的病人的乳胶过敏情况或他们不施行心肺复苏术的状态，还是是否可以用仿制药代替名牌药，抑或你是否想要放大字体，因为盯着电脑屏幕已经使你视觉皮层的最后一丝残余消失了。

是／否功能只是系统中的一个微小齿轮，但考虑到电子病历中所有看似微小的不一致，以及医学中所有无数其他技术性设备的全部不一致（嘿，好家伙，别让我开口！），这些统统加起来就是一大堆浪费掉的大脑储备。所有这些都将直接从患者护理所需的大脑储备中扣除。我们希望把这些脑力用于避免医疗过失，而不是用来翻看药物与酒精湿巾相互作用的警示，70岁老人是否怀孕的警示，或是患者抓伤鼻子时会响起的重症监护室的警示，或是用心良苦的烟草筛查（要求45年前就已戒烟的患者和目前每天抽两包烟的患者提供相同数量的文件），或是坚持让你区分胶囊和囊片的处方栏，或是就在你输入你和你的病人都说英语后，要求你澄清你是使用了现场翻译还是手机翻译的语言筛查，或是我已经把既往病史筛查有效记忆为选项 #18，但当系统里新增一些其他选项时，它被向上挤到了 #19，所以现在 #18 是指既往产科病史，系统变更后的第一周里我把它加到每个病人身上，结果发现它无法删除，所以现在我这一整群男病人的病历中都本分地记录着产科病史，并且是永久性的记录。但也许我跑题了……

"这不仅仅是给你压力，让你灰心，"德罗尔说，"这让你消沉。"没有比这更真实的话了。在一天与这些电子病历做了10个小时的斗争之后，我并不仅仅是无精打采。这种感觉就像是我们被迫在电子病历的丛林里艰难前行，只为到达我们最终可以**开始**对患者进行医疗护理的地方。如果那样我们还有任何能正常工作的神经元的话。

一个新兴的研究领域正在研究医疗保健中的"有毒的"工作条件如何导致医护人员倦怠。可以肯定的是，电子病历的要求无法为这种工作条件中的所有问题负责，但大多数医务人员会说，它肯定是重要因素。越来越多人意识到，与其说这些技术帮助我们为患者服务，不如说形势发生了变化，**我们**不得不为这些**技术**服务。患者护理被搁在一边，它变成了一个古怪的残留物，屈从于文档记载这一主要目的。

187

易提尔·德罗尔还是个孩子时，他对匹诺曹的故事很着迷。有了头脑，就需要奇迹，也就是某种魔尘。相比之下，弗兰肯斯坦的怪物只是根据科学配方在实验室里建造出来的一组身体器官。德罗尔在三个不同大陆长大——他的教授父母轮流休学术假——他对观察人产生了兴趣。他被人们头脑里的小修小补——也就是使人们采取各种行动，甚至那些看起来不合逻辑或适得其反的行动的魔尘——蛊惑了。他一开始学的是哲学，但他发现自己对所修的人工智能、计算机科学和心理学课程很感兴趣。最后，他选择攻读认知神经科学的博士学位，因为这门学科似乎处在所有这些学科交叉的中间地带。

易提尔·德罗尔不是医生，但他对医疗环境的研究足以使他得出结论：医疗过失是绝对不可避免的。这个系统的性质就是如此。他指出，在任何特定的医疗经历中都存在大量信息——通常是零碎的——而且人们通常没有足够时间来恰当地浏览所有信息。最重要的是，人类的大脑资源有限，因此总是优先考虑有待处理的信息。无情的时间压力加上高风险的情况对大脑提出了更高的要求，所以这个卑微的器官不得不发展出各种生存策略。它过滤信息，例如，关注某些轶事而忽略其他。它利用各种自动习惯和快捷方式。它依赖以往的经验和可识别的模式库。大脑容量是有限的，它不断完善机制来弥补其不足。

这些生存策略是绝妙的，使我们能够在临床医生通常用于决策的有限时间内完成本不可能完成的任务。但正是大脑使用的这种漂亮的思考机制，也使它容易出错。大脑很容易犯各种错误，比如目光短浅、群体思维、过度自信和持有各种偏见。

德罗尔说，人们不完全是因为愚蠢而犯错。他们也会因为聪明而犯错。（这让我莫名感到安慰，以一种拐弯抹角的方式。）聪明的大脑会开发捷径——这就是为何这些大脑能处理如此多的信息，同时还能使其主人听起来很聪明。捷径不是智力的副作用，它们实际上是智力的**基础**。从这个角度看，你实际上可以把一些医疗过失解释为聪明的副作用。

在德罗尔看来，医疗过失是我们认知神经系统被塞进苛刻的医疗环境中的"必然结果"。由此，他才得出了不可能消除医疗过失的结论。尽管在医院的使命声明或拨款申请中，"根除"医疗过失听起来不错，但考虑到我们大脑的现实和医疗保健的性质，这从根本上来说是不可能的。

人类主要使用两种思维模式，通常简称为"快"与"慢"。快思维是我们当下所做的事情，它是经验性的。慢思维更善于分析。大多数培训工具针对的都是慢的分析性思维（要记住一套新规则，完成另一个在线模块，填写另一个清单，还要忍受另一个培训课程）。但我们在医学上做的大多数事情都是当下的，几乎都需要快速的经验性思维，因而所有笨拙的准备工作都是浪费。这就像把果冻钉在树上。

德罗尔认为，我们需要根据大脑**实际**的工作方式调整我们提出的任何减少医疗过失的改进方案。他没有追求消除医疗过失这样一个不可能实现的理想化目标，而是把研究集中在减轻过失上。既然你无法摆脱所有错误，那么你可以致力于降低错误的破坏性。目标是快速**识别**错误，甚至更快地**改善**错误——所有当下发生的事情。[1]

把重点放在改善错误，而不是预防错误上，更为有效，因为它更适合大脑。德罗尔用的一个例子是洗手。尽管作为减少医院感染的首要方法，清洁近乎神圣，但医务人员在洗涤方面令人尴尬地松懈。和其他各家医院一样，我所在医院每个可以利用的地方都贴满了敦促洗手的海报、标识和圆形徽章。所有这些认真地粘贴提醒薄片的努力基本上都是在浪费时间；我们的大脑很快就会将其置于背景噪声中，试图将有限的脑容量集

当医疗出错时：一位医生的痛与思

中在更紧迫的事项上。但是，如果这位资深医师带着她的整个医疗团队——没有洗手——就大步走进重症监护室，会发生什么？然后，就在她的听诊器划开患者的罩衣之前，她停下来，转向团队——带着恰如其分的戏剧性天赋——问道："有人注意到有什么问题吗？"在错误被识别和讨论后，她可以问这个甚至更重要的问题："当你注意到我没洗手时，为什么没有人大声说出来？"

德罗尔称他的技术为"犯错的恐惧"，它基于这些不愉快但最终难忘的经历。尤其是是否／如何／何时与上司对峙的那种局促不安的感觉。与贴在走廊上的没完没了的洗手标志相比，这些情绪内容进入了一条不同的认知路径。一旦情感成分与经历联系在了一起，它就会被更强烈、更直观地记住。

当我还是一名实习生时，有一次我不得不在主治医师面前对一名患者做身体检查，以进行轮转结束时的评估。不知是因为紧张还是匆忙，我忘了洗手。当主治医师当着患者的面指出这一点时，我羞愧难当。我面带愧色，走到水池边，在手上涂了一加仑的抗菌肥皂，脸颊涨得通红。但我从未忘记那段经历——犯错的恐惧。几十年后，我还记得发生那一幕的确切的房间、确切的主治医师、对患者的确切诊断，当然还有痛苦地习得的洗手教训。我现在的患者可能会认为我有强迫症，因为我会在最轻微的身体接触的前后——有时在接触期间——一次又一次洗手。当然，不推荐把公开羞辱作为教学策略，但它确实指出了与情绪交织在一起的教训的力量。更不必说迫切需要在每个水槽边都放一个皂液器。

在个人层面上经历的失败会一直伴随着我们，这是背诵规则永远无法做到的。它创造了一种情绪表征，会钻到我们大脑深处。事实上，这可能是进化的结果。想象一下，远处郊狼袭击的消息传到了一个旧石器时代的狩猎采集社群。这个社群的领导人可能会警告其成员"有所警觉！"并"保持安全！"，从而试图阻止袭击。他们可能会团结共同体的成员，一起追求"安全文化"。他们可能会提醒人们，"如果你看到了什么，请说出来"。然而，一般的狩猎采集者会将其有限的认知资源集中在狩猎和采集上（好吧）。他们会很快对这些劝诫置若罔闻，不管这些劝诫说得有多漂亮或多么有针对性。

但是，当第一个婴儿被狼叼走时，一切都变了。与不痛不痒的警告相比，大脑处理这种强烈情绪体验时所用的部位不同。从生存角度而言，这种体验的真实性必然更有分量，这可能是这种认知策略在进化上取得成功的原因。

不过，幸运的是，事实上，未必需要真的发生，才能产生真实性的预期效果。例如，在航空安全领域，我们需要行李安检人员警惕炸弹和武器。对日复一日在那里辛勤工作的工作人员而言，到处张贴的"保持警惕"的标志也可能是抽象艺术。不过，要是安检那里放过几枚假炸弹的话，你就会以一种能让人难忘的方式引起人们的注意。

当你理解了导致错误的认知捷径时，错误就讲得通了，这也是德罗尔试图教给护士和医生的。在他帮助医院设立模拟程

190

序时，他确保工作人员会体验到错误。德罗尔的演练不是让患者最终活下来——大多数模拟通常是这种情况——而是要确保让患者死几次。在诸如脓毒症、心脏骤停、插管、手术错误和用药错误等高风险的情况下，重要的是要让参与者体验到由于其决策和行动而导致出现差错。培训的这种体验性提供了将知识迁移到真实患者身上的最大可能。

模拟之所以更受青睐，是因为个人的这种灾难性经历可能实际上过于痛苦，以至于没有效果。我记得在我还是住院医师时，搞砸了一个糖尿病酮症酸中毒的病例，差点使患者心脏骤停。当时我结束实习期才几天，对此我极度不安，几乎无法把可怜的自己从油毡地板上刮下来，更不用说分析思考发生了什么，以及如何下次做得更好了。所以我很欣赏德罗尔偏爱模拟，而不是个人经验。可以毫不牵强地说，患者也更喜欢在模拟环境中让医务人员体验"犯错的恐惧"。

德罗尔指出了为何个人经验可能不是最有效的教学工具的其他几个原因。这些情况往往涉及罕见病例或意外，未必可以引申触类。此外，人们倾向于根据个人检验过度补偿，在遭遇毁灭性的事件时尤其如此。在模拟中，你可以——德罗尔说得很巧妙——"校准创伤"，尔后事后了解情况，以确保这次经历是建设性的，而非破坏性的。

进行团体培训而不是个人培训也很重要。一方面，在现实生活中，医疗执业活动很多时候是由团队来进行的，而很多失误都与团队成员之间的沟通相关。另一方面，实际上，医疗信息通常分散在团队成员之中——护士知道生命体征，实习生知道 CT 结果，主治医师知道患者的既往病史，物理治疗师知道患者身体最弱的部位。因此，分组教授如何减少错误更符合实际。此外，团体环境下，在把无情的镜头对准自己之前，个人可以参与到更容易接受的识别他人过失的任务中。

191　　　可以设置一个培训课程，教授如何在重症监护室里管理低血压。一组医生和护士被分到这样一个模拟情境：一名血压过低的患者。每个人都掌握了一些关于患者的信息，他们必须一起弄清楚如何控制低血压，让肾脏和大脑保持良好的工作状态，而不使肺部积水或引起心律失常。

　　参与者很快会觉得这种模拟很真实，尤其是在团队中有一名成员是培训人员的时候，他会在这个过程中不露痕迹地制造错误（建议使用患者过敏的药物，混淆静脉注射器上的按钮；忘记一些基本治疗方案，为做错的事情和错误的人说话）。培训安排可能包括重新安置设备，把它们从往常的位置上移开。也不乏现实世界里的干扰项——呼叫团队成员，电话响起来，工作人员在附近的微波炉里加热辛辣的炖鱼。这个团队可能会因为一名护士被拉去另一个团队替班而人手不足，那个团队的护士因病没来上班。一种关键药物没有现货。患者可能会说西班牙语，但管理人员派了一名塞尔维亚语翻译过来。可能会有消防演习。电子病历可能会由于日常维护而暂时无法使用，但非常感谢您的耐心。

　　德罗尔提倡使用这种"捣乱"技术，因为它们可以创造出可控的过失。这些捣乱行为以一种建设性的方式加深了人们对犯错的体验，尤其是如果事件以灾难告终的话。当然，这些捣乱行为模拟了现实生活中发生的事情，所以它们是切合实际的训练。然而，真正的好处是，团队成员在培训后的讨论中识别和分析由捣乱引起的错误时，会轻松一些。当他们用这些不太具有威胁性的错误进行热身后，他们可以转而处理更令人不安的任务，也就是找出自己的失误和不足。

这在沟通领域尤其有效。我们被颠来倒去地告知，沟通不畅会导致错误。可是，威逼医生护士"好好沟通！"起到的效果大约与反复对你刚刚学步的孩子（或十几岁的孩子，或仓鼠）说要好好沟通一样。然而，如果由于演习中的沟通错误，患者开始死去，那么人们就能理解这一点，并有了切身体会，后面就可以对情境进行更有意义的分析。

在意想不到的情况出现时，学习甚至更有力量。例如，低血压培训演习可能被宣传为关于血压管理的课程，但实际上它是为了教授脓毒症而设计的。如果课程题目是"脓毒症培训"的话，每个人都会处在一种面对脓毒症的心态之中，也就不会有任何关于脓毒症**识别**的学习，正如我们所看到的，这可能很有挑战性。

同样，如果培训课程题目是"沟通培训"，那么培训中就会出现太多"请"、"对不起"和"谢谢"，感觉就像是和女王共进傍晚茶。毕竟，我们勤奋训练，是为了说出我们认为给我们打分的人想听的东西。所以这个培训最好是关于哮喘管理

192

的，但是要在里面插入因沟通不畅而产生的错误。

最关键的是，**绝不要**把此类培训课程叫作"修复医疗过失"。很难想象有哪个标签能更好地鼓励参与者勾选他们认为企业合规主管需要他们去勾选的选项了。相反，这些培训课程应该与治疗心脏骤停或肾上腺功能不全或急性精神病的常规课程无缝结合，这样的话，错误问题就只是该主题中有待学习的内容的一部分。

在工作人员从经验中发现教训时——弄清楚如何团结一个杂乱无章的团队，或者如何处理丢失的设备——就把教训铭记在心了。重点不是预防错误本身，而是在错误发生时予以识别并修复。在易特尔·德罗尔看来，适合大脑训练的典范就是在（模拟的）患者崩溃时被迫实时处理错误。这与我们典型的医学教学方式形成对比：天文馆般黑漆漆的讲堂，一光年之遥的幻灯片快速连续播放，每张幻灯片上都有87个亚原子字体的要点，还有一系列难以理解的图表，一个愧疚的演讲者呆板地说："我知道这很难读懂，但是……"很难想象有什么东西比这更不适合初学者了。你不妨在课程的第一分钟就给每名观众发一片安定，另有泰迪熊和鹅绒被可供选择，然后到此为止。学习记忆的保持情况将会不相上下，不过最后你的课程评价可能会更好。

模拟可以极其逼真。在一个和煦的春日，我发现自己在贝尔维尤一座建于1905年的高耸的砖砌巨物里进行了一次不同寻常的查房。在一个世纪的时间里，这个病房兜了个圈又回到原点。照护了纽约几代最病重的人之后，在新医疗大楼建成时，它被降级为办公室和仓库。但现在它又变成了病房，有功能齐全的医务室，穿着手术服和白大褂的工作人员在那里熙来攘往。这些病人还是些不折不扣的纽约人，但也许接受了更狂热的斯坦尼斯拉夫斯基训练。

透过一面单向镜，我看到一位穿着后背敞开的棉质罩衣的患者，他显得坐立不安。不时传来一阵干咳。他的伴侣在房间里焦急地踱来踱去，偶尔会坐到床边的椅子上，向床前靠去。这两个人握紧双手而后又松开，试图让对方冷静下来。尽管使用了抗生素，但患者的肺炎并未好转。胸部 X 光片显示肺部周围积液不断增多。如果积液只是对肺炎的反应，它可能会自行消退。但是，如果积液受到感染而积脓，患者就需要外科医生插入一根大口径胸腔导管将其排除。也许肺炎背后是不易察觉的肺癌，而液体中含有恶性细胞。

为辨别这些可能性，医生需要在床边开展胸腔穿刺来采集液体样本。他们会用一根中等粗细的针穿过背部肌肉，刚好够到液体，不过（但愿！）不会深到刺穿肺部。但首先，他们需要获得知情同意。这儿是学术医学中心，无足轻重的医学生被派去完成这项任务。

这位医学生在手术服外穿了一件白色短外套，把一个写字夹板紧紧握在胸前，手指关节都发白了，她解释了现在的情况以及进行胸腔穿刺的原因。当她在罗列肺萎陷、内出血和感染扩散的可能风险时，患者及其伴侣明显脸色煞白。在她描述的可怕结局的重压下，这位学生自己的脸色也变白了。她似乎和患者一样，一想到针头可能会刺穿身体某些最重要的器官，就心神不宁。她试着不去不必要地吓坏患者，但这似乎是不可能的。患者及其伴侣在不确定的安慰与极度恐慌之间摇摆不定，不断向学生提出关于一个她从未真正做过的手术的问题，这些问题她无一例外无法回答。

同一时间，在相邻的三个房间里，另外三位医学生与另外三名肺炎患者及其焦虑的伴侣也在经历着知情同意的痛苦。

在大厅另一头的四个房间里，医学生绞尽脑汁，想要为一名术后停止排尿的患者做点什么，与此同时，一名穿着手术服的护士不耐烦地等着答案。这是全面肾衰竭的前兆吗？患者的病情会很快恶化吗？而大厅的另一边，四个房间里都是医学生，他们正在努力救治一名血压极高且自诉头痛的患者。头疼是扰乱项还是预示着即将颅内出血？这些患者是假冒的，但学生们承受的压力是真实的。

这些医学生即将毕业，成为实习生，并会在他们的名字后面加上可认证的医学博士学位。他们正在参加一个叫作"第一晚随叫随到"的演习，这是由我在纽约大学的同事阿迪娜·卡勒特和桑达·扎巴带领的教育团队开发出来的模拟项目。演技一流的演员会制造出紧张的临床情境，而学生们会有 10 分钟的应对时间，而后他们必须把病例呈现给（真正的）住院总医师或主治医师，并就临床细节接受盘问。之后，学生们会参与许多人认为最有价值的部分——小组讨论，分析他们在模拟中的经验。讨论由一位教职人员主持，但真正深入问题的是学生，他们挖掘医疗、情感、后勤、等级制度等问题。学生们一向认为模拟是医学院最有效的学习经历之一。

但模拟能减少医疗过失吗？这个问题难以回答，因为要检测错误率的变化，需要收集足够多的参与者（以及参与地点、时间和监督人员），以生成足够大的样本，这一过程需要耗费大量的劳动，而这些不良结局既不常见，也难以检测。尽管如此，还是有一些振奋人心的数据。[2] 诸如放置中心管、为患者插管以及做结肠镜检查等手术模拟训练表明这对患者有益，所带来的好处包括更少的中心管感染和更高的插管或结肠镜检查的成功率。手术显然比开展充分的知情同意或弄清楚为何停止排尿更容易研究，不过，患者无须遭受学习曲线的折磨，就有望把模拟当作改善患者安全的一种方法。

当我观察这些培训课程时，我发现它们看起来如此真实。演员们没有对学生们懈怠，丝毫没有，他们提了很多刁钻的问题，咳嗽时唾沫飞溅，情绪激昂。尽管学生们知道这是模拟，但他们告诉我，他们一进入房间，就感觉完全像在面对真实的疾病发作，而进入随时待命的状态之中。

与贝尔维尤真正随叫随到的夜班相比，唯一显著的区别是，当学生和主治医师离开时，演员们会利用休息时间在里屋就他们的各种试演和戏剧创作交换意见。我观察的那天，有两个演员——一个穿着病人的罩衣，另一个穿着护士的手术服——发现他们都参演过《歌舞线上》（*A Chorus Line*），尽管是在不同时期。他们没有错过任何一个节拍，就完美地演绎了一出百老汇音乐剧。病人的罩衣后面没有完全系紧，所以在做利索的单脚尖旋转动作和交换步时，罩衣像三角帆一样鼓了起来。当两位舞者突然一丝不苟而又协调一致地跳完这支舞时，观众掌声响起，罩衣缓缓地垂下来，乖乖地回到了标准的下垂状态。

好好想想，像这样的事情可能在贝尔维尤的病房里**发生过**。

195　　正如我此前讨论过的，技术性设备能引发许多过失。但它当然也可能预防过失，这样的技术性设备最初就是为此而开发出来的。从易特尔·德罗尔的角度而言，关键在于设计设备时要了解我们认知的局限性。目标是修补系统——而非人类——以使情况变得更安全。为使过失降到最低，设备不必过于复杂，但它的确需要适合大脑。这通常可以通过基本细节来实现。例如，在手术室里，麻醉师可以取用氧气和氮气。以前，出现过患者因为误用气体而死亡的事情。为防止此类事情发生，气罐用不同颜色进行了编码，但每年还是会出现几起软管混在一起的情况。最后，有人想到重新设计廉价的小连接管，为这两种不同气体制作两种不同尺寸的连接管。从那以后，就绝不可能把软管连接到不当气体上去了。

沿着这些认知路线，另一个解决方法是将装备的设置方式标准化。例如，用于心脏骤停患者复苏的急救车的布置方式仅有一种，这样就可以迅速找到正确的药物，减少混淆的可能性。更好的是，急救车里的物品应该以适合大脑的方式排列。在一项研究中，研究人员让药剂师和护士根据他们在实践中使用药物的方式，合理地规划急救车的设置情况。在与标准设计对照测试时，在新的排列下，工作人员能更快更准确地取到药物。[3]

通过消除我们大脑难以区分的发音类似的药物名，可以将其他错误降至最低。人们不必深入研究词源，就能想象出此类叫作 Ditropan 和 Diprivan 的药物出错的可能性。你可不想一不小心用静脉麻醉把某人过度活跃的膀胱打晕。你也不想把 Lunesta 和 Neulasta 混在一起，给那个可怜的失眠症患者注射满满一管骨髓激活剂。[1]

使用英语字母表中的 26 个字母，你可以创造出超过 10^{24} 个单词。因此，考虑到 Celexa、Celebrex 和 Cerebyx 分别用于治疗抑郁症、疼痛和癫痫，我们的药理学领域同时使用这些单词并不合理。Lamictal 和 Lamisil 也是如此，除非你想用抗真菌霜治疗癫痫。[2]

当我们这样做时，我们应该处理那些危险的——拗口到完

---

[1] Ditropan，中文名为奥昔布宁，一种膀胱松弛剂。Diprivan，中文名为异丙酚，一种短效镇静剂。Lunesta，中文名为艾司佐匹克隆片，一种短效镇静催眠剂。Neulasta，中文名为非格司亭注射剂，用于有效预防和治疗肿瘤放疗或化疗后引起的白细胞减少症等。

[2] Celexa，塞莱克斯。Celebrex，西乐葆。Cerebyx，磷苯妥英。Lamictal，拉莫三嗪，用于治疗包括癫痫在内的多种惊厥疾病。Lamisil，兰美抒，用于治疗各种真菌引起的疾病。

全读不出来的（可以说是额外的好处了）——发音类似问题。我想知道，是麦迪逊大街上的哪个梦幻团队想出了 Farxiga 和 Fetzima 这两个名字？[3] 一定程度上，他们使得用抗抑郁药治疗糖尿病成为可能，**并**在此过程中导致医生患上舌头肌腱炎。读音相似且拗口的药物名称的情况太多了，它们是**不适合**大脑细节的完美例子——它们也使现代医学变得混乱不堪。总之，它们浪费了大量脑力，而这些脑力本该用于关注患者护理。

为最大限度减少错误和提高安全性，我们必须考虑人为因素，然后设计适合我们大脑灰质现实的系统和教学方法。我们的大脑如何工作这个问题通常不会排在优先考虑医疗问题的前十位。但事情不应如此。否则我们就会一直把果冻钉在树上。

---

[3] Farxiga，安达唐，第一种获批的 SGLT2 抑制剂，用于 2 型糖尿病成人患者控制血糖。Fetzima，左旋米普仑，用于治疗重度抑郁症的抗抑郁药。

第十五章　算总账

当医院里出现问题时，传统的应对方法是召开 M&M 会议。以这种方式，人们在病例的细枝末节里搜检，试图找出医疗保健中发生的具体错误。应对错误的更广泛运用的方法是所谓的"根本原因分析"，它不仅着眼于出错的原因，还着眼于系统中的哪些不足可能会导致出错（当然还包括如何预防未来再出现这种情况）。

杰伊的案例说明了这样一个事实：医疗过失很少只是一件具体的事。相反，正如格伦和杰克·阿德科克所经历的那样，大多数医疗过失都是一系列行为相互叠加的结果。每一件小事单独来看可能不会导致不良结局，但合在一起，就会造成不良后果。

简要回顾一下，杰伊是一名确诊急性髓细胞白血病的 39 岁健康男性。他接受了第一轮化疗（诱导化疗），几天后因发热和低白细胞计数（中性粒细胞减少症）再度入院。在三天时间里，杰伊每况愈下。他因 MRSA 血液感染接受治疗，但死于心肺骤停。

"请记住，"塔拉在给我的信中写道，"我意识到伴11号染色体三体急性髓细胞白血病不容易应付，我很清楚统计数据对杰伊不利。不过，急性髓细胞白血病没有杀死杰伊；治疗不当的感染害死了他。"

所以，让我们试着剖析杰伊案例中累加起来导致悲剧结局的错误。在仔细思考这个问题时，我想到了几个具体的错误，有一些是相对容易评估的具体行动，比如移除中心管或将杰伊转到重症监护室的决定。还有一些难以描述的错误，这些错误更多地关乎人与人之间的互动和医院的文化。这些方面很难用简洁的算法来解决，但它们同样会导致医疗过失。

我们有必要逐一考虑这些错误，因为每一个错误都可以说明很多问题。而且，这些错误体现了医学中具体护理领域和不太具体的领域之间的关系。它们也阐明了**预防**医疗过失的挑战：制作一份如何评估发热或何时移除留置导管的清单是容易的，但你无法列出临床彻查、良好的倾听、有效沟通、智识谦逊或专业的责任感的一览表。

真空采血管

杰伊做完诱导化疗出院两天后，他在医生办公室里抽血。抽血的护士费劲地把真空采血管接到他的留置导管上。某一刻，真空采血管掉到了杰伊坐的检查台上的白色纸床单上。护士把它捡起来，重新连到导管上，开始抽血，接着用生理盐水冲洗导管。

塔拉确信杰伊血液中的 MRSA 感染是由这个动作引起的，真空采血管在接触检查台时受到了污染，而后又污染了导管。MRSA 可以在体外存活数天甚至数周，所以这种推测可能是合理的。（听诊器、手术服、床栏杆以及医院窗帘上都发现过 MRSA，有人记录过与这些病菌相关的感染暴发的情况。）当然，塔拉的观点无法得到证实，除非对那个特定的真空采血管进行培养，并在杰伊的血液中发现相同的 MRSA 菌株。

然而，即便真空采血管不是感染源，护士的行为也仍是错的。一旦抽血设备掉落在检查台上，就应将其丢弃（或在使用前恰当消毒）。对免疫系统受损的患者而言，这一步尤为重要。与免疫抑制患者打交道的护士应该更清楚这一点。

因此，很明显，操作真空采血管的方式是错的，但我们无法判断，是不是护士的这个动作把 MRSA 菌株输入了杰伊的血液中。这个事情强调了这一点：出现过失和出现不良结局未必意味着两者之间有联系。此外，即使不当使用的真空采血管确实传播了 MRSA 感染，说这一事件**导致**了杰伊的死亡还是牵强的。和大多数医疗过失一样，通常需要更多人犯下更多错误，才会导致死亡。

留置导管

当我第一次通读杰伊的案例时，在读到他临床病程恶化时，我感到手指紧张发痒。它们不断试图跳到纸上把导管拔出来。如果说在医学培训中有什么东西会被反复灌输进实习生的脑子里，那就是，一旦**任何**病人突然发热，所有异物（中心管、导尿管、动脉插管）都是直接嫌疑者。除非有令人信服的理由，否则应立即将其全部移除。

对于像杰伊这种免疫系统受到抑制的患者来说，情况就更为紧迫。对于患有中性粒细胞减少症的发热患者来说，把异物留在体内需要雄辩的、清晰的理由。例如，如果完全没有其他静脉通道，移除导管意味着患者无法用上救命药物，那么医生可能会勉强留下导管。但事实并非如此。塔拉不无自豪地评论说，杰伊有着"非常巨大的静脉通路"，对一个此前从未生过病的 39 岁的健康人士来说，这自然是意料之中的。保留导管的另一个可能的原因是，感染的其他来源已被明确识别和处理（例如尿路感染），但即便如此，大多数医生还是会移除导管，以避免它被泌尿微生物"播种"的可能性，尤其是在免疫抑制患者身上。

然而，一旦血培养出明确的细菌证据，就完全不存在灰色地带。中心粒细胞减少症、发热、异物和血源性细菌是不稳定的混合物。那个火药桶里唯一能立刻纠正的部分就是移除异物。

　　　　　　　当医疗出错时：一位医生的痛与思

诚然，一旦在血培养标本中发现细菌，还需要 24 小时才能确定具体病菌（这对选择合适的抗生素至关重要）。此外，"血培养呈阳性"有时可能是误报，因为培养中发现的非致病细菌只是恰巧出现在血液中（被称为污染）。但是，对于缺乏足够免疫系统功能的发热患者，你不能再等 24 小时来确定这仅仅是受到污染——风险太高了。因此，一旦发现任何"血培养呈阳性"迹象，通常就会要求**立即拔管**。

周日中午，也就是杰伊去世的前两天，一名护士向杰伊告知他的血培养情况："里面长着各种各样的东西。"微生物实验室还需要 24 小时才能确定这种细菌是 MRSA。在培养中发现多种微生物——如果护士确实是这个意思——这种情况在污染中更常见，但这当然不能排除真正感染的情况。杰伊刚刚接受了化疗，免疫系统遭到破坏，尽管使用了广谱抗生素治疗，但他还是持续发热 48 小时。我想不出留下导管的合理理由。

200

不仅没有拔导管；在随后的 24 小时里，留置导管还被积极地用于输液、输血和输送抗生素。如果导管真的是感染源，那么导管多使用 24 小时就等于向杰伊的血液中注入了更多的细菌。

次日，血培养中的细菌被确定为 MRSA，这是真的感染，而非污染物。金黄色葡萄球菌是一种寄生在皮肤上的微生物，所以当导管刺穿杰伊的皮肤，就提供了一条径直进入他的血液的免费高速公路，毫无疑问，导管是罪魁祸首。然而，杰伊的导管不能立即移除，因为他的血小板非常低，在移除过程中有出血的真实风险。又过了几个小时，杰伊输入了足够的血小板，以便安全移除导管。人们可以对确切时间提出质疑，但毋庸置疑的是，受到感染的导管在杰伊体内停留的时间超过了应有的时间。

转至重症监护室

为什么不把杰伊转到重症监护室？在他住院治疗的三天里，我看到他的病情一天天恶化，这个问题始终困扰着我。很多时候我都在想，"哦，天呐，我是该求救了"，或者，"我应该自己抓住轮床，把这个病人推到重症监护室去"。诚然，这一定程度上反映了个人的行为方式。每位医生和护士都有自己的临床作风，其中一项关键要求是要了解自己的舒适度，并意识到自己的偏见。我知道我倾向于保守，至少在医学上是这样。例如，我会暂缓使用新上市的药物，直到尘埃落定。我这种犹豫不决的不利之处是，我的病人可能会错过新药物带来的一些好处，但我希望能避免一些未知的灾难。其他医生则认为，给病人带来的好处远远大于风险，所以他们会用刚刚上市的新药。这并不是说一种方法是对的，另一种是错的——它们只是两种不同的行医风格。

穆勒医生和彼得森医生对急性病的耐受度可能比我高，因为他们所从事的医学专科——肿瘤学和肺医学——收治危重病人的比例更高。或者说，他们的行为可能反映了他们整体的行医风格罢了，无关对错，只是个人气质的反映。

最极端的是牛仔类型的医生，他们认为把病人转到重症监护室是某种个人失败，是在暗示他们没有足够的男子气概坚持到底。随着人们对自我驱动型的头领医生的容忍度的下降，牛仔医学近年来有所退潮。如果说有什么区别的话，这些日子我观察到医疗团队的态度完全不同了，他们会在不需要的时候额外打电话咨询，或者因为害怕在普通病房护理病情中等的患者而把患者转到重症监护室。这么做，通常是为了规避风险，以及出于对医疗事故诉讼的恐惧（尽管偶尔是由于懒惰）。在没有亲自与杰伊的任何医生交谈过的情况下，我不知道他们不愿把杰伊转到重症监护室的原因。他们可能有正当的临床理由。然而，我发现，令人惊讶的是，在医院里有重症监护治疗时，医疗团队让一个逐渐失代偿的患者留在病房。（在没有重症监护室的医院，人们必须权衡用救护车或直升机转移不稳定患者的额外风险。）

不过，根据我的经验，护士会站起来宣布："这个病人需要尽快离开我的楼层，去重症监护室。"护士非常了解他们在特定医疗环境（病房、急诊室、过渡监护病房、冠心病监护病房等）中可以处理的医学范围，在超出该范围时，护士通常会直言不讳，相当可靠。无论是好是坏，护士通常比医生更加谨慎。对这种做法的评论是（如果有的话），一些护士坚持对护理范围做过于严格的解释，任何超出这一范围的病人，哪怕只是超出了一丝丝，甚至在你从口袋里拿出听诊器之前，就已经被捆起来转移了。因此，护士没有团结起来让杰伊搬走，很令我惊讶。

的确，一些楼层护士不愿与医生正面交锋（尽管健康的医院环境应当鼓励这种来回交锋），但如果他们觉得病人的情况有点棘手，肯定会提醒主管。护士长负责确保病房有足够的护理能力应对所有病人，不能让一个病人占用过多护理资源。护士长往往会仅仅出于人员配备的考虑，坚持要求将危重病人立即转到重症监护室。

第一位血液科的研究医师阿米尔医生在周二凌晨开具了动脉血气检查之后，认为杰伊可能患有急性呼吸窘迫综合征。他的推测可能没有被当天晚些时候做的 CT 扫描证实，但急性呼吸窘迫综合征是护士们不会轻易放过的五个警告词之一。如果护士长从一个医生，哪怕只是一个小医生那里听到"急性呼吸窘迫综合征"她也通常会在前一天催促主治医生把病人转走。（应指出的是，免疫抑制患者身上可能不会表现出急性呼吸窘迫综合征典型的 X 光片和 CT 征象。放射科医生认为"异常"的黑白阴影是由炎症导致的。如果你的白细胞被化疗严重损害，你就无法产生典型的炎症反应，所以尽管扫描结果呈"阴性"，你也有可能患上急性呼吸窘迫综合征。）

纵观这一切，似乎缺少一种紧迫感。我至多能确定——诚然是根据二手来源——杰伊不断恶化的病情没有使任何人立即采取行动。医生们似乎没有做出积极的反应，护士们似乎也没有以临床或工作人员配置为由发出警报。这是因为缺乏意识？

缺乏知识？缺乏"大局观"思维？没有时间分析所有数据点？我承认我这些话是再平常不过的后见之明，是不公平的，但我仍然觉得没有反应令人担忧。

杰伊死后，塔拉了解到关于那家医院的骨髓移植病房的一个不寻常的事实。这是一个私营的病房。也就是说，骨髓移植病房几乎像是医院里的一家独立医院。因此，病人不能简单地被"转移"到重症监护室，而必须正式从骨髓移植病房出院（就像病人要回家一样），然后再像全新的病人一样重新进入重症监护室。

这样的话，似乎会有很多额外的文书工作，尤其是你只是想要把病人从一层楼推到另一层楼。医院为何要将其一个病房私有化，并增加所有这些额外的官僚障碍？塔拉了解到，骨髓移植病房的护理人员是为一家外部机构工作的。医院为何要把护理服务外包出去，而不使用自己的护士？

我承认，在此我可能有点愤世嫉俗，只不过在涉及医疗系统内的管理重组时，原因通常是（尽管不可否认并不总是）钱。医院总是在搜刮资金，一些人偶然发现了私有化某些服务的新奇之处，通常是那些已经相对独立的服务。例如，在医院内部，放射科通常存在于自己的世界中。需要这些服务的病人在返回其大本营（内科病房、外科病房等）之前只在那里短暂停留。由于设备高端，放射医疗也是一项极其昂贵的服务。

私营企业看到了机会——他们可以在多家医院设立私营放射科室，并招募放射科医生阅读扫描结果。放射科医生甚至无须在场，他们可以在家读取扫描结果。他们还可以在爱沙尼亚读片，那里的雇佣成本更低。对单个医院来说，外包这样的服务可能比自己运营和自行雇用员工更便宜。对私营企业来说，他们可以通过整合服务甚至设备来盈利。这似乎是个双赢的局面，至少在经济上是这样。

我记得我第一次无意中遇到这样的组织方式时的情形。我们医院的康复科尽管不是私人承包的，但它就像一家独立的医院那样运作。这总是让我生气。首先，它令人伤脑筋。把病人转到任何其他服务机构——外科、老年医学科、妇产科——都只需与各个团队协商，就可以把病人转过去。然而，要转到康复科，你必须经历整个出院流程，这就要在已然超负荷工作的医疗团队的肩上增加没完没了的表格和额外工作。病人只是从楼上搬到了四楼，但转到康复科所需的文件与完全出院所需的文件毫无二致。

就算不说后勤上的麻烦，我也会觉得这种安排在理念上就是错的。我们是一家医院，对吧？所有不同服务部门——产科、儿科、急诊科、神经内科、内科、肿瘤科、精神科、外科、放射科、麻醉科、老年医学科、重症监护科、眼科、泌尿科、神经外科、药剂科、透析科、实验室——都是我们这个称之为医院的更大、更重要的机构的关键部分。尽管某些服务（介入心脏病学部门）可能会比其他服务（妇科）带来更多收入，但我们都是这个组织的一部分，该组织致力于满足我们患者的全部医疗需求。我认为，把有些部分隔离出去是不对的。

当医疗出错时：一位医生的痛与思

因而，当我试图弄清楚杰伊在病情不断恶化的情况下，为何没有被转到重症监护室，我和塔拉一样，脑子里突然出现了这样的想法——可能存在相互竞争的利益。（格伦的妻子南希在试图弄清楚为何她丈夫没有被立即转到烧伤中心时，也有过类似的想法。）把杰伊从骨髓移植病房"放出去"意味着失去他入院带来的收入。这样的话，他现在就会在正规医院里，医院将接管账单和收入。

　　但我思来想去，还是无法让自己相信金钱会左右这个决定。我可能是一个假惺惺的理想主义者，但我发现，完全无法想象任何一个医生站在一个奄奄一息的患者面前计算收入损失。是的，我知道医生可能和任何其他人一样小心眼、贪婪、自私、虚荣、自恋（还需要我继续列举吗？）。但存在一种临床本能的基准，我看不到任何医护人员在这种基准以下：当你面前的患者急性失代偿时，你不会去考虑钱。在这种时刻，我很难相信财务问题会击败临床敏锐度，我对这样想也感到心碎。

　　然而，不应低估不易察觉的压力。我不知道骨髓移植病房的工作人员是否得到过上级的授意：除非绝对必要，否则应避免让患者流向重症监护室。或者，有人告诉过他们，骨髓移植病房的预算十分紧张，可能会解雇员工，推迟加薪。有人可能敦促过工作人员要改善文件记录，以恰当体现患者病情的严重程度（护理病情较重的患者会有更高的劳绩奖赏）。有人可能提醒过他们，骨髓移植病房是一个"综合"病房，要照顾其患者的各级临床需要。有人可能告诫过他们，在把患者送进重症监护室之前，要"仔细考虑是否合适"。不易察觉的压力可能是相当大的。（若非如此，你就不会看到医药销售代表向医生慷慨赠送钢笔、马克杯和寿司午餐了。）

即使财务问题——无论是明显的还是微妙的——没有妨碍患者从骨髓移植病房转至重症监护室，后勤问题也可能是障碍。患者出院涉及大量的文书工作，对护士来说尤其如此，很容易想到这是妨碍转移的一个因素。

杰伊去世大约一年后，塔拉参加了一场在周末举行的重症护理研讨会（所有护士都被要求持有继续教育课程的证书）。休息时，她注意到一名护士的运动衫上印有杰伊住过的那家医院的标志。塔拉没有提自己的经历，开始和这位重症监护室的护士聊天。她们刚刚听的讲座是关于感染性休克的，因此对话毫不费力地转向了对中性粒细胞减少性发热和脓毒症患者的同情，以及他们为何总是太晚才被转到重症监护室。

"来我们重症监护室的病人，"护士深吸了一口烟，继而说道，"是毫无机会的。"她冷笑了一声。"因为我们有骨髓移植病房，把这些病人转到重症监护室需要很长时间。"（"哦，真的吗？"塔拉问道。）"他们不能直接去重症监护室，"护士解释说，"因为他们必须像新病人一样彻底重新入院。当他们真的来到重症监护室时，已经病入膏肓了。"塔拉问她是否向主任报告过这些问题。护士只是翻了个白眼，接着又狠狠吸了一口烟。

到此为止，我们已经回顾了在杰伊治疗中存在的三个具体问题——重新使用掉下来的真空采血管、不及时移除留置导管以及不愿把杰伊转到重症监护室。我想这其中不存在有预谋的恶意。尽管这位重症监护室护士的观察令人心灰意冷，但老实说，我不认为整个肿瘤科团队会想："嗯，我们这里有一位危重患者。**别**把他转到重症监护室。"（虽然这其中可能存在不易察觉的压力。）在我看来，真正的错误在于，工作人员根本没有意识到——或者没有认真对待——杰伊的病情有多严重。这就引出了第二类错误，亦即那些不太明显的错误。

糟糕的临床评估

我第一次和塔拉谈该病例的情况时，我努力让自己不要自作聪明地放一些临床上的马后炮。但在我看到脓毒症的一个教科书般的范例出现时，我难以自持。

脓毒症是一种反常的医疗状况，在这种情况下，身体的保护机制事与愿违，最终伤害了患者。为应对感染，身体通常会释放一系列抗感染的复合物。在绝大多数情况下，这些复合物会管用，能消除感染。不过，有时候这种级联反应会自行发生，导致极其强烈的炎症反应，对身体造成严重破坏。即使用抗生素来根除细菌，脓毒症仍会独自强力推进，导致多系统器官衰竭，杰伊就是这种情况。

虽然脓毒症可能会出现在任何人身上，但它更有可能发生在那些要么具有易感性这样的不利因素，要么运气不好被有毒微生物感染的患者身上。很不幸,杰伊两者兼而有之。他一发热,脓毒症的条件就成熟了。虽然发热可能是由感染以外的原因引起的,但在证明它不是由感染导致的之前,标准的医疗实践会把发热视为感染。杰伊第一次化疗后突然发热时,他的医疗团队做对了——让他住院,并开始使用静脉注射广谱抗生素,以及抗真菌和抗病毒药物。(在家时,他一直在口服这些药物,但现在他需要更大的剂量。)

对发热患者的初步临床评估至关重要。由于一开始无法确知病原体,临床评估类似于侦查工作。尿灼烧表明有泌尿生殖器感染。神经损伤或精神状态的改变可能表明有脑膜炎或脑炎。恶心、呕吐、腹泻或腹痛可能表明有胃肠道感染,尽管这些症状也可能非特异性地出现在其他感染源导致的感染中。

206 好的临床病史能够找出细枝末节,提示哪些微生物可能会造成严重破坏。这些细节包括:你在哪里长大,你从事什么样的工作,谁生病在家,你是否饲养鹦鹉,你最近是否前往热带地区旅行或去麦加朝圣,你是否在林中徒步旅行,你是否从事园艺活动或拥有水族箱,你最近是否住院或受到监禁,你是否一直住在养老院(抑或大学宿舍,或无家可归者的收容所),你是否接种了所有疫苗,你服用什么药物,你可能使用过哪些违禁药物,你和谁发生过性关系,而**他们**又和谁发生过性关系。

仔细的体格检查也很关键。心脏杂音可能表明有心脏瓣膜感染(心内膜炎)。呼吸声异常可能表明患有肺炎。关节肿胀、淋巴结肿大、典型皮疹、脾脏肿大——这些都可以表明存在特定类型的感染。

我不知道杰伊入院时的临床评估有多全面。我确实见过一些医生评估起来非常草率。在学生时代，我曾见过一名主治医师，他经常漫不经心地把听诊器放在病人躯体的中点上，一次性听完心音、呼吸音和腹音，显然是不规范的。与之截然不同的是具有传奇色彩的文森特·麦考利夫医生，他是传染病主治医师，在艾滋病危机的早期曾在贝尔维尤工作。

我还是住院医师时，一个周五的晚上 11 点，我发现自己奋力应付一名病情复杂的病人。我的主治医师早已离开医院。我孤身一人，情绪很快低落下去。我呼叫了麦考利夫医生，他那会儿还在医院里，我一点也不惊讶。尽管我不是他团队里的人，这也不是他的病人，但他立马就过来帮忙了。即使过了这么多年，我依然难以忘怀的是，他花了整整一个小时评估我的病人。他提问细致，并认真聆听回答。尔后，他开展了我有生以来见过的最为全面的体格检查，他检查病人身体的每个缝隙，检查每个指甲，对每个器官叩诊和听诊。堪称医学绝技。接着，他在病历上写下的笔记可谓典范——单倍行距、红笔手书——井然有序地阐述了他的评估、推理和评价。

能把检查做得像麦考利夫医生这样极致的医生屈指可数，不过，还是希望杰伊得到了合理的初步评估。在那之后，就像一场等待游戏——等待培养物生长——但同时也是一场观察游戏，尤其是对中性粒细胞减少症患者来说，他们的失代偿速度比感染 MRSA 的患者更快。

　　如果肇事的微生物对抗生素敏感，患者应该会在 24—48 小时内开始好转。烧应该会退下来，血压、脉搏、呼吸和白细胞计数也应该开始恢复正常。如果没有的话，可能需要使用其他抗生素——这是最好的情况。而最坏的情况是，用对了抗生素，脓毒症却自行狂飙突进。尽管我们在医学方面取得了巨大进步，可一旦你在脓毒症上陷入窘境，很有可能回天乏术。

　　在杰伊住院的头 48 个小时里，他的临床状况没有好转，事实上，病情还在不断恶化。从描述上看，他的症状表明器官系统相继受到影响。他的排尿量减少，这是个令人担忧的迹象，表明肾脏正在衰竭。他腹部肿大，右上腹疼痛，表明肝脏受到影响，可能有充血或（更坏的情况是）伴有囊肿。他的胳膊和腿因液体而肿胀，表明脉管系统正在扩张，血管无法容纳血液壁内的液体。杰伊的幻觉（他的"精神状态改变"）表明他的神经系统受到影响。可能是发热或药物引起的谵妄，但也可能代表脑膜炎、脑炎或白血病的扩散。他逐渐加重的呼吸困难是肺部受累的迹象。可能表示肺部有积液或血块、肺炎、癌症扩散，或者如那位血液科研究医师最初推测的那样，是急性呼吸窘迫综合征。皮肤色斑和变色表明皮肤的血供应减少。

　　当然，杰伊在医院的这段时间里一直处于发热状态——这是个强有力的指标，表明药物治疗并未在潜在感染上取得进展。我不在杰伊床边，我很清楚，即使病情发生了重大变化，也可能是悄悄发生的。有时，情况只在回顾时才变得清晰。但即使有这些提醒，我也还是很吃惊医疗团队中似乎没有人对杰伊的持续衰退做出反应。

彼得森医生是胸腔科医师——胸腔科是危重症医学专家的发源地。胸腔科医师的研究员职位（在其住院医师实习期结束后进行）实际上被称作"胸腔／危重症监护"。因此，如果医院里有人应该知道何时需要重症监护室级别的护理的话，那就是胸腔科医师。

或许彼得森医生认为杰伊的病情并不严重。我意识到，在没有目睹他所看到的情况下就发表意见是很冒险的。也许，不久前注射的吗啡刚好让杰伊吃力的呼吸平定了下来，彼得森医生在他床边的那一刻，他看上去病得不那么厉害了。但杰伊显然病情严重（他在医生看诊的五个小时后就去世了）。

彼得森医生令我难忘的一点是，他似乎仅仅戴着他的"胸腔科"帽子；而"危重症监护"的帽子似乎落在了员工更衣室里。他对杰伊的评估看起来只关注肺部，在他确信这两个气囊不是杰伊病情恶化的主要原因时，他离开了病房。的确，在获得了胸腔／危重症监护方面的研究员职位后，一些医生将其职业生涯专注于胸腔，而另一些医生则专注于危重症监护（后者通常被称为"重症加护医师"，花时间管理重症监护室）。彼得森医生很有可能属于胸腔这一派，这没有问题，但你不能"抛掉"你在危重症监护方面的训练。我不明白彼得森医生怎么会过滤掉持续发热、腹痛、尿量减少、幻觉和四肢肿胀，把听诊器径直对准肺部。

这让我得出结论，看上去，没有人——彼得森医生、穆勒医生、护士都没有——真的在**看**病人。

有一句著名的临床箴言在医学生中代代相传。有人问："你怎么知道什么时候给病人插管？"医学生通常会抓取重要的数据点来寻找答案——氧饱和度、二氧化碳水平、肺泡-动脉梯度。明智的资深住院医师的回答是"以上皆非"。你**看着**病人做决定。当病人需要插管时，你从房间的另一头应该就能看出来。

或许这个答案过于简单，但它说明了医疗中的一个关键概念。我们很容易对从医疗器械中输出的大量数据应接不暇，甚至心烦意乱。每次轮班都会生成成百上千个数据点，通读这些数据可能会令人眼花缭乱。即使是经验丰富的临床医生，也会见树木而不见森林。更不必说，我们爱走捷径的大脑往往会筛选出那些我们更想相信的数据。

退后一步，从整体上好好看看病人的重要性怎么说都不为过，特别是在混乱的情况下。杰伊的病情确实很复杂：他患有一种亚型罕见且严重的急性髓细胞白血病，标准抗生素对他不起作用，他表现出的症状看起来不一定相关。来自不同领域、不同班次的医务人员参与了对他的护理治疗，但团队里的每个人似乎只关注杰伊病情的特定部分——呼吸、膝盖、皮肤颜色和焦躁不安。在他努力招架体内正发生着的势不可挡的新

209

陈代谢崩溃时，似乎，没有人看大局，或者，坦率地说，没有人看他。

的确，脓毒症的症状和后果是多种多样的、复杂的，往往很难厘清。病情可能是模糊的，特别是在初期，但对脓毒症来说，你没有时间等到局面变得明朗——你必须采取行动。机会窗口不仅渺茫，而且转瞬即逝。其他一些疾病可以等到你确切地知道发生了什么之后再行动，但脓毒症不同，它不等人。

杰伊的情况正是如此。没有人全面审视杰伊各个器官系统的症状和体征。护士们把他的症状归结为化疗的副作用。医生们似乎没有发现任何足以警醒的危险因素。整个临床评估平淡无奇，这令我感到奇怪，尤其是当你考虑到病人置身何处时。中性粒细胞减少症发热和脓毒症在矫形骨科病房可能很奇怪，但这是骨髓移植病房。骨髓移植病房，顾名思义，里面的每一个病人都存在免疫系统受损。此类受损要么是由疾病，要么是由治疗引起的，或者两者兼而有之。就像老年医学科病房会关注跌倒风险，或者精神科病房会关注自杀风险一样，人们会期望骨髓移植病房特别关注脓毒症风险。

因此，我对杰伊的临床评估的结论是，脓毒症的识别和诊断似乎本不应该这么慢。那对他脓毒症的治疗如何？

治疗脓毒症必须使用抗生素，但仅仅使用抗生素是不够的，因为人体的免疫反应脱离了引发脓毒症的潜在感染，如今已经失控。因此，脓毒症的主要"治疗方针"是让病人活下去（这被戏称为"支持性治疗"）。你试图利用计策对抗身体的自毁企图，只要撑住足够长的时间，好让抗生素发挥作用。然而，让病人活下来是一个艰苦的、困难重重的过程。

积极补液是为崩溃的循环系统提供支持的主要方式。就格伦这种烧伤患者来说，积极补液很容易适得其反，导致液体过载，因为脓毒症患者的血管同样过度扩张，无法将液体聚集到需要的地方。要在必要的、积极的补液与过度补液之间取得最佳平衡，这需要熟练的医疗管理。

如果仅靠输液无法维持足够的血压，就需要给患者使用升压药来人为收缩血压，迫使血液供应至关键器官。然而，这些药物会给心脏施压并导致心律失常。矛盾的是，这种过度收缩最终会切断肾脏和其他重要器官的血液供应。

脓毒症患者会不时出现呼吸窘迫，这种情况通常需要插管和机械通气。如果肾脏受到影响，有时需要紧急透析。这些支持措施有望让病人挨到抗生素起作用。但这些治疗方法非常复杂，带来的好处和坏处不相上下。因此，严重脓毒症患者最好受到重症监护，这就是为什么对脓毒症的最佳"治疗"是尽早识别并将其转到重症监护室。

如果杰伊在脓毒症早期就被转到重症监护室，他会活下来吗？这很难说。脓毒症的死亡率视有多少器官系统受到影响而定，在 15% 到 60% 之间不等。杰伊严重的中性粒细胞减少症与极其恶性的急性髓细胞白血病是严重不利条件。如果能早些发现脓毒症，并在重症监护室积极进行支持治疗，就能为杰伊提供最佳机会，但即使采用最缜密的治疗方案，杰伊也可能会死去。

不听取重要的其他人的声音

这个案例令人费解的一个方面是，工作人员如此不信任塔拉的观察。医生每天查房一到两次，每次给一个病人看诊的时间只有几分钟，所以他们要依靠护士，护士在床边的时间更多。护士还需要照顾其他病人，所以他们经常仰仗病人，或者病人的家属和密友，以便获悉是否有什么不对劲。

医务人员和家属之间的互动是全方位的。有时互动顺畅——沟通良好、相互尊重，还会递上一盘盘布朗尼蛋糕——工作人员和家属一起努力提高病人体验的质量。但实际情况往往不太理想。在通风不畅的狭小病房内，个性、优先事项和身体互相碰撞。怨恨和无礼可能会导致彻头彻尾的敌意。

不过，当家属是医疗专业人士时，这中间还有一个额外因素。一些工作人员欢迎有人提供相关的医疗信息，但另一些人则感到不舒服并感觉受到评判。学医的家属可能会是病人另外的有用的眼睛，但是他们有时也会给出不必要的——或不正确的——医疗建议。

据塔拉说，她在诱导化疗和一开始的门诊就诊期间与工作人员相处非常融洽："杰伊和我受到了尊重。我们之间的所有互动都非常积极。"但当然，从医学角度来说，那时事情进展

211

相对顺利，所以没有太多分歧。

可是，在因中性粒细胞减少症发热住院期间，他们之间的互动变得紧张起来。似乎每次塔拉试图指出一个令人担忧的迹象时，医务人员都会表示否认。他们认为她是在暗示他们的护理不合格？他们视她为竞争对手？他们只是不喜欢她这个人？

显然，如果没有亲历，是不可能知道这些遭遇的。但令人不安的是，他们似乎忽视甚至蔑视塔拉的一切担忧。她的许多观察都是客观的——呼吸频率、心律、排尿量。这些硬数据用的都是些通行的护理专业术语，但看起来很奇怪的是，不管医院护士对塔拉这个人有何看法，他们不理会这些数据。也许这是护士对护士的属地问题。也许这是权威的癌症中心对社区医院护士的等级性轻视。抑或是，他们在第一天就把她当成"难相处"的家属而忽略了她，对她说的任何话都不予理睬。

塔拉第一个站出来，承认她对白血病一无所知。"我完全不了解。"她说。她从医学图书馆借了一本教科书，希望能了解其概貌，但事实证明这本书是为血液学专家写的。（"这超出了我的能力范围，"她回忆说，"第一章我就败下阵来！"）话虽如此，她还是坚持读完了整本书，觉得这是她欠杰伊的。杰伊因中性粒细胞减少症发热入院后的那个周日早上，她第一次见穆勒医生时就在读这本教材。

"当她看到书名时，我发现她脸上出现了一抹假笑，"塔拉回忆道，"千真万确。这些年来，我逐渐明白，这一定是触犯到她了。穆勒医生本可以轻松对待，或者可以建议我读一本更容易的书。但她没有，她假笑。"塔拉很快用背包把书盖住，再也没拿出来过。但她后来注意到，护士们对她更不客气了，尽管她协助他们做很多繁重的工作。"我为杰伊接水，给他换床单，帮他清理大便。我帮他们记录他的水分摄入与排出量，但有些事情莫名其妙地起了变化。"

塔拉是否夸大了形势？是她多疑吗？也许吧。在她看来，他们把她看作"来自偏僻小医院的疯狂、专横、过度焦虑、爱发号施令的急诊室护士"。

再说一遍，由于我不在场，我不方便直接评价。但我确实知道，医生和护士应该——在我看来，正确的做法是——包容病人及其家属的一系列反应。疾病几乎可以说是一种独一无二的压力源。恐慌、无助、担忧、疼痛——都是医院里的日常问题，它们甚至会把那些老成持重的人变成语无伦次的疯子。当然，我们知道，或者说我们应该知道，事实上，我们看到的根本不是躁狂，而是恐惧和极度脆弱。在某些领域，你可以选择你的客户。在医学领域，你不会这么做。你会照顾你所有的病人及其家人，不论你喜不喜欢他们。这就是工作。

也许塔拉确实疯狂、专横、过分焦虑、爱发号施令。她可能是整个病房里最烦人、最不讨人喜欢的家属。就算如此，但她对杰伊发展为感染性休克的观察基本正确。他的心脏骤停并死于脓毒症这一事实不幸地证实了她的临床观察。不相信她的话，是医务人员的失误，也许是致命失误。

很难想象还有哪种证明自己正确的方式比这更具杀伤力。

对临床能力过度自信

塔拉向穆勒医生施压，要他把杰伊转到重症监护室时，这位血液科医生回答说："如果是小一点的医院，他可能会在重症监护室，但这里不行。"的确，大型癌症中心有许多社区医院不可企及的能力。但是，正如误诊研究者马克·格雷伯对我说的那样，"无论是对个人还是组织来说，过度自信都是个巨大的问题"。

一项关于过度自信和医疗过失的有趣研究表明，过度自信在简单病例中比在复杂病例中更成问题。[1]在疑难或罕见病例中，医生和护士会对其局限性感到恼火，因此往往会找人咨询，寻求额外的知识。而在那些看似常规的病例中，过度自信往往会导致失误。在这种情况下，不存在复杂病情引起的"元认知焦虑"，因此工作人员停止思考，而只是生搬硬套。我在想，杰伊的情况是不是也是这样。穆勒医生和骨髓移植病房的护士一直把杰伊的症状看作化疗后的典型反应，于是他们可能不再积极地思考还会出现什么情况。

不过，我必须承认，当穆勒医生对塔拉说"我们这家医院不做选择性插管"时，我惊呆了。医院没有这样的设备时，说"我们医院不做心脏移植"是一回事，但当 X 在合理范围内是一种可行的治疗方法时，说"我们不做 X"就完全是另一回事了。

当医疗出错时：一位医生的痛与思

如果穆勒医生说"我们医院尽量避免选择性插管"，我可以理解，因为选择性插管肯定有危害。但在这一声明之后，应当紧接着说"当病人呼吸困难时，我们会这样做"，之后详细阐述诸如 BiPAP 等非侵入性呼吸措施，或简要说明呼吸治疗师的工作。

当医生说"我们这家医院不做选择性插管"时，我能想象的唯一一种情况是，此时医院没有呼吸机。发展中国家的农村医院可能会出现这种情况，但在一家开展骨髓移植等高风险手术的大型医院，显然不可能出现这种情况。无论如何，选择性插管不是一项政策（比如"我们医院不允许吸烟"），也不是一项曾被接受但现在被推翻的医疗实践（比如"我们医院不允许放血"）。

说"我们医院不做选择性插管"就像说"我们医院不做紧急剖腹产"。没有人**想**在仓促的情况下分娩，但如果临床情况必须如此，你就得做。

我至少得考虑一下穆勒医生对脓毒症一无所知的可能性。我觉得这有点牵强，因为任何血液科的主治医生，即使是初级医生，都经历过住院医师级别的临床灾难和研究医师级别的癌症灾难。你无须负责那么多次——选择性的或紧急的——插管就知道你何时必须这样做。

我不能断言，是对骨髓移植病房的过度自信导致了穆勒医生的这种声明，但生硬的命令是一种非常局限的行医方式。或许是自负。也许她的治疗方案被一名护士（或者更糟的是，被一名家属！）质疑——还有隐隐怀疑——令她愤怒，她因而变得抵触。我们永远无法确切知道，是什么促使穆勒医生取消选择性插管。但我们从骨髓移植病房**可以**看到，没有人站出来负责全局，在我看来，这是杰伊案例的决定性错误。

对临床病情缺乏"主人翁意识"

照护重症患者从来不是件容易的事。当临床情况恶化且原因不明时，医生和护士会感到恐惧，程度几乎与病人和家属感觉到的相当。当你感觉到患者病情出现变化，而你又不知道原因时，一种原始、不祥的忧虑就会涌上你的心头。病理组合似乎没完没了——传染性、炎症性、代谢性、自身免疫性、血管性、创伤性、毒性、肿瘤性、先天性、医源性、特发性——而临床进展可能会很快令你感到失控。

在混乱和衰退之后，人们很容易补上小漏洞，过分注重细节，拖延时间，直到别人开始轮班。理论上，这可能会带来一些好处——服用补剂后，钾水平恢复正常；服用对乙酰氨基酚后，发热减轻，但潜在的疾病进程还没有被发现或控制。要做到这一点，除非有人能为这种情况和患者负责。

在杰伊住院期间，似乎没有人说过："这是我的病人。在我搞清楚他是怎么回事之前，我哪儿也不去。"这并不是说，理解并解决每个临床问题是任何人的唯一责任——这不现实，更不可行。但是，主治医生的职责**是**接管这个病例，为其担责，特别是在事情进展不顺时。这种接管有多种形式。首先，你要花时间让你的大脑（如有必要还得加上你的日程表）准备妥当，以便在病人床边进行从头到脚的评估。接下来，应该花等量时间坐在护士站里思考，从头到尾分析案例。你需要从零开始，有条不紊地浏览数据和临床程序，以确保你没有错过任何东西。（麦考利夫医生是这方面的大师级榜样。）

主人翁意识可能会搅动系统，使事情进展更快——致电询问 CT 结果，坚持立刻进行腹部扫描。这可能包括寻求帮助，例如，设法进行传染病咨询，甚至是在半夜，因为这个病人尽管使用了恰当的抗生素，但还在发热。这可能包括打电话给同事，寻求第二意见，在这种情况下，可能需要打电话给埃弗里特医生，他是门诊的血液科医生，负责化疗，熟悉杰伊错综复杂的医疗病情。主人翁意识可能包括承认工作超出了你的能力范围，并将病人转移至更合适的环境中。

有时，主人翁意识是指这样一种实际行动：坐在床边，直到你了解你的病人情况如何，或者你的病人已经稳定下来，抑或你的病人已被转移到合适的临床环境中去，你才离开。但无论你怎么看，主人翁意识是对病人的护理全权负责，而不是推卸责任。这并不意味着你必须受到每晚待到凌晨 2 点的折磨，也不意味着你必须独自行动。但你必须承担起领导的角色，确保完成必要的事情。

谁负责领导杰伊这个病例？二十年前，只有一名主治医生负责住院和门诊护理。在这种模式下，无论是在诊所就诊、门诊化疗还是住院治疗期间，埃弗雷特医生——治疗杰伊急性髓细胞白血病的主要血液专家——将承担杰伊治疗的主要责任。随着医疗护理的复杂性（和速度）不断增加，由一名医生承担所有门诊和住院护理已经变得不可持续，因此许多医疗中心使用住院医师模式，在这种模式下，全职住院医师（"住院医师"）承担患者住院时的护理责任。

但即便如此，这也过于简单化了。患者通常由多个咨询服务机构护理，这些机构会将患者送入医院各处，而且通常是在几家不同医院。这些咨询服务中的每一项都可能涉及几个层级——住院医师、研究医师、主治医师。光是后勤工作就让护理协调成为一场噩梦，但真正的风险是责任感的分散。每项临床服务"服从"于另一项服务是非常常见的，尤其是在复杂的情况下，这会导致一环又一环的责任推卸。没人负责。

在杰伊这个病例中，穆勒医生——骨髓移植病房住院患者的血液科主治医生——在这种情况下应当是负责人。作为杰伊住院病房的资深医生，她对杰伊的治疗负有主要责任。这并不是说她需要为杰伊的每一步治疗负责，也不是说病情中的所有错误都扣在她头上，而是说指导治疗、协调会诊医师并做最终决定是她的工作。最重要的是，当形势恶化时，她的工作就是担负责任。不过，奇怪的是，她似乎退缩了。这是最让我疑窦丛生，需要仔细考虑的部分。

平心而论，我没有机会和穆勒医生交谈，因此无法了解她的观点。无论是在医学领域，还是在生活中，总有一些细微差别在乍看之下是无法得见的。中性粒细胞减少症发热当然是血液学专家有待处理的问题，但或许有一些我不知道的临床因素驱使她得出了不同结论。也许是私底下对塔拉的反感造成了阻碍。（我们都希望认为医务人员是完全客观的，但他们当然不是这样。）不管是出于什么原因，穆勒医生既没有主动评估杰伊的病情，也没有为他安排所需的检查和治疗。

彼得森医生是会诊医生，所以他对杰伊的治疗不负有主要责任。但即使是会诊医生，也必须为其提供的那部分医疗服务负责。同样，我没有亲自采访彼得森医生，所以我不知道他的想法，但在我看来，在这个病例中，彼得森医生将会诊局限在肺部，而没有用上他全部的危重病知识，他似乎是在逃避责任。

病房的护士长可能不负有与主治医生相同的法律责任，但此人也应承担责任。如果病人没有得到适当的医疗护理，无论出于什么原因，护士长都有责任站出来，坚持促成此种情况发生。如果形势使然，适当的医疗护理难以获得或者不堪一击，该有一个强有力的护理领导链可以求助。和她的医学同事一样，康斯坦斯似乎也退缩了。我不知道她当时是如何看待这件事的，但从局外人的角度来看，她似乎并没有掌控局面或者病人。不过，值得称赞的是，她出席了塔拉的会议，并表达了真正的懊悔。她是团队中唯一一个这么做的人。

杰伊死后，进行了尸检，病理学家发现他全身遍布 MRSA，同时还发现脓毒症引起的血块和出血的证据，这种血块和出血被称为弥散性血管内凝血。死亡证明上列出的死因是脓毒症引发的心脏骤停。

虽然脓毒症很难识别和治疗，但这个问题是可以量化的，非常便于传授。更难教授的是责任感和主人翁意识。这些概念——"责任"和"主人翁意识"——可能会贴在使命宣言或者医院的宣传册上，但除了通过实例示范，它们无法以任何便于理解的方式教授。当有足够多的榜样走进一家医疗机构的大厅时，这些价值观就会注入文化中，并被新来者吸收，而无须在墙上张贴任何用以鼓舞人心的海报。在医学上，我们很少会为事物具有传染性而交口称赞，但榜样是一个反例。遗憾的是，正如杰伊的经历所证明的一样，责任感和主人翁意识的缺乏也是会传染的。

在塔拉体验到的所有情绪中，除了悲恸，还有一种明显的情绪挥之不去，那就是失望。她对她的医务工作者同行极度失望。对一个以自己的工作为傲的人而言，这种失望当下是深刻的，现在依然如此。

"怎么会没有人帮助杰伊呢？"她一再感到疑惑，"难道没有一个护士会说：'嘿，这家伙快不行了？'竟没有一个认证护士助理去数杰伊一分钟的呼吸次数，而不是机械地写下 20 这个数字？对于肺科医生建议使用吗啡而不是转到重症监护室来解决杰伊的呼吸困难问题，竟没有一个肿瘤科医生表示反对？如果我把那天可以干预的所有人加起来，我将会算上两名内科

　　　　　　　　　　当医疗出错时：一位医生的痛与思

医生、两名血液科研究医师、一名护士长、一名病例管理人员、两名认证护士助理和四名护士。想想就心痛。"

但塔拉也想知道，一个直言不讳的护士是否真的能改变现状。医学界根深蒂固的权力结构很可能不会理会这仅有的嘹亮的声音。一个卑微的护士会觉得自己有权对主治医师的建议做出"快速反应"吗？如果有个团队赶到杰伊身边，他们会不会被已在床边的肺部专家打发走？

杰伊的故事引起了我的注意，因为他的妻子是护士。医疗过失会让任何背景的病人和家庭遭受毁灭性的打击，但我很想和站在病人那边的医疗从业者谈一谈。一个原因是，我希望达到知识上的均衡。对很多面临医疗过失的病人和家庭来说，知识失衡可能是一个无法逾越的障碍。有一个熟知中性粒细胞减少症、高钾血症、骨髓移植病房、三体性和 MRSA 的家属将会消除这个干扰因子。

而第二个可能也是更重要的原因是，我想和一个了解现代医学疗的现状就是 20 个项目同时进行的人一起探索医疗过失的经历。非医务人员通常会有这样的印象：在医院登记入住就像登上一架波音 747 飞机。我们一瞥驾驶舱，看到的按钮和操作杆多得令人眼花缭乱，但我们认为每个飞行员都知道每一个按钮和操作杆，因而可以不那么焦虑。所有这些按钮和操作杆都可以在清单上加以说明。驾驶舱里的按钮和操作杆的数量可能看起来多得惊人，但实际上是有限的。

非医学人士认为，医院是一个同样受限的、平稳运行的机器。然而，医疗内部人士知道事情并非如此。变量（尤其是危重患者）数目巨大，而每个变量的排列和相互作用都是惊人的。变量不仅包括每个可能的器官可能出问题的每一件事，还包括众多护理人员——护士、医生、治疗师、研究医师、主治医师、认证护士助理、主任、技术人员、医学生，另外各个职位的各个人还要轮岗，因为每个职位都必须排满每天 24 小时，每周 7 天。

对我们这些医学界的内部人士来说，在医院工作确实更像马戏团杂耍。出现重大过失的可能性总是存在的。更多项目**没有**一败涂地，令我们大为惊奇。所以我很想和理解这种动态的人谈谈。

218　　塔拉符合这两个标准。她是一个有洞察力的现实主义者，深知医学的局限性，从不怀有任何不切实际的期望。她才思敏捷，能轻易在大量临床细节中挖掘出信息。

但还有第三个方面我没有真正考虑到：过失对如何看待自己的职业以及身为该行业的一员的影响。我认为会有一些沮丧，甚至愤怒，但我没有考虑过这些情绪的强烈程度，也没完整地检视过这些情绪。回想起来，我应该这么做，因为我知道这种身份认同有多根本。对许多医生和护士来说，医学不仅仅是一门职业；它定义了"何为自我"。在其他一些行业，你可能会听到，"我以前在银行工作，但我如今在零售业"。但你永远不会听到有人说，"我曾是医生"或"我曾是护士"。这些职业定义的不是你**做**了什么，而是你是**谁**。无论是在自己还是社区眼里，退休护士永远不会不再是护士。退休医生可能会说她不再行医了，但绝对不会说她不再是医生了。所以我不该对塔拉强烈的、全然发自肺腑的反应感到惊讶。

"背叛"是她找到的唯一能形容其感受的词。"这种背叛，"她在给我的信中写道，"我想，与那些被牧师性骚扰的人所感受到的一样深。就像任何虔诚的天主教徒信任天主教会一样，我信任医疗保健系统。我相信，为杰伊制订治疗方案的医生是无私的，并坚守'首要原则是不伤害'这一誓言，就像牧师发誓要虔诚、贞洁和服从一样。对我来说，从事医疗行业是令我感觉最接近上帝的方式。我对我当时做的工作和那些在我身边工作的人充满信心。"

"尤其是护士，"塔拉继续说，"这些同行应该是我的兄弟姐妹。我想，在病人生命中最脆弱的时候，我们对人性的战壕有着共同的理解。我们都坚信要提供熟练的护理，并伴以同情，**不是吗**？我们为自己错过午休，争分夺秒甚至容易得上泌尿道感染、来不及上厕所、十二小时轮班而感到自豪，所有这些都是为了护理病人的缘故。还有比这更光荣的事情吗？

"我的医疗从业者同行们无疑在精神上背叛了我，给我留下了很深的创伤。我花了好几年时间才下定决心消除这种伤害。在此后将近十年时间里，我对着镜子看到的都是一个怒气冲冲的陌生人。"

第十六章 那么，患者该怎么做？

遗憾的是，对经历过医疗过失的人来说，塔拉、梅丽莎和南希所遭受的愤怒与背叛是一种常见经历。这并不奇怪，因为医疗系统理应是一个你在那里可以受到照护的避难所。大多数人都有一种合理的信念，认为事情会进展顺利。（护士通常是最受信任的职业，其次是医生和药剂师。）所以，当情况变糟时，这是一道巨大而痛苦的裂痕。

尽管很多人都在努力改善现状，令人钦佩，现实却是，医疗保健体系是且将永远是一个不完美的体系。不幸的是，病人必须保持警惕，自行开出一张健康剂量的怀疑处方。大众媒体已经灵活地采取行动来满足这一需求。关于如何在医院保持安全的检查清单和建议文章如雨后春笋般出现在世界各地。作为病人，你很容易被这些检查清单和建议文章敦促你去做的所有任务压垮——制作列表，检查凭证，获取第二意见，获得你的X光片的副本，研究药物的相互作用，弄清楚你的医生是否收到行业支付，查看之前的医疗事故索赔情况，随时准备好你的全部病历，并对任何敢靠近你表皮三英尺之内的穿着手术服的人进行全面审问。在你的最佳状态下，这都是一项艰巨的任务，而在你全部身心都被疾病占据时，这简直是种惩罚。

我对"如何自我保护"的看法不是以检查清单为导向，而是以观点为导向的。如果我必须选择一件事来关注，那就是认识到医疗保健（这里说的医疗保健包括医院、医生办公室、诊所和急诊室在内）是人类的事业。它由人类建造，由人类研究，由人类管理。人们常常认为，医学领域的特点是细致严谨的尽善尽美。这并非低估真正的奇迹般的科学进步，例如，科学进步使艾滋病在短短几年内从万能的残忍杀手变成了一种可控的慢性病。

可是，在医学整体上取得进步的科学确定性（对于全部人口）与任何特定个体的医疗经历的巨大**不确定性**之间，存在鸿沟。在投入数百万美元的临床试验所获得的惊人结果和无法保证任何特定病人能享受到这些令人瞠目结舌的结果之间，我们体验到了同样令人沮丧的鸿沟。

显然，我们都希望零医疗过失。但这种"要么全有，要么全无"的极端思维，既会危及形势的复杂性，也会危及现实。我们采取的每个行动都有风险／收益比。穿过第三大街涉及风险／收益比：我们想要得到去对面的面包圈店的好处，但要冒着司机可能缺乏经验、宿醉或者查看手机的风险。买夹有熏鲑鱼和刺山柑花蕾的全麦百吉饼的好处，必须与我们可能会被两吨斜切钢制品撞飞的风险相平衡。被撞飞的概率很低，但只要发生一次，结果就是毁灭性的。因此，每次走出马路牙子，我们都必须考虑可能发生不良后果的频率、这些后果的糟糕程度、穿过街道的必要性，以及早饭必须吃不新鲜的医院玉米松饼的影响。而这只不过是一个决定。

整个人体的错综复杂程度令人目眩，故而附着其上的医疗实践关乎几十个决定，有时是数百数千个决定。航空业的清单模型并不完全适用。飞机型号是有限的，而且令人宽慰的是，每个型号的飞机都完全相同。但人类并非如此，影响疾病进程的各种社会因素更加多样，故而人类疾病的生物多样性更为复杂。

应对医疗实践的一种更现实的方式是"减少伤害"的概念。我们能否调整一下，比方说，让患者在住院期间遭受的医疗过失减少五次？我们能把药物混淆的情况降低 20% 吗？我们能制定预防措施，使疗养院的跌倒率减半吗？这些目标听起来不太大，不是医院想要贴在附近的高速公路和机场广告牌上的东西。（医院只会想贴上前沿的、世界一流的、创新的、最先进的这些广告词……当然，前提是位于卓越中心[1]。）

同样，减少伤害的适度目标也无法与那些希望医疗服务零差错的患者产生共鸣。谁会愿意去一家力争实现 248 例而非 320 例不良事件的医院呢？谁会愿意把自己的治疗托付给一个

---

[1] 卓越中心（Center of Excellence，简称 COE），医疗机构中的一种专门项目，为特定医疗领域提供高度集中的专业知识和相关资源，并以综合、跨学科的方式提供服务。

其宏伟目标是将院内感染减少 22% 的地方呢？

但是，当我们试图转变一艘像医疗保健系统这样的巨型战舰时，这些听起来蹩脚的渐进目标，确实是唯一与现实——也就是我们可以实现的程度——相符的。如果你要求零医疗过失，你不过是在玩弄系统，以及过度依赖无意义的时髦词，可以说，这种局面对患者来说更不安全。

随着艾滋病和丙型肝炎的流行（以及后来阿片类药物的流行），减少伤害的策略获得了巨大关注。由于这些医疗危机所涉人群、行为和境况——同性恋、吸毒者、妓女、同性性行为、多重性伴侣、共用针头、贫困——很容易成为道德说教的素材，减少伤害的策略在媒体上引发了巨大争议。人们通常认为，如果每个人都循规蹈矩，这些问题就不成其为问题了。然而，对身处第一线的人（无论是病人还是医务人员）而言，很明显，这种崇高的告诫并没有产生多大影响。病人成群地死去，我们迫切需要采取一切有效措施减少死亡人数。分发免费避孕套、为静脉注射毒品者提供干净的针头是短期内降低死亡率的切实可行的方法，能为医学研究争取时间，专注开发更好的治疗方法。

这些减少伤害的策略激怒了许多决策者，因为这些策略似乎接受甚至"鼓励"不可接受的行为。但它们确实拯救了生命。当然，不是所有生命，但感染艾滋病毒和丙型肝炎的患者减少了，死亡患者也减少了。减少伤害的策略不能解决所有问题，但它们确实减轻了患者经历的痛苦。这同样适用于分发纳洛酮药盒来改变阿片类药物使用过量，以及为阿片类药物成瘾患者提供美沙酮和丁丙诺啡的情况。这些策略拯救生命，赢得时间。

这些策略并没有粉饰吸毒和无保护性行为的真实危险。相反，它们表明了一种务实的认识，即这些危险情况确实存在，但我们仍然可以努力将其危害降至最低。

同样，医疗过失是医疗保健中的真实情况，不会被轻易或迅速，甚或永远完全根除。只不过，可以通过减少伤害的手段把过失的普遍性和严重性降到最低（与此同时，医学研究致力于开发系统的解决方案）。

那么，作为病人，你能做些什么来减少伤害呢？首先，重要的是要了解自己的病史。这一点似乎是显而易见的，但有如此多病人在这方面存在困难，我总是很惊讶。做一个一页纸的清单是个好主意，上面列出你的基本诊断、你目前使用的药物和剂量、你做过什么手术、你对什么过敏。

别急着写一篇 40 页、单倍行距、交叉引用的论文，一项项列出你得过的每一次感冒、你十几岁时长的痤疮、脚趾被踢伤的情况以及大蒜粉让你打嗝的事实。列表要简单、清晰和相关。（如果你接受过化疗或心脏移植等复杂的治疗，可视为例外情况。为此，你可以另附一页纸来记录重要细节。）

手头上有一张关于任何医疗经历的基本信息表，可以帮助你避免基本错误——比如开一些你过敏或根据你的某种病情禁用的药物。

药物经常更换，所以每次就诊时，把你的药物清单和医生开的清单进行比较是明智的。最实用的方法是把药品一股脑扫进袋子里随身携带。我发现这是最有帮助的方法，因为有时会有一些其他医生开的、我本来不知道的药。或者，在急诊时药物剂量发生了变化。如果你服用补剂、草药或非处方药，把它们也放进包里，随身携带。

当说到把误诊降至最低时，重点应该放在对话上。患者与医疗团队之间的对话是最关键的诊断工具，所以你要确保不要草率对待。如果你的医生在整个就诊过程中都没有把眼睛从电脑屏幕上移开，只是机械地填写复选框，你完全可以彬彬有礼地指出这一点，这是宪法赋予你的权利。你可以这样说："我知道你必须把这些都写进电脑里，但如果你能给我一分钟时间，我会把重要的事情尽可能简要地告诉你。"你要确保与你的医生进行一场彻底、深入的对话，这样医生才能充分探查你的症状。

当你的医生说"我认为你得了 X"时，你应该问："你为什么这么认为？"这有助于你了解你的医生对这些数据有多确信（或不确信）。然后问："还有其他可能吗？"这将深入了解医生的鉴别诊断和临床推理。如果你希望更进一步追问，你可以问："有没有哪种疾病，一旦漏诊，将造成我们无法承受的后果？"如果你的医生是那种迅速做出诊断的人，这些简单的问题将迫使她进入她应该一直做的推理过程中。

感染是一个有切实可行的预防战略的领域。确保你亲眼看

223

到每个医务人员在接触你之前都洗手。若有必要，开个玩笑，自嘲一下，神经质一点，或者在需要时表现得强势一点。如果可以的话，引出你内心的伊格纳兹·塞麦尔维斯，但要尽一切努力让充满细菌的手远离你，直到它们用肥皂清洗过或用无水杀菌剂彻底擦过。（如果你的医生或护士受到冒犯，你可以试着问问他们，**他们**希望在塞麦尔维斯的两个产科中的哪一个获得医疗服务？）

对住院患者（以及任何正在接受化疗等强化门诊治疗的人）来说，最关键的安全要素可能是另一个人在场。让身患重病或正在接受推土机级别的医学治疗的人去追踪正在发生的错综复杂的事情，实在是太过分了。如果你因为104华氏度的高烧而呕吐不止，或者骨头嘎嘎作响，那你要面对的问题就已经够多了。你已获得了豁免，可以专注于应付生病之紧迫与可怕。

第二个人必须是你的耳目。那个人应该在床边放一个笔记本，记下并询问发生的每一件事。诊断结果是什么？这些药是干什么用的（以及怎么拼写）？你应该注意哪些副作用？今天的验血结果是什么？这第37个穿白大褂的人是谁？为什么病人要做CT扫描？（CT扫描对这个问题有多大帮助？）治疗到什么阶段会有反应？

说出来可能很难。即使你这样做了，正如塔拉经历的那样，更难的是改变。尽管如此，家属和朋友的密切监督是必不可少的。让医疗团队澄清每一步的行为——关键是，每一步背后的思维过程——是对常见医疗过失的很好的检查。工作人员可能会因为你是病房里最烦人的家属而给你颁发托尼奖[2]，但没关系。（你可以随时干掉一盒饼干来安抚恼火的自己。）在一段令人困惑的旅途中，提问并写下细节可以留下书面记录。万一出了什么问题，它将是重建时间表的无价工具。

224

这本书写到一半时，一个周五晚上，我十几岁的女儿胃痛，我们住进了急诊室。一般来说，我不会对日常生活中的疼痛反应过度。发热、感冒、咳嗽和扭伤脚踝都不会使我的脉搏加快。我的孩子们知道，"如果你没有出血或心脏骤停"，你的母亲不会放下《纽约时报》，偶有例外情况，也许是讲述她那些**真的**生病的病人的故事，偶尔还附带一些不请自来的，诸如肝脏为何有两种不同的血液供应的教学要点——**这不是很酷吗**？如果他们希望获得医疗支持，他们知道需要去找他们的计算机程序员父亲。

但这一次，当她怎么调整身体姿势都不舒服时，我心生疑虑，所以我拿出了听诊器。当我听到的不是汩汩的肠鸣声，而是完全听不到声音时，我抓起外套，直接把我们一行人带往急诊室。我对阑尾炎的正确诊断显然挽回了我在女儿眼里作为医

---

[2] 托尼奖（Tony Award），全称安朵涅特·佩里奖（Antoinette Perry Award），1947年由美国戏剧协会为纪念该协会创始人之一的安朵涅特·佩里女士而设立。托尼奖一直以来被视为美国话剧和音乐剧的最高奖项，它与电影的奥斯卡金像奖、电视的艾美奖、音乐的格莱美奖并称美国艺术四大奖。

生的形象，尽管她因为我一路上都在和遇到的同事们聊这件事而羞恼不已。（咳咳，阑尾炎并**不妨碍**基本的文明礼仪。）

手术被安排在次日早上，她在医院病房里睡了一晚，接受了静脉输液和止痛药。我发现我虽然很疲劳，但还是睡不着。在我女儿断断续续的睡眠期间，我正在为这本书审阅有关医疗过失的期刊文章，这对此当然没什么帮助。每当有人进入房间，我就跳起来仔细观察他们是谁，为什么会在那里。

当儿科住院医师凌晨 3 点来询问我女儿的病史时，她已经向分诊护士、急诊室住院医师、急诊室主治医师、外科住院医师、外科主任，而后是外科主治医师讲述过病史了（并接受了检查）——我不为所动。我禁止住院医师第十七次叫醒她。

"但我们必须这么做。"住院医师说。

作为医生，我知道这是标准治疗方案。但作为家长，我被激怒了，尽管我知道愤怒不是做成任何事情的实用策略。最好把这当成教学时刻。"你认为你会发现什么，"在当晚的那一刻，我竭力像苏格拉底一样问道，"这会**改变**你的诊断结果或管理方式吗？"住院医师踌躇了。我抓住机会，执意讲了一节临床推理课。毕竟，我是她所在机构的教职工。"她现在在吃止痛药，所以你在体格检查时不会发现任何压痛。超声检查显示阑尾发炎，白细胞计数升高。如果病史或体格检查表明**没有**手术指征，请务必继续。"

住院医师提防地看着我，用手指拨弄着听诊器，我感觉自己从爱说教的医生变成了愤怒的家长。"但如果你想叫醒她，戳她肚子，然后得出这个牛气的结论说，她得了阑尾炎，需要手术，那就别想了，"我不耐烦地说，"让可怜的孩子睡吧。"

又是一段长久的沉默。我能感觉到，这位住院医师正在计算向一名脾气暴躁、睡眠不足的家长施加压力的风险／收益比。"你可以在病历里写'父母拒绝 H&P（病史与体格检查）。"我主动帮忙说。住院医师最终放弃了，我倒回椅子上，兴高采烈地读起另一篇关于医疗灾难的文章。

手术团队一度提供了只通过静脉输送抗生素，不做手术的选择。他们的想法是，有些病人可以不做手术。他们说，单单用抗生素治疗的话，日后阑尾炎复发的概率为 50%。这意味着一半病人可以完全避免手术。这听起来大有希望，如果可能，谁不想避免手术呢？但手术团队说，我们必须现在就做出决定，这样他们才能知道是否需要预约上午的手术室。

我既不是外科医生，也不是儿科医生，所以这不是我的专业领域。我问外科住院医师，这个建议是基于对 15 名患者的初步研究，还是对数百名患者长达 10 年的可靠试验？住院医师叹了口气，我看得出他对半夜与一个烦人的家长／主治医生一起分析数据的想法不感兴趣，因为他肯定有一份一英里长的琐碎的清单要处理。

但我们不仅需要知道有两种选择，也需要知道这两种选择之间的对比情况。我不会因为手术团队有安排手术室的时间压力，在考虑不周的情况下做决定。

我连哄带骗，再加上一些策略性的互联网搜索，我们调出了一些研究。关于抗生素的数据有些初步，但令人鼓舞，特别是对那些可能害怕手术的人。现在我应该告诉你，我女儿不喜欢打针，任何类型的都不喜欢。打流感疫苗时，毫不夸张地说，她哭得一塌糊涂，不得不蜷缩在我腿上，尽管她比我高出一个头，还比我重一英石[3]。我确信她会抓住机会避免手术，及其附带的手术刀和其他锋利的设备。

事实证明，她对此有完全不同的看法。在急诊室接受静脉注射的经历是如此痛苦，她**再也**不想重蹈覆辙。对她来说，手术的确定性比在未来某个时候再次经历这一切的可能性更有吸引力——尽管可能性很小。此外，她已经在急诊室经历了第一次静脉注射的痛苦，她估算出静脉注射可以一直持续到第二天。在她看来，接受全身麻醉和手术是避免未来某一天静脉注射的一种非常合理的方式！

总而言之，选择标准手术治疗的决定花了几个小时，而不是几分钟。我们不是最容易应付的患者，没有获得相关好评，但我觉得，我们迫使医疗团队阐明治疗方案的相对优势，并考虑患者的价值观和偏好——即使这些价值观和偏好带有几分青少年的短视，但这种做法是对的。

住院治疗进行得十分顺利，尽管第二天早上，在手术室里，当我女儿躺在手术台上时，有那么片刻令人难以忍受。她没料到会有这么多戴着面罩、穿着罩衣的人在她面前若隐若

---

[3] 英石（Stone），英制质量单位，1英石相当于 6.35 千克。——编注

现，从上面落向她的氧气面罩可能令她感到窒息。她突然慌了，开始竭力摆脱医疗团队，她高声喊我名字，求我帮助她。我已被带离房间，但我作为父母的本能是冲过去救她。事与愿违，我不得不允许——随后目睹——工作人员把我的吓坏了的孩子搬到手术台上，强行把面罩套在她脸上。我知道麻醉剂几秒钟内就会生效，她可能不太会记得这件事，对她来说，继续做手术是对的。但是，这还是会让父母苦恼。

而后是术后她从麻醉中醒来时的轻松时刻。我问她要不要来点托拉多（Toradol），那是护士给她开的止痛药。我女儿的口齿还是含糊不清的，但我的话显然已经进入了她的意识。"意大利饺子（Tortellini）？"她喃喃地说，声音很小但明显愉快，"我们要吃意大利饺子吗？"

手术最终取得了成功。残留结肠悬摆着的尾巴被成功剪除，那天晚上没到就寝时间我们就回到了家。现代医学的奇迹再次打动了我，我非常清楚，如果这件事发生在一个世纪前，那天晚上我可能是在为我的孩子挖坟墓，而不是在冰箱里翻来翻去，看看我们有没有意大利饺子。

我再一次惊叹于医院里竟然有这么多活动部件。作为这家医院的医生，我为我们医院能够提供的广泛的医疗服务——处理包括胆结石、早产到肢体移植和急性精神病在内的包罗万象的疾病——感到无比自豪。但在我们作为病人住院期间，在我看来，这些奇妙的活动部件每一个都像是即将发生的医疗过失。在我女儿房间里进进出出的人实在太多了，我满脑子想的都是他们把多少不同的微生物菌落搅在一起，每个菌落都有导致不祥的感染的可能性。

外行几乎不可能分辨出谁是谁；从勤杂工到外科医生，每个人都穿着不同样式的手术服。即使对内行来说，这也颇具挑战性。身份证件在钥匙和笔中间晃来晃去，即使不是半夜在漆黑的房间里，你的眼镜没有消失在凌乱的床头纸巾、冰块和姜汁汽水里，你也看不清上面写了什么。而这只是一个简单的阑尾炎病例。当你**真的**生病时，你会觉得整个中等城市里的人都跋涉到了你床边，通常是在最不合适的时候。

当然，我并不是每个人眼中的完完全全的食人魔。（好吧，也许有一点。）我只是希望每项手术都有明确的根据。它必须比"这就是我们的工作"更有分量。我确信我拖慢了工作流程，惹了不少麻烦。但是，处理家属对医疗过失的忧虑是工作的一部分——即使家属不是医生，也不在机构的教职工之列，也不会坐在床边碰巧写一本关于医疗过失的书。这是——或者应该是——每位患者的标准护理。

当然，确保良好和安全的医疗护理的责任不该落在患者或家属身上。这是医疗保健系统的工作。但正如我们都知道的，这个系统还没有达到十全十美，因此患者和家属有必要尽可能地关注细节。你不需要像我一样全然开启秃鹫模式，但你需要持之以恒，不论工作人员是否认为你很烦人。

没人喜欢当爱哭的孩子，尤其是在传达出一则不那么微妙的信息的系统中：只要患者听话、顺从，一切都会变得更加顺利。我能理解为何塔拉感到受挫，有时选择把想法藏在心里。做牛虻并不容易，即使有人依赖其生存。我的建议是，礼貌但要坚持。承认每个人都在努力工作，努力做对的事——也就是对进展顺利的事情表示赞赏——这会有所帮助，但还是要带着你的问题和担忧披荆斩棘，继续前行。

对于**没有**家属或信任的朋友愿意或能够坐在床边的患者来说，这是个可怕的难题。如果你只身一人，你怎么办？这种情况非常真实，非常艰难。我的建议是，尽你所能保管好笔记本。记录下尽可能多的事项。至少要问清楚每种药物是什么，以及服用这种药物的原因。护士可以给你写下来，也可以打印出一份清单。如果你感觉很想吐、太困或者发热得太厉害而无法参与讨论，不要因为你没有向每一位工作人员问清楚情况而自责不已。好好休息。不过，在打盹之前，用一些剩余的手术胶带在你胸前贴一个牌子，牌子上面写上"洗手！"。

但是，如果真的出了问题，会发生什么呢？如果你认为出现了过失或不良事件，你该怎么办？就我个人而言，我相信直接沟通。我会请你的医生或护士解释发生了什么。然而，当事情出错时，人会本能地变得防御，所以如果你按捺住起诉的冲动，可能会得到最佳结果。低调点，有建设性一点。向对方传达，你的目标仅仅是理解所发生的事实。

如果你没有得到满意的回答，那就去找主任谈谈。总有一个指挥链可以让你顺着往上走。（在笔记本上记下你和谁说过话，什么时候联系的，以及是否得到了回复。）大多数医疗保健机构都设有患者权益代表。在你搜索信息的任何时候，或者在你医疗护理的任何阶段，你都可以联系这个人。患者权益代表会支持你，所以你应该可以完全放心地去找他们。你的健康保险公司也会设有员工代表，你的雇主或工会可能也有。充分利用这些有利因素。

另一个需要注意的实体是风险管理办公室。这个团队对医院里发生的任何问题负有最终责任。在理想的世界里，风险管理人员会全心全意维护患者，然而，他们的工作是为医院的最大利益着想。通常这些利益是一致的，但你也可以想象它们不一致的情况，所以请记住这一点。

随时索要你的医疗记录的复印件。根据法律，你是病历中信息的所有者，因为它们都是关于你的。获取病历需要填写表格，支付复印费用，有时会很费力，但不要允许任何人告诉你，你不能获取这些信息。它是你的。

除了医疗系统本身，还有其他资源。如果你的问题主要关乎机构，而非单个医生，你可以向美国主要的认证机构联合委员会投诉。联合委员会读作"Jay-Co"，改编自其前身 JCAHO（Joint Commission on Accreditation of Healthcare Organizations，"医疗卫生机构认证联合委员会"，缩写不太好读）。这个机构每三年进行一次检查，检查令人恐惧、头痛，也带来了堆积如山的文书工作，以及近乎同样疯狂的墙壁重新上漆工作。JCAHO 最终正式更名为"联合委员会"（Joint

了医院走廊上的一波抱怨，说他们需要多少大麻来应对检查的
压力。

联合委员会并非政府机构，而是一家负责监管医院、实验
室、疗养院、家庭护理服务机构和精神健康中心的私人公司。
如果你经历了与这些机构的运作方式有关的不良事件，你可以
向联合委员会提出投诉。你也可以联系你当地的健康委员会，
就像梅丽莎和南希为格伦的治疗所做的一样。

如果你经历的过失与个别医生、护士或其他医护人员有
关，你可以向州委员会投诉这些业界人士。被判定玩忽职守的
话，医生或护士可能会受到纪律处罚，在极端情况下，会被吊
销执照。

其他资源可以在国家患者安全基金会的网站上找到。此
外，还有许多地方性的患者权益倡导机构，比如彼得·马莱尼
克斯参与的那个。

如果这些都没用呢？你应该请律师吗？虽然在电视剧里，
请律师是小菜一碟，但胆小的人可不适合进入法律体系。如果
你没有足够的运气住在斯堪的纳维亚，你必须准备好去过长达
数年的艰苦生活。请记住一个发人深省的事实：绝大多数"不
良事件"都不适合提起诉讼。你必须能证明你的护理是不合格
的，**并且**不合格的护理是导致你受伤的原因。此外，伤害必须
大到足以产生巨大的经济需求（如严重残疾、丧生或巨额医疗
账单），否则赔偿金不足以支付诉讼费。医疗事故途径只能帮

助一小部分患者。

正如塔拉、梅丽莎和南希所了解的那样，处理医疗过失都从来不是件容易的事。虽然字面上的步骤看起来很清楚，但实际的进程是耗时、痛苦的，而且很少令人满意。即使你得到了对事实的确认、道歉，有时甚至是经济补偿，过失本身也无法弥补。不幸的是，身体伤害和精神伤害往往是永久性的。这一责任应由我们医学界来承担。我们无法逃避这样一个现实：我们的帮助有时会造成伤害。我们有责任尽一切努力减少和避免伤害，而一旦出了问题，我们就该把我们欠病人的总账算一算。

　　　　　　　　　当医疗出错时：一位医生的痛与思

第十七章　把事情做对

这本书的大部分内容都是关于两个特别不幸的案例的。杰伊和格伦经历了我们现代医疗保健系统的一些最严酷的迭代。我之所以选择强调这两个案例，是因为它们提供了许多经验教训（当然，也是因为他们的家人非常慷慨）。

但在某些方面，杰伊和格伦所经历的不是典型的医疗过失。首先，它们代表了医疗过失谱系灾难性的一端，而大多数医疗过失——尽管一样需要处理——并不会造成这种伤害。其案例不太典型的另一个原因是医疗护理不足的程度。平心而论，在这两起病例中，我没有采访到医务人员，也不知道医疗记录的全部细节或谈判达成的和解。但从我作为局外人所收集到的信息来看（以及从专家对这两起病例的回顾来看），对脓毒症和烧伤这两种严重疾病的某些方面的认识和治疗存在明显不足。我无法用法律术语"疏忽"来描述这种情况，再说，我也不了解事情的方方面面——但这两种情况下的医疗护理似乎都不够充分。

230

347

这些骇人听闻的管理不善的案例和医务人员看似漠不关心的态度登上了头条新闻，当大多数人想到医疗过失时，他们会想到这些。但实际上，大多数过失都是由非常关心自己的病人的认真、称职的医护人员犯下的。这些医生和护士并不完美——这是肯定的——并且许多人并没有发挥出他们有或者应该有的水平。但在他们犯了错或伤害了他们的病人时，大多数人都会悔恨不已。

杰伊和格伦案例的典型之处**在于**，医疗过失很少只是一件事。不良结局通常是由多个错误滚雪球般叠加而成的。在我看来，这些案例最能说明的是，不幸的结局通常是由特定的可清单化的事项（比如何时移除导管或何时转至烧伤中心）和无形的特质（如临床推理、智识谦逊、有效沟通和主人翁意识）结合造成的。

当我们试图让医疗保健系统对病人更安全时，这两个方面都必须考虑在内。无形的品质是最难灌输的。它们只能由脚踏实地的人来创造，由那些示范这些特质、传授这些技能并要求同事采取类似行为的人来创造。具体事项在组织管理上更容易处理，这也是大多数医疗保健机构努力的重点。然而，用 3471 张清单轰炸工作人员是不可能的——尽管有些医院肯定会试着这么做。我们需要重新调整系统，以减少人们出错的可能性。

人因工程学是一个新兴领域，它研究人们与身边的工具和技术如何互动，并利用合理设计，使事物从内在逻辑上来说更安全。举一个简单的例子，关于几乎每个厨房台面上都有的食品加工机。比方说，如果有人在磨碎花椰菜时伸手进去想尝一口，呼呼作响的刀片很容易切断指尖。利用人因工程学的原理，设计师们创造出这样一个系统：除非盖子锁定到位，否则电机无法启动。因此，如果你的大脑陷入十字花科植物神魂颠倒的状态，无法控制想要捕捉**现行犯**身上一些诱人的小花的冲动，这个机器会比你更聪明，你一打开它，它就会咔哒一声关闭。

我在本书前面讨论过一个类似案例，那个例子说的是，麻醉医生不可能再混淆手术室里的氮气和氧气，因为管道和连接器不再可以互换。医疗保健系统里满是这样的机会，我们可以对系统进行改进，以帮助人类减少过失。然而，这些机会往往在悲剧发生后才被人发现。

肝素是用于治疗血凝块的强效血液稀释剂。肝素稀释程度更高时，可用于冲洗导管和静脉注射器，以防导管堵塞。2006年，印第安纳州有六名早产儿的导管意外被浓度更高的肝素冲洗，其中三人死亡。

在检查这个错误的过程中，医院意识到，稀释肝素和浓缩肝素的瓶子大小一样，你必须眯着眼睛看标签才能将它们区分开来。生产商分发了安全警告，并更改了标签，以便更容易区分这两者。不幸的是，并非所有医院都换掉了旧药瓶，一年后，加州又有三名婴儿意外接受了浓缩剂量。幸运的是，无人死亡，但该事故表明，必须仔细考虑人因工程。[1]医院不得不采取诸如从普通病房移除装有浓缩肝素的瓶子等更严厉的措施。他们还改用了尺寸完全不同的预充式注射器。

其他可用于减少医疗过失的人因工程方法包括医院和诊所的物理结构。我们知道，洗手是控制感染的最关键技术，但水槽往往位于不太便捷的位置，它更多地是根据管道的地理位置设置的。医院可以主动设计，使水槽离病人更近，这样医生和护士就更有可能使用它们。然而，如果水槽设计不当，它们本身就会成为传播感染的媒介。例如，水槽里的水笔直地冲入不太干净的排水管中，可能会引起反溅，有几家医院的感染暴发就与此相关。

含酒精的洗手液在使用地点上更加灵活。它们几乎可以放在任何地方，但令人惊讶的是，它们经常被放在不便利之处。比如，我检查室里的洗手液迫使我每次洗手时都要背对病人。它不仅使我对病人无礼，也剥夺了病人准确监控安全状况的能力。如果我们希望病人有能力指出医生忘记洗手之类的事情，这些事情需要发生在他们的视野范围内。当然，含酒精的洗手液不能完全代替洗手。虽然它们能使微生物失去活性，但并不一定能杀死它们。值得注意的是，它们对艰难梭菌不起作用，而艰难梭菌是导致医院获得性腹泻[1]的主要病原体。此外，任何一个每天使用 85 次杀菌剂的人都可以告诉你，它们的干燥能力是惊人的。我们大多数人都带着类似于从喀拉哈里进口的

---

[1] 医院获得性腹泻（hospital-acquired diarrhea），指住院病人在医院内感染的腹泻。——编注

李子干这样的附属肢体走来走去。

除了方便洗手，感染控制的人因工程还可以制定其他策略，并寻找减少医院微生物蹲守权的方法。有一些简单措施，比如缩短实验室大褂的袖子，还有禁止使用领带，就可以防止悬荡的衣物在病人之间传播细菌。床栏杆——也许是手和细菌调情的主要场所——可以由铜等抗菌材料制成。环绕在床和检查台周围的隐私窗帘——以及实验室大褂和手术服——可以由对微生物不太友好的材料制成。尽管洗手仍然是防止感染传播的主要方式，但这些类型的设计可以对偶尔忘记洗手的认知超负荷的人起到制约作用。

在药房和护士站建立所谓的用药安全区，有望减少用药差错。这些安全区域将包括革命性的功能，如明亮的照明和用放大镜阅读小字。另外，安全区域里的药物会根据符合认知逻辑的方式排列。例如，系统可以这样设置，使常用药物更容易获取，或者静脉注射所需的所有物品都放在一起，而不仅仅是将所有物品按字母顺序排列。

然而，最重要的是，这些安全区域承认精神集中的重要性。在典型的护士站里，你很难保持思路清晰，让思绪成功地抓住你的左耳，因为电话铃声大作，警报刺耳，工作人员在来回走动，管家在拖地，病人要喝姜汁汽水，来访者在四处寻找亲友，医学生不会使用电子体温计，值班次日的外科住院医师想吃剩下的甜甜圈，运输员不耐烦地等着把阿特金斯先生带到放射科，尔后护理主任冲过来提醒大家，联合委员会马上就到，要保持整洁。对了，电子病历在接下来的几个小时里会停掉，因为要上一个新产品，需要进行服务指导，但人手不够，所以三分之一的护士会被调到不同科室。哦，还有，工作人员的洗手间又坏了，所以你只能用另一层楼的卫生间了；请相应地错开上厕所的时间。

虽然我可能有点夸张，但就一个位于忙碌病房里的典型的护士站的实际情况而言，我并未言过其实。人们当然期望，每位患者每次都能正确用药，这是一种坚韧而彻底的期望，要创造一种不利于这种期望发生的环境是很有挑战性的。因此，药物安全区域旨在创造一个僻静、不受干扰的地方。护士站可以设计成一个隐蔽的房间，在物理上把护士从病房的嘈杂中隔开。准备药物的护士甚至可能穿上时髦的荧光橙的安全背心，这样其他人都会知道退后，闭嘴。

说到误诊——兴许是最难解决的问题——我认为需要设立类似的无干扰区域，以便对病人的诊断进行批判性思考。然而，对电子病历文档的迷恋扼杀了任何可能的沉思。我们目前的契约性电子病历奴役模式，甚至让最尽心尽力的医生都元气大伤。如果我们希望医务人员应用格雷伯和辛格的认知原则来创建一则鉴别诊断，质疑不相符的数据，检查我们的思维过程是否存在偏差，重新审视以确保我们没有错过任何关键之处——那么，我们的神经元将需要一些时间和空间来露一手。总是需要付出一些代价。我们要么决定加长单次会诊时间（这归根结底是个财务决定），要么必须彻底缩减文件要求，让临床医生有时间真正思考。

尽管大家纷纷谈论数字革命将如何拯救医疗保健，创造性的扰乱将如何迫使我们进入技术全面发挥作用的涅槃，但我看到药物安全区域的想法，并发现有点讽刺的是，患者安全概念的最大"创新"之一是安宁（peace）和宁静（quite）的概念。但现在你知道了：减少医疗过失的关键方法之一是让护士和医生有时间和空间思考，不受打扰。（这种安宁和宁静对病人也十分有益，由于我们所使用的所有高级技术设备，他们在医院里几乎无法连续睡上两觉。）

改善患者安全最终需要文化上的转变。我们对医疗过失的传统定义是明显出错的事情，比如在身体不正确的一侧做手术，或者使用了不当药物。但是，许多我们曾经认为理所当然的"令人遗憾却是意料之中"的医疗副作用（如导管相关感染和压疮）如今被认为是可以预防的。

在传统的收费服务体系中，保险公司会为所提供的任何医疗服务买单。然而，越来越多保险公司不愿为本不该发生的事情买单。2008年，美国联邦医疗保险启动了一项"不赔付计划"，拒绝向医院赔付它认为可以预防的疾病。这些医院获得性疾病包括尿路感染、血液感染、跌倒、血凝块、输血时输错血型和血糖水平失控。通过对159家医院的80多万名患者的前后对比分析可以看出，在实施这一项不赔付计划后的几年里，这些疾病，尤其是感染，明显减少。[2]

　　毫无疑问，挤压医院的钱袋会让他们更加关注这些可以预防的伤害。人们希望医院通过投资适当的资源来实现这些改进——充足的护士人手，不会让患者变得反应迟钝的电子病历——但当然，人类总有钻制度的空子的本能。当美国联邦医疗保险开始惩罚医院时，太多患者很快再次入院（表明治疗不足），医院新设立了"观察室"，再次入院的患者可以在那里停留长达 23 小时。这些观察室被认为是"门诊"，因此，严格来说，这些患者并未住进医院（即使他们躺在医院的病床上，穿着医院的罩衣，也吃着同样难吃的医院食物）。虽然观察室有许多正当用途，但毋庸置疑，一些医院利用它们人为地压低再入院人数，并避免罚款。

　　文化上必须发生转变的另一个方面在于我们用来纠正医疗过失的有利位置。大多数情况下，我们都是事后诸葛亮——坏事发生了，我们会事后进行处理。这个过程很费力，因为调查可能需要几个月时间，而实施变革可能需要更长时间。此外，这个过程通常依赖有人主动报告错误。即使医学专业人士能够克服不适，承认错误，报告系统也可能非常不好用——**创建一个临时密码，至少由三个西里尔字母数字、两个大写拉丁字词形变化，再选择一种真菌组成**——如此这般，即使是最好的撒玛利亚人都被打败了。大多数专家估计，暴露出来的不良事件或过失不到 10%，尽管不可否认，但具体数字是无法测量的。

　　要是我们能建立一个可以自动检测错误的系统呢？更好的

　　　　　　　　　　　　　当医疗出错时：一位医生的痛与思

是，如果系统能够实时监测错误呢？换句话说，如果我们无论如何都要被电子病历所束缚，我们不妨利用其力量，在出现错误时用它来捕捉错误。多年以来，感染控制小组一直在做此类工作。微生物实验室跟踪培养结果，以发现提示早期感染暴发的群落。然而，人类能追踪的变量数目终是有限的。

有了电子病历，就有可能追踪到所有感染的患者——他们在这家医院去过的每一个地方、接触过的每一个工作人员、服用过的每一种药物、与他们住在同一个病房的患者的身份、他们的样本变成阳性的具体时间、他们根据医嘱吃的特别饮食，并将所有这些数据与未受感染的患者进行比较，以找出传播感染的因素。

一家医院利用这种方法跟踪了传染性很强的艰难梭菌的暴发。前面提到过，这种细菌不会被洗手液杀死。艰难梭菌感染会引起大规模腹泻，并可致命。这种细菌自行包裹在抗清洁剂的芽孢中，当患者穿梭于医院的各个科室时，细菌会快乐地从患者手上跳到床上，从床单跳到仪器，再到水槽里，流行病学家和杂务工不停地用大量漂白剂追赶其后。（1935 年首次发现这种芽孢杆菌时，它很难在实验室里进行培养，因此取名"艰难梭菌"。这种叫法仍然贴切，因为它实在太难根除了。）

在这家医院，海量电子病历记录了 86 000 多名入院患者的数据，包括超过 400 000 次患者位置的变化。[3] 一项复杂的分析能够将疫情源头确定为急诊室的一台 CT 扫描仪。深入调查后，研究小组发现疫情暴发的原因：放射科更新了 CT 机器的清洁方案，但显然这个消息还没有传到急诊室。急症放射科还在使用旧的技术，这显然完全不是艰难梭菌的对手。

因此，电子病历产生的超量数据提供了一种诱人的可能性，即在错误发生时就能发现它们。由美国健康促进研究所开发的"全面触发工具"就是这样一种算法，它使用电子病历来识别潜在的问题点。需要注意的是，这些问题点都是"潜在"的问题点，必须进行调查，以确定是否真的发生了异常事件。例如，使用苯海拉明被认为是一个触发因素，因为它是用于对治普通过敏反应及危重过敏反应的。然而，它也可以用于睡眠辅助，或者季节性过敏。每当使用苯海拉明时，电子病历中就会出现一个预警，但必须要有人检查病人是否对药物过敏，或者来访者是否穿着由猫毛织就的开衫。

触发因素并不必然意味着过失或不良事件，但它们表明有很大的可能性，因此应该实时调查。部署急救小组或快速响应团队是一个触发因素，计划外透析也是如此。其他触发因素包括病人在 48 小时内返回急诊室，或者第二次回到手术室，抑或 30 天内再次入院。所有这些迹象都表明，可能出现了什么问题。

触发因素包括某些实验室指标——血糖极低或极高、乳酸水平升高（提示脓毒症），或者肾功能迅速衰退或血细胞计数迅速下降。其他触发因素包括 CT 扫描或超声波检查发现的血凝块、服用维生素 K（血液稀释剂华法林的解毒剂）、患者跌倒、需要身体约束以及出现压疮。

在试点"全面触发工具"的医院中，与使用标准自愿报告方法的系统相比，发现的"安全事件"数量大约是前者的10倍。[4] 通常，会指派一名护士检查每天生成的触发因素。此人可以调查病例——阅读病历，与工作人员交谈，检查患者——以查看是否出现过失或不良事件。如果确实发生了不良事件（例如脓毒症），则护士可以确保采取适当的治疗措施。

有时触发因素未必会显示过失或不良事件，但会识别出风险较高的患者。具有前瞻性的医院可能会为这些患者分配更高比例的工作人员，或将其安排在离护士站更近的地方，或让药剂师检查药物，或在出院后安排护士探访。这些干预措施可以减少未来的不良事件，这当然是我们的目标。

许多人都在期待人工智能可以作为减少医疗过失和改善患者安全的一种手段。加州的心脏病学家埃里克·托普在其《深度医疗》一书中探讨了这些问题。[5] 人工智能对误诊可能特别有帮助。正如我在第五章中讨论的那样，人工智能在处理胸部 X 光片和皮疹等视觉资料方面尤其出色，因为你可以向系统输入无穷无尽的图像，直到它学会识别模式并将其与诊断相匹配。

关于人工智能的准确性是否会超过医生，甚至会让医生完全停业的讨论已经很多了。从托普的视角来看，这些问题都不值得讨论。以皮疹为例。即使人工智能不比经过专业认证的皮肤科医生更好，它也仍然可以提高整体诊断的准确性，因为绝大多数皮疹都**不是**由皮肤科医生评估和治疗的。对于负责大部分皮肤病的所有初级保健医生、执业护士、急诊室工作人员和儿科医生来说，人工智能系统对减少误诊非常有帮助。

托普以眼科的一个类似情境举例说明。糖尿病视网膜病变是可预防性失明的主要原因之一。大多数糖尿病患者的视网膜病变没有得到足够早的诊断，以防止视力下降。（诊断延迟属于误诊范畴。）这并不是因为眼科医生的诊断技术不行，而是因为大多数患者没能去看眼科医生。和皮疹一样，在整体上减少误诊的关键在于使患者在实际情况下获得准确诊断——通常是在家庭医生或内科医生那里。现在，通过将成千上万张视网膜图像输入计算机，有一种人工智能算法就可以根据非眼科医生甚至非医生拍摄的照片进行诊断。拍照的可能是量血压的医疗助理，甚至是为患者挂号的文职人员。有时，甚至可能是患者自己在家拍的照片。

但是，更大范围内的诊断呢？比识别皮疹或视网膜图像等清晰模式更复杂的诊断呢？采访托普的时候，我刚刚结束了一天繁重的门诊。我的病人表现出各种各样非特异性的症状——不适、疼痛、乏力、头晕——在一系列可能相关或不相关的情况下叠加在一起——甘油三酯水平中等、"社交性"饮酒、六年前骨密度扫描轻微异常、患有结肠癌的表亲、尿酸水平处于正常上限、心电图出现"非特异性变化"、喜欢吃麦当劳、工作中的有害气味、三十年前一位医生提到过的胆结石等等。人工智能将如何帮助像我这样的内科医生从现实世界烹煮的一锅混乱的可能性中，找出正确、可操作的诊断？（而且我还得在本该用于了解病史和体格情况的区区 15 分钟的时间里，费力地处理需要一个小时的电子病历文档。）

"好吧，"托普说，"想象一下，如果你无须找出所有这些东西。想象一下，如果电子病历向你展示的病人的所有数据——所有扫描结果、所有化验结果、所有病史——都放在一个地方，你不必去找所有东西。并且那里还有病人的基因组数据，还能访问所有医学研究数据。为了准确起见，病人还对病历进行了编辑。"

"你什么都不用**做**，"他继续说，"你可以把所有时间都花在和病人交谈上。电子病历将使用'自然语言处理'技术来倾听你们的对话，并将其浓缩成一份简明的临床笔记。如果你开具了不当或不必要的检查，它会为你提供参考，解释为什么你可能需要考虑其他事情。"

我不得不承认，这听起来很有吸引力——在**整个**就诊过程中，我都在与病人，而不是与电子病历互动。仅仅这一点就可能降低我的错误率（以及我每天的脾脏疼挛）。但我尤其欣羡人工智能可以交叉连接那些我大脑没有带宽去记住的东西的可能性——去年的血检结果，他汀类药物在只是断断续续服用的情况下的效果，胃癌的可遗传性是怎样的，磁共振成像检测淋巴结疾病的准确性如何，绝经后妇女乳房 X 光检查的假阳性率，哪种血管炎会影响肠道，麻疹疫苗的免疫效力何时开始下降，晚期肾病中蛋白质限制的效果怎样，哪些罕见病源自患者的原籍国／城市／村庄等等。

托普的观点并不是人工智能一定会比我更好——尽管听起来它确实有机会一搏！——但有了它，我就可以尽最大能力行医，而不是浪费 97% 的时间和精力做一名疲惫不堪的数据录入员。有了它，我就可以做更擅长的事情——梳理复杂的病史，利用情感和非语言线索，权衡没有正确答案的复杂治疗方案，解决患者在应对疾病时面临的现实问题。其他任务——调查每年发表的 200 万篇研究论文，翻阅我那本 3000 页的内科医学教科书，挖掘每位患者每年输入电子病历的 80 000 字节数据——都可以留给人工智能，它肯定可以比我做得更全面、更迅速。它也不会得偏头痛。或者溃疡。或者腕管综合征。或者筋疲力尽到考虑放弃行医，转去攻读 MBA。（好吧，最后一个只是开玩笑……）

解决医疗过失的一个重要部分是把这个问题从医疗保健领域引到更大的社会中去。患者安全必须像 20 世纪 70 年代的汽车安全那样进入举国讨论中，当时政府出台了大量法规和行业举措，最终促使与汽车相关的死亡和伤害急剧下降。

在丹麦，2003 年推出的《患者安全法案》在如何看待医疗过失方面引发了更广泛的社会变革。在美国，2005 年通过了《患者安全法案》，但它远不如丹麦版本全面。美国的这部法律提高了人们的意识，但它并未启动对医疗保健和责任体系的大规模重组。最引人注目的是，该法案没有建立任何类型的全国性事故报告系统。部分原因在于美国人对集中行动的厌恶，但更实际的原因是没有拨款来创建和管理这样一个项目。

在美国，实施《患者安全法案》的工作落到了一个小型政府机构 AHRQ（美国医疗保健研究与质量管理署）身上（知情人士戏称为 Arc，但它代表的是医疗研究和质量机构）。AHRQ帮助医疗保健系统建立自己的患者安全机构（Patient Safety Organizations，在这个对首字母缩写上瘾的领域，其被称为PSO）。这些 PSO 在当地开展行动，倡导人们主动报告不良事件。为鼓励医疗专业人士进行报告，《患者安全法案》明确说明，这些信息是保密的，不能用来惩罚报告提交者。AHRQ 管理着患者安全数据库网络，但它没有整合所有东西的资源，也没有强制执行任何事情的威力。

AHRQ 的最大成功体现在教育方面。它建立了患者安全网络，这是一个在线资源，为公众及医疗专业人士和管理人员提供了大量宝贵信息。该网站（www.psnet.ahrq.gov）提供在线学习模块、操作指南、播客、最新研究资讯以及由公众上传并由专家分析的案例报告。（顺便说一下，这些案例可以匿名上传。）医学和护理学校在识别、处理和预防医疗过失方面对大多数医疗专业人士毫无指导，患者安全网络试图填补这一巨大空白。

目前尚不清楚，美国将来是否能像丹麦那样巩固一个综合性的全国事故报告系统。这方面最接近的是美国退伍军人事务的医疗系统。退伍军人事务部自身规模比丹麦整个医疗系统还要大，但在某些方面，比起美国的私有化医疗体系，它与丹麦的社会化医疗系统更为相似。退伍军人事务部为其1200多家医疗保险场所设立了单一支付系统，几乎能满足退伍军人的所有医疗需求。所有场所都使用相同的电子病历，并且其大多数操作系统都是标准化的。我曾参观过加州一家退伍军人医院，那里的一切都与我们在曼哈顿的退伍军人医院一模一样，细至医疗病历的活页夹，他们使用的特殊尺寸的纸张以及病人睡衣的配色方案。

美国退伍军人事务部的安全报告系统1999年由前宇航员吉姆·巴吉安率先提出，他试图将美国航空航天局（NASA）的"系统方法"移植到医疗保健领域。（事实上，丹麦的事故报告系统的底子就来自退伍军人事务部的安全报告系统。）巴吉安同时也是一名医生，他力主把关注点从"这是谁的错？"转到"发生了什么事？为什么会发生这种事？我们能做点什么以防未来发生这种事？"。

重要的是，巴吉安重点阐述了医疗专业人士不报告过失的原因。"如果你问医生，"他告诉我，"他们会说，这是因为他们担心医疗事故。"但美国退伍军人事务部做了一项匿名调查，调查发现，医生不报告过失主要是因为深感耻辱。

当我还是住院医师时，我有一次搞砸了颅内出血的诊断。在护理交接时，有人说"放射结果没问题"，所以我没有亲自费心去看CT扫描。我准备让病人大摇大摆地回家，但幸运的是，出血被别人逮到了。这名病人直接去了手术室，让人把他头盖骨里的血抽干，结果他活下来了，还活得不错。严格来说，我的过失应该叫"未遂事件"，因为病人的治疗最终没有受到我的疏忽的影响。

不过，"未遂事件"几乎没有抓住事情的本质。"未遂事件"只是意味着病人运气好。我的错误——依赖口头报告而不是自己看扫描结果——还是个错误。我还是把病人的生命置于危险之中。我提供了如此低劣的护理，对此我深感羞愧，没好意思告诉任何人。过了二十多年，我才开始公开谈论这件事。

当时，我如芒刺背，几乎无法正常工作。作为一名初出茅庐的内科医生，我觉得我严重辜负了患者，几乎准备彻底放弃医学。许多年后，当我读到一名护士因意外算错药物剂量导致她护理的一名婴儿死亡而自杀的消息时，我并不感到惊讶。[6]

法国知名外科医生雷内·勒里什写道："每位外科医生都随身带着一块小小的墓地，他不时在那里祈祷，这是充满痛苦和遗憾的墓地，他在那里寻找他的某些失败的原因。"这位颅内出血的患者住在我的墓地里，罗梅罗女士也在，我漏诊了她的贫血和癌症，遗憾的是，这里还住着许多其他人。像所有医生和护士一样，我也会痛苦地定期去那块墓地，尽管我很清楚，比起这些错误对患者的影响，它们对我的影响是次要的。但就算斗转星移、坟墓越发平整，伤害病人的悲伤和羞辱依然使我刺痛，从未消退。

这强化了这样一个基本原则，即医疗过失和患者安全问题永远不会通过铺天盖地的强制措施、检查清单和零容忍政策得到完全解决。人这个因素是最重要的。事实上，吉姆·巴吉安甚至没有使用"医疗过失"这个术语。"'过失'一词，"他在一封给我的电子邮件中写道，"意味着一种以人为本的方法，而不是更有效的基于系统的方法，后者也包括人，但通常会产生更可持续的解决方案。经验丰富的安全专业人士通常会选择使用'不良医疗事件'（adverse medical events）这个词，因为你是在试图防止伤害患者的事件发生。"

巴吉安谨慎地承认，有些情况确实"应当受到谴责"。最明显的例子就是工作人员喝醉了或犯下了真实罪行。另一类应当受到谴责的事件是医生或护士故意采取不安全的行为。这类事件很少发生，但应当受到相应惩罚。至于其他所有事情，犯错的人应该承担责任，但机构应该重点关注系统如何使过失成为可能，以及如何在未来防止过失。

当我开始写这本书时，我开始调查并希望确定，医疗过失是否真的如头条新闻所宣称的那样是第三大死因。如今，我已深入研究了好几年，采访了患者、家属、医生、律师、管理人员、研究人员和患者安全倡导者，我得出的结论是，这个问题本身并没有我想象得那么重要。

就拿《英国医学杂志》上得出这一结论的论文来说，对这篇论文的学术批评非常多。第一个问题是，这不是——研究人员筛选病历，试图找出是否以及在哪里发生了医疗过失的——一手来源研究。相反，这是对之前发表的数据的重新分析。作者当然没有把它说成别的什么，但在公众眼中，它被认为是一项"全新的研究"，"证明"了医疗过失是第三大死因。重新分析数据本身并不违规（美国医学研究院在其报告《犯错乃人之常情》中使用了同样的技术），但它可能会带来缺陷和偏见。特别是，从一个狭窄的生命切片中获取结果，然后将其推及整个人群，这是成问题的。从统计学上说，这是一件有风险的事。

例如，该分析依赖四项研究，其中一项研究的数据来自北卡罗来纳州的十家医院。[7]这些数据不一定是错误的，但它们可能不能准确地代表整个人口。当你在处理不常发生的事件时，这尤其危险。这项原创研究的研究人员从这十家医院得出结论，在2344例被复核的病例中，有14人死于医疗过失。14是一个很小的数字，如果死亡人数再多3人，这项研究得出的死亡率就会遽然上升20%。当你用2344个病例去推断一个拥有3.3亿人口的国家的情况时，20%的差异意味着死亡人数增加50万人。所以你可以看到，当你试图得出关于总人口的结论时，小样本量的微小变化会产生巨大影响。

当然，还有一个挑战，就是要确定所讨论的死亡是否由过失导致。晚期结肠癌患者可能服用了不当剂量的药物。这显然是医疗过失，但患者可能单纯死于结肠癌。分析因果关系一点也不简单。在《英国医学杂志》这项分析所依赖的研究中，研究人员并不总是能就某个特定错误是否会导致（或加速）死亡

达成一致。在北卡罗来纳州的研究报告中，医疗过失导致了
14 例死亡，但实际死亡人数可能是 17 例，或 12 例（如果用这
一样本来推断总人口的死亡情况，并用备受喜爱的航空隐喻表
达时，会导致完全不同数量的大型喷气式客机坠毁）。要精确
计算有多少例死亡是由医疗过失造成的，还是非常困难。

243 在我采访《英国医学杂志》的这篇论文的第一作者马
丁·马克里时，他强调指出，确定**任何**死亡原因都是一项挑
战："每一个死亡原因都是估计。这不是一门完美的科学。"不
幸的是，死亡证明要求医生选择一个主要死因，这通常是不可
能的。马克里问道："你如何从一系列复杂因素中找到一个单
一原因？"

媒体极其关注"作为死因"的医疗过失，也就没有多余的
注意力可以留给所有正在发生但**并未**导致死亡的过失。虽然这
些过失可能不会杀死患者，但它们可能会造成严重伤害——截
肢、肾衰竭、衰弱性疼痛、瘫痪、过敏反应、财务崩溃。这些
情况不会出现在仅统计死亡人数的统计数据中，但它们足够严
重，在我们试图评估医疗过失造成的总体损失时，有理由将其
归入"医疗过失造成的严重伤害"类别中。当然，还有一些根
本不会造成任何伤害的过失，当人们只关注死亡率时，这些过
失就被完全忽略了。这些较小的过失同样需要解决，因为它们
代表了随时可能发生的最广泛的伤害池。

因此，"第三大死因"的说法很可能是不准确的。医疗过
失可能在撂倒我们的原因清单中排名靠后。但是，它在清单上

排名较后这一事实并不会使这个问题变得不那么重要。对患者造成的**任何**可预防的伤害，我们都应该积极调查。

我的看法是，医疗过失和不良事件（甚至那些本身并非过失的事件）比我们想象的要普遍得多。大多数过失可能不会造成重大伤害，但也足够大，足以让这个问题成为当今医疗保健领域的前沿和中心。因此，即使《英国医学杂志》的这篇论文的最终数字不正确——在任何情况下，甚至都不可能精确计算出这些数字——它也确实引起了公众对这个问题的关注。

马克里指出，目前还没有办法在死亡证明上注明医疗过失。死亡证明是我们收集流行病学的人口数据的主要方式之一。这就是为何我们知道心脏病和癌症是美国的主要死亡原因。（顺便说一下，第三大死因是意外事故，之后是肺气肿和中风。）马克里建议，除了标准的死因，死亡证明应该增加一个字段，询问是否有可预防的并发症导致了死亡。如此，我们就可以知道到底发生了多少医疗过失——至少可以知道那些导致或加速死亡的过失。正如弗洛伦斯·南丁格尔早在1850年指出的那样，除非你收集到足够数据来确定当前事态，否则你无法着手解决任何问题。

医生真的会勾选这样的选项吗？考虑到对诉讼的恐惧至少在美国依然普遍存在，这个问题值得商榷。但是，我们肯定需要某种统一的国家数据库来记录医疗过失、不良事件和任何可预防的伤害。强制报告可能会适得其反，而自愿报告只能捕获一小部分错误。要使这个系统可行且准确，唯一的

244

方法是创造一种文化，在这种文化中，报告不良事件对医疗专业人士来说就是例行公事，就像——**嗯哼**——在接触病人前洗手一样。显然，这需要文化的巨大转变，但这是我们应该力争实现的目标。

一两代人以前，人们对医疗体系无比崇敬。三十年河东三十年河西，而今许多人对医疗界满腹疑心，他们甚至回避常规的、经过充分验证的医疗护理。真相介于两者之间。在过去一个世纪里，医学取得了巨大进步，客观上大规模降低了死亡率和苦难。我们的曾祖父母会不惜一切代价希望获得我们今天认为理所当然的医疗福利——疫苗接种、麻醉、癌症治疗、心脏移植、透析。但毋庸置疑，医疗护理也会造成伤害，其中很大一部分是可以预防的。病人和家属——以及医务人员——应当对所有医疗检查和治疗投以谨慎和怀疑的眼光。

医学是一项团队运动，这个团队不仅包括医生和护士，也包括患者、家属和密友。很多时候我们会觉得自己置身于对立的团队中，或者至少是议程对立的团队中。但实际上，目标只有一个：帮助患者好转。现在有太多技术可以帮助患者改善病情，但是确保一切正常运转的责任落在人类身上。

美国医学研究院无疑很好地挑出了这份开创性报告的标题。犯错乃人之常情。然而，关心错误发生时会发生什么，也是人之常情。我们既关心个别患者所遭受的直接后果，也会去更广泛地思考如何将所有患者遭受的医疗过失降到最低。我们在进入医疗系统时，都期望我们最终会变得更好，或者起码不会更糟。我们当然有权希望医疗护理本身不会让我们的情况变得更糟。大约 2500 年前，希波克拉底在其专著《论流行病》中向其希腊治疗师同行建议："至于疾病，要养成两种习惯——行善，或至少不伤害。"自此之后，没有人说得比这更好了。

● 致谢

医疗过失不是一个让人舒心的话题。即使是最勤勤恳恳、乐于思考的医生和护士，也不愿老是回想职业生涯中最消沉的时刻。对患者及其家人来说，详细讲述那些剥夺了他们的健康、幸福和生命，以及对医务人员的信心的事件，可能是一件极其痛苦的事情。因此，我必须对塔拉·杜克（Tara Duke）、梅丽莎·克拉克森（Melissa Clarkson）和南希·克拉克森（Nancy Clarkson）表达无限感激（和赞美）。她们三人花了很多个小时和我分享她们哀痛的经历，并非常慷慨地分享观点和反馈。我永远不会有机会见到杰伊或格伦，但我很幸运有这个机会了解他们的玩笑话、怪癖和爱好，以及他们发人深省的医疗故事。我很荣幸能知晓这两位杰出人物的生活。

许多研究人员为本书做出了贡献，他们花时间解释其工作，对此我甚为感激。他们善意地回答了我几十封电子邮件和大量关于其数据的吹毛求疵的问题。非常感谢哈迪普·辛格、马克·格雷伯、易提尔·德罗尔、罗伯特·瓦赫特、彼得·普洛诺福斯特、马丁·马克里、汤姆·加拉格尔、米歇尔·梅洛、埃里克·托普和吉姆·巴吉安。

我要感谢优秀的丹麦人，他们用热情感染了我，也欢迎我踏上他们的原始海岸线和自行车道一样长的国家。他们是：路易斯·拉伯尔、贝丝·利亚、夏洛特·万贝尔·拉斯穆森（Charlotte Wamberg Rasmussen）、弗里斯·布雷达尔（Frits Bredal）和马丁·埃里克森（Martin Erichse）。我承认，每当我在诊室感到不知所措时，我有时会偷偷浏览去哥本哈根的单程机票。

感谢埃凯内·奥朱库（Ekene Ojukwu）、彼得·马莱尼克斯和伊莱休·席梅尔分享了他们的故事。这些不同观点极大地丰富了这本书。珍妮·沃恩（Jenny Vaughan）和亚历克·戈登伯格（Alec Goldenberg）慷慨地审阅了本书中的一些医疗案例，对此我非常感激。感谢基兰·古普塔（Kiran Gupta），她兴致勃勃地对整部手稿进行了彻底检查，其细致程度堪比对待患者安全。她敏锐的才智和渊博的文学知识使这本书更加有力。其他许多研究人员礼貌地回答了我的电话咨询，和我一起深入研究数据，分享资源，把我介绍给其他同事。研究界本能的开放和智识的热情总能打动我。

同样，感谢安娜·法尔维（Anna Falvey）、布里安娜·克罗克特（Briana Crockett）和凯瑟琳·纳扎罗（Katherine Nazzaro）对丹麦医疗系统初步研究的帮助。

我想特别公开向我在贝尔维尤医院和纽约大学医学院的

同事，以及我在《贝尔维尤文学评论》（*Bellevue Literary Review*）的编辑同事们道谢，感谢他们一直以来的支持和鼓励。阿迪娜·卡勒特和露丝·克罗（Ruth Crowe）友好地让我与其医学生和实习生一起观摩他们的模拟项目。许多其他同事回答了一些令人绝望的问题，还有不少人在我患有脑功能不全时，大度地和我一起在门诊值班（偶尔开展宏大的心肺复苏术）。我在贝尔维尤医院已经工作了二十多年，我可以毫不胆怯地说（丝毫没有担心犯下医疗过失的那种心情），这是一个独特而伟大的工作场所。贝尔维尤充满了历史气息，但又坚定地保持先进，以无与伦比的准确性反映了不断发展的世界。医护人员、患者以及近三个世纪我们共同分享的医疗护理都洋溢着慷慨的精神。我来贝尔维尤时还是一名医学生，在那里习得了住院医师的初次经验，很可能会待到只能坐着轮床离开时。任何在贝尔维尤工作过的人都可以告诉你，在贝尔维尤的一天从来不会无聊。对此我永远感激不尽。

语言无法完全表达我对灯塔出版社工作人员的感激之情——尽管幸运的是，文字在出版社里从不短缺。自我著书以来，海伦妮·阿特万（Helene Atwan）一直是我所有作品的编辑，她是一位和蔼可亲但又苛刻的反馈大师。她以顽强的精力使这本书运作起来，谢天谢地，直到最后一个悬垂分词得到了恰当处理，她才停下来。我感谢帕姆·麦科尔（Pam MacColl）和阿莉莎·哈桑（Alyssa Hassan），他们的宣传和营销工作是首屈一指的。伟大的汤姆·哈洛克（Tom Hallock）在灯塔工作了二十二年后退休了，人们仍然非常怀念他。衷心感谢整个灯塔出版社的制作团队——黑利·林奇（Haley Lynch）、苏珊·卢门娜洛（Susan Lumenello）、马西·巴尔内斯（Marcy Barnes）、路易斯·罗（Louis Roe）、桑吉·卡尔班达（Sanj Kharbanda）、克里斯蒂安·科尔曼（Christian Coleman）、史蒂文·霍恩（Steven Horne）——是他们把这本书变成了一本真正的书。

最后，我想感谢我的家人。纳瓦（Naava）、诺亚（Noah）和阿里尔（Ariel）都具有完美校准的青少年的无聊感，这让他们可以轻而易举地忽略所有父母的意见和建议。尽管如此，爱还是设法迂回前进，我喜欢它的点点滴滴。这是第一本没有我甜美的小朱丽叶（Juliet）出现的书。狗生十七年可能接近人类的一个世纪，但对我们来说还远远不够。没有温暖的、黑乎乎的、毛茸茸的身体依偎在你脚下，写作都不再一样。

谢谢你，本杰（Benjy），谢谢你始终伴我左右。如同医学决策一样，人生的决策是复杂的，充满风险和误判。但和你在一起的决定仍是我做过的最明确、最好的决定之一。幸运的是，这并没有错！

注释

第一章　巨型飞机的坠毁

1　M. A. Makary and M. Daniel, "Medical Error—the Third Leading Cause of Death in the US," *British Medical Journal (BMJ)* 353 (2016): 2139–2144, www.ncbi.nlm.nih.gov/pubmed /27143499.

2　L. T. Kohn et al., *To Err Is Human: Building a Safer Health System* (Washington, DC: National Academies Press, 2000), www.ncbi.nlm. nih.gov/pubmed/25077248.

3　R. H. Moser, "Diseases of Medical Progress," *New England Journal of Medicine* 255 (1956): 606–614, www.ncbi.nlm.nih.gov/ pubmed/13369682.

4　E. M. Schimmel, "The Hazards of Hospitalization," *Annals of Internal Medicine* 60 (1964): 100–110, www.ncbi.nlm.nih.gov/ pubmed/12571347.

5　E. M. Schimmel, "The Physician as Pathogen," *Journal of Chronic Diseases* 16 (1963): 1–4, www.ncbi.nlm.nih.gov/pubmed/13991732.

6　T. A. Brennan et al., "Incidence of Adverse Events and Negligence in Hospitalized Patients—Results of the Harvard Medical Practice

Study I," *New England Journal of Medicine* 324 (1991): 370–376, www.ncbi.nlm.nih.gov/pubmed/1987460.

7   L. L. Leape, "Error in Medicine," *Journal of the American Medical Association (JAMA)* 272 (1994): 1851–1857, www.ncbi.nlm.nih. gov/pubmed/7503827.

8   E. J. Thomas et al., "Incidence and Types of Adverse Events and Negligent Care in Utah and Colorado," *Medical Care* 38 (2000): 261–271, www.ncbi.nlm.nih.gov/pubmed/10718351.

9   S. M. Berenholtz et al., "Eliminating Catheter-Related Bloodstream Infections in the Intensive Care Unit," *Critical Care Medicine* 32 (2004): 2014–2020, www.ncbi.nlm.nih.gov /pubmed/15483409.

10   P. J. Pronovost et al., "An Intervention to Decrease Catheter-Related Bloodstream Infections in the ICU," *New England Journal of Medicine* 355 (2006): 2725–2732, www.ncbi.nlm.nih.gov/ pubmed/17192537.

11   A. B. Haynes, "A Surgical Safety Checklist to Reduce Morbidity and Mortality in a Global Population," *New England Journal of Medicine* 360 (2009): 491–499, www.ncbi.nlm.nih.gov/ pubmed/19144931.

12   D. R. Urbach et al., "Introduction of Surgical Safety Checklists in Ontario, Canada," *New England Journal of Medicine* 370 (2014): 1029–1038, www.ncbi.nlm.nih.gov/pubmed/24620866.

13   C. Dreifus, "Doctor Leads Quest for Safer Ways to Care for Patients," *New York Times*, March 8, 2010, www.nytimes. com/2010/03/09/science/09conv.html.

14   L. L. Leape, "The Checklist Conundrum," editorial, *New England Journal of Medicine* 370 (2014): 1063–1064, www.ncbi.nlm.nih. gov/pubmed/24620871.

15　M. Best and D. Neuhauser, "Ignaz Semmelweis and the Birth of Infection Control," *BMJ Quality & Safety* 13 (2004): 233–234, www.ncbi.nlm.nih.gov/pubmed/15175497.

16　C. J. Gill and G. C. Gill, "Nightingale in Scutari: Her Legacy Reexamined," *Clinical Infectious Diseases* 40 (2005): 1799–1805, www.ncbi.nlm.nih.gov/pubmed/15909269.

第三章　做出（或做错）诊断

1　M. L. Graber, "The Incidence of Diagnostic Error in Medicine," *BMJ Quality & Safety* 22 (2013): ii21–ii27, www.ncbi.nlm.nih.gov/pubmed/23771902.

2　H. Singh et al., "Types and Origins of Diagnostic Errors in Primary Care Settings," *JAMA Internal Medicine* 173 (2013): 418–425, www.ncbi.nlm.nih.gov/pubmed/23440149.

3　M. L. Graber et al., "Cognitive Interventions to Reduce Diagnostic Error: A Narrative Review," *BMJ Quality & Safety* 21 (2012): 535–557, www.ncbi.nlm.nih.gov/pubmed/22543420.

第五章　诊断思维

1　P. Rajpurkar et al., "Deep Learning for Chest Radiograph Diagnosis: A Retrospective Comparison of the CheXNeXt Algorithm to Practicing Radiologists," *PLoS Medicine* 15, no. 11 (November 20, 2018): e1002686, www.ncbi.nlm.nih.gov/pubmed.

2　N. Riches et al., "The Effectiveness of Electronic Differential Diagnoses (DDX) Generators: A Systematic Review and Meta-Analysis," *PLoS ONE* (March 8, 2016), www.ncbi.nlm.nih.gov/pubmed/26954234.

3 J. W. Ely et al., "Checklists to Reduce Diagnostic Errors," *Academic Medicine* 86 (2011): 307–313, www.ncbi.nlm.nih.gov/pubmed/21248608.

4 Perioperative Interactive Education, "Diagnostic Checklist," Toronto General Hospital, Department of Anesthesia, pie.med.utoronto.ca/DC/DC_content/DC_checklist.html, accessed September 4, 2019.

5 M. L. Graber et al., "Developing Checklists to Prevent Diagnostic Error in Emergency Room Settings," *Diagnosis* (Berl) 1 (2014): 223–231, www.ncbi.nlm.nih.gov/pubmed/27006889.

6 H. Singh and L. Zwaan, "Reducing Diagnostic Error—A New Horizon of Opportunities for Hospital Medicine," *Annals of Internal Medicine* 165 (2016): HO2–HO4, www.ncbi.nlm.nih.gov/pubmed/27750328.

7 E. P. Balogh, B. T. Miller, and J. R. Ball Jr., eds., *Impring Diagnosis in Health Care* (Washington, DC: National Academies Press, 2015), www.ncbi.nlm.nih.gov/books/NBK338600.

第七章 为了记录

1 Robert Wachter, *The Digital Doctor: Hope, Hype, and Harm at the Dawn of Medicine's Computer Age* (New York: McGraw Hill, 2015).

2 D. R. Murphy et al., "The Burden of Inbox Notifications in Commercial Electronic Health Records," *JAMA Internal Medicine* 176 (2016): 559–560, www.ncbi.nlm.nih.gov/pubmed/26974737.

3 D. C. Radley et al., "Reduction in Medication Errors in Hospitals Due to Adoption of Computerized Provider Order Entry Systems," *Journal of the American Medical Informatics Association* 20

(2013): 470–476, www.ncbi.nlm.nih.gov/pubmed/23425440.

4   B. J. Drew et al., "Insights into the Problem of Alarm Fatigue with Physiologic Monitor Devices: A Comprehensive Study of Intensive Care Patients," *PLoS One* (October 22, 2014), www.ncbi.nlm.nih.gov/pubmed/25338067.

5   Liz Kowalczyk, "Patient Alarms Often Unheard, Unheeded," *Boston Globe*, February 13, 2011, http://archive.boston.com/lifestyle/health/articles/2011/02/13/patient_alarms_often_unheard_unheeded.

6   M. L. Graber et al., "Electronic Health Record-Related Events in Medical Malpractice Claims," *Journal of Patient Safety* 15 (2019): 77–85, www.ncbi.nlm.nih.gov/pubmed/26558652.

7   "Case Counts," Centers for Disease Control and Prevention, www.cdc.gov/vhf/ebola/outbreaks/2014-west-africa/case-counts.html, accessed December 5, 2019.

8   Josh Vorhees, "Everything That Went Wrong in Dallas," *Slate*, October 16, 2014, http://www.slate.com/articles/health_and_science/medical_examiner/2014/10/dallas_ebola_timeline_the_many_medical_missteps_at_texas_health_presbyterian.html; D. K. Upadhyay et al., "Ebola US Patient Zero: Lessons on Misdiagnosis and Effective Use of Electronic Health Records," *Diagnosis* 1 (2014): 283–287, www.ncbi.nlm.nih.gov/pubmed/26705511.

9   NBC News, "Texas Hospital Makes Changes after Ebola Patient Turned Away," October 3, 2014, www.nbcnews.com/storyline/ebola-virus-outbreak/texas-hospital-makes-changes-after-ebola-patient-turned-away-n217296.

10 Robert Wachter, "What Ebola Error in Dallas Shows," *USA Today*, October 12, 2014, www.usatoday.com/story/opinion/2014/10/12/what-ebola-error-in-dallas-shows-column/17159839.

1   BBC News, "Leicester Doctor Guilty of Manslaughter of Jack Adcock, 6," November 4, 2015, www.bbc.com/news/uk-england-leicestershire-34722885.

2   *Resident Duty Hours: Enhancing Sleep, Supervision, and Safety* (Washington, DC: National Academies Press, 2009), www.ncbi.nlm. nih.gov/pubmed/25009922.

3   K.Y. Bilimoria et al., "National Cluster-Randomized Trial of Duty-Hour Flexibility in Surgical Training," *New England Journal of Medicine* 374 (2016): 713–727, www.ncbi.nlm.nih.gov/pubmed/26836220.

4   S. Sen et al., "A Prospective Cohort Study Investigating Factors Associated with Depression during Medical Internship," *Archives of General Psychiatry* 67 (2010): 557–565, www.ncbi.nlm.nih.gov/pubmed/20368500; S. C. Fitzgibbons et al., "Long-Term Follow-Up on the Educational Impact of ACGME Duty Hour Limits: A Pre-Post Survey Study," *Annals of Surgery* 256 (2012): 1108–1112, www.ncbi.nlm.nih.gov/pubmed/23069864; C. L. Bennett et al., "Association of the 2003 and 2011 ACGME Resident Duty Hour Reforms with Internal Medicine Initial Certification Examination Performance," *Journal of Graduate Medical Education* 9 (2017): 789–790, www.ncbi.nlm.nih.gov/pubmed/29270281.

5   C. P. Landrigan et al., "Effect of Reducing Interns' Work Hours on Serious Medical Errors in Intensive Care Units," *New England Journal of Medicine* 351 (2004): 1838–1848, www.ncbi.nlm.nih.gov/pubmed/15509817.

6   J. H. Silber et al., "Patient Safety Outcomes under Flexible and Standard

Resident Duty-Hour Rules," *New England Journal of Medicine* 380 (2019): 905–914, www.ncbi.nlm.nih.gov/pubmed/30855740.

7 L. A. Riesenberg et al., "Residents' and Attending Physicians' Handoffs: A Systematic Review of the Literature," *Academic Medicine* 84 (2009): 1775–1787, www.ncbi.nlm.nih.gov/pubmed/19940588.

8 A. J. Starmer et al., "Changes in Medical Errors after Implementation of a Handoff Program," *New England Journal of Medicine* 371 (2014): 1803–1812, www.ncbi.nlm.nih.gov/pubmed/25372088.

9 NBC News, "Texas Hospital Makes Changes after Ebola Patient Turned Away," October 3, 2014, www.nbcnews.com/storyline/ ebola-virus-outbreak/texas-hospital-makes-changes-after-ebola-patient-turned-away-n217296.

10 L. H. Aiken et al., "Hospital Nurse Staffing and Patient Mortality, Nurse Burnout, and Job Dissatisfaction," *JAMA* 288 (2002): 1987–1993, www.ncbi.nlm.nih.gov/pubmed /12387650.

11 J. Needleman et al., "Nurse Staffing and Inpatient Hospital Mortality," *New England Journal of Medicine* 364 (2011): 1037–1045, www.ncbi. nlm.nih.gov/pubmed/21410372.

12 J. Q. Young et al., "July Effect: Impact of the Academic Year-End Changeover on Patient Outcomes: A Systematic Review," *Annals of Internal Medicine* 155 (2011): 309–315, www.ncbi.nlm.nih.gov/ pubmed/21747093.

13 L. A. Pauls et al., "The Weekend Effect in Hospitalized Patients: A Meta-Analysis," *Journal of Hospital Medicine* 9 (2017): 760–766, www.ncbi.nlm.nih.gov/pubmed/28914284.

14 A. S. Walker et al., "Mortality Risks Associated with Emergency Admissions during Weekends and Public Holidays: An Analysis of Electronic Health Records," *Lancet* 390 (2017): 62–72, www.ncbi.

nlm.nih.gov/pubmed/28499548.

第十章　亲眼所见

1 M. F. MacDorman et al., "Trends in Maternal Mortality by Sociodemographic Characteristics and Cause of Death in 27 States and the District of Columbia," *Obstetrics & Gynecology* 129 (2017): 811–818, www.ncbi.nlm.nih.gov/pubmed/28383383.

2 B. D. Smedley, A. Y. Stith, and A. R. Nelson, eds., *Unequal Treatment: Confronting Racial and Ethnic Disparities in Health Care* (Washington, DC: National Academies Press, 2003), www.ncbi.nlm.nih.gov/pubmed/25032386.

3 J. A. Sabin et al., "Physicians' Implicit and Explicit Attitudes about Race by MD Race, Ethnicity, and Gender," *Journal of Health Care for the Poor and Underserved* 20 (2009): 896–913, www.ncbi.nlm.nih.gov/pubmed/19648715.

4 R. Green et al., "Implicit Bias among Physicians and Its Prediction of Thrombolysis Decisions for Black and White Patients," *Journal of General Internal Medicine* 9 (2007): 1231–1238, www.ncbi.nlm.nih.gov/pubmed/17594129.

5 M. Alsan et al., "Does Diversity Matter for Health? Experimental Evidence from Oakland," National Bureau of Economic Research Working Paper 24787, revised August 2019, http://www.nber.org/papers/w24787.

6 BBC News, "'Liver Branding' Surgeon Simon Bramhall Fined £10,000," January 12, 2018, www.bbc.com/news/uk-england-birmingham-42663518.

7 Debra Roter and Judith Hall, *Doctors Talking with Patients/Patients*

Talking with Doctors: Improving Communication in Medical Visits (Westport, CT: Praeger, 2006), 67–68.

第十一章 我们法庭上见

1　T. Halwani and M. Takrouri, "Medical Laws and Ethics of Babylon as Read in Hammurabi's Code," *Internet Journal of Law, Healthcare, and Ethics* 4, no. 2 (2006), ispub.com/IJLHE/4/2/10352.

2　D. P. Kessler, "Evaluating the Medical Malpractice System and Options for Reform," *Journal of Economic Perspectives* 25 (2011): 93–110, www.ncbi.nlm.nih.gov/pubmed/21595327.

3　Carol Peckham, "Medscape Malpractice Report 2015: Why Most Doctors Get Sued," Medscape, December 9, 2015, www.medscape.com/features/slideshow/public/malpractice-report-2015.

4　I. M. Pellino et al., "Consequences of Defensive Medicine, Second Victims, and Clinical-Judicial Syndrome on Surgeons' Medical Practice and on Health Service," *Updates in Surgery* 67 (2015): 331–337, www.ncbi.nlm.nih.gov/m/pubmed/26650202.

5　D. M. Studdert et al., "Claims, Errors, and Compensation Payments in Medical Malpractice Litigation," *New England Journal of Medicine* 354 (2006): 2024–2033, www.ncbi.nlm.nih.gov/pubmed/16687715.

第十二章 有没有更好的办法?

1　M. M. Mello et al., "Administrative Compensation for Medical Injuries: Lessons from Three Foreign Systems," *Commonwealth Fund Issue Brief* 14 (2011): 1–18, www.ncbi.nlm.nih.gov/pubmed/21770079.

2　Olga Pierce and Marshall Allen, "How Denmark Dumped Medical

Malpractice and Improved Patient Safety," *ProPublica*, December 31, 2015, www.propublica.org/article/how-denmark-dumped-medical-malpractice-and-improved-patient-safety.

3 Lisa Belkin, "How Can We Save the Next Victim?," *New York Times*, June 15, 1997, www.nytimes.com/1997/06/15/magazine/how-can-we-save-the-next-victim.html.

4 Business Wire, "Global Dental Floss Market Driven by the Increasing Adoption of Preventive Oral Healthcare Measures, Reports Technavio," April 26, 2017, www.businesswire.com/news/home/20170426006407/en/Global-Dental-Floss-Market-Driven-Increasing-Adoption; Hoosier Econ, "How Much Do Americans Spend on Tattoos?," May 11, 2015, hoosierecon.com/2015/05/11/how-much-do-americans-spend-on-tattoos.

5 P. A. Offit, "Why Are Pharmaceutical Companies Gradually Abandoning Vaccines?," *Health Affairs* 24 (2005): 622–630, www.ncbi.nlm.nih.gov/pubmed/15886152.

6 M. M. Mello et al., "'Health Courts' and Accountability for Patient Safety," *Milbank Quarterly* 84 (2006): 459–492, www.ncbi.nlm.nih.gov/pubmed/16953807.

7 A. Bolton, "Dems Take a Second Look at GOP Proposals, including Tort Reform," *Hill*, February 27, 2010, thehill.com/homenews/house/84021-democrats-take-a-second-look-at-gop-proposals-including-tort-reform.

8 M. M. Mello and A. Kachalia, *Evaluation of Options for Medical Malpractice Reform*, report to the Medicare Payment Advisory Commission (MedPAC), April 2010, http://www.medpac.gov/docs/default-source/reports/dec16_medicalmalpractice_medpac_contractor.pdf.

第十三章 寻找答案

1　A. C. Mastroianni et al., "The Flaws in State 'Apology' and 'Disclosure' Laws Dilute Their Intended Impact on Malpractice Suits," *Health Affairs* 29 (2010): 1611–1619, www.ncbi.nlm.nih.gov/pubmed/20820016.

2　A. Kachalia et al., "Effects of a Communication-and-Resolution Program on Hospitals' Malpractice Claims and Costs," *Health Affairs* 37 (2018): 1836–1844, www.ncbi.nlm.nih.gov/pubmed/30395501.

第十四章 带上大脑

1　I. E. Dror, "A Novel Approach to Minimize Error in the Medical Domain: Cognitive Neuroscientific Insights into Training," *Medical Teacher* 33 (2011): 34–38, www.ncbi.nlm.nih.gov/pubmed/21067318.

2　B. Zendejas et al., "Patient Outcomes in Simulation-Based Medical Education: A Systematic Review," *Journal of General Internal Medicine* 28 (2013): 1078–1089, www.ncbi.nlm.nih.gov/pubmed/23595919.

3　J. B. Rousek and M.S. Hallbeck, "Improving Medication Management through the Redesign of the Hospital Code Cart Medication Drawer," *Human Factors* 53 (2011): 626–636, www.ncbi.nlm.nih.gov/pubmed/22235525.

第十五章 算总账

1　E. S. Berner and M. L. Graber, "Overconfidence as a Cause of Diagnostic Error in Medicine," *American Journal of Medicine* 121

(2008): S2–S23, www.ncbi.nlm.nih.gov/pubmed/18440350.

第十七章　把事情做对

1　J. Arimura et al., "Neonatal Heparin Overdose—A Multidisciplinary Team Approach to Medication Error Prevention," *Journal of Pediatric Pharmacology and Therapeutics* 13 (2008): 96–98, www. ncbi.nlm.nih.gov/pubmed/23055872.

2　C. P. Thirukumaran et al., "Impact of Medicare's Nonpayment Program on Hospital-Acquired Conditions," *Medical Care* 55 (2017): 447–455, www.ncbi.nlm.nih.gov/pubmed/27922910.

3　S. G. Murray et al., "Using Spatial and Temporal Mapping to Identify Nosocomial Disease Transmission of Clostridium difficile," *JAMA Internal Medicine* 177 (2017): 1863–1865, www.ncbi.nlm. nih.gov/pubmed/29059280.

4　D. Classen et al., "An Electronic Health Record-Based Real-Time Analytics Program for Patient Safety Surveillance and Improvement," *Health Affairs* 37 (2018): 1805–1812, www.ncbi. nlm.nih.gov/pubmed/30395491.

5　Eric Topol, *Deep Medicine: How Artificial Intelligence Can Make Healthcare Human Again* (New York: Basic Books, 2019).

6　NBC News, "Nurse's Suicide Highlights Twin Tragedies of Medical Errors," June 27, 2011, http://www.nbcnews.com/id/43529641/ ns/health-health_care/t/nurses-suicide-highlights-twin-tragedies-medical-errors.

7　C. P. Landrigan et al., "Temporal Trends in Rates of Patient Harm Resulting from Medical Care," *New England Journal of Medicine* 363 (2010): 2124–2134, www.ncbi.nlm.nih.gov/pubmed/21105794.

● 索引